L'ÉVOLUTION PHARMACEUTIQUE

Historiques
Dirigée par Vincent Laniol
avec Bruno Péquignot et Denis Rolland

La collection « Historiques » a pour vocation de présenter les recherches les plus récentes en sciences historiques. La collection est ouverte à la diversité des thèmes d'étude et des périodes historiques.

Elle comprend trois séries : la première s'intitulant « travaux » est ouverte aux études respectant une démarche scientifique (l'accent est particulièrement mis sur la recherche universitaire) tandis que la deuxième intitulée « sources » a pour objectif d'éditer des témoignages de contemporains relatifs à des événements d'ampleur historique ou de publier tout texte dont la diffusion enrichira le corpus documentaire de l'historien ; enfin, la troisième, « essais », accueille des textes ayant une forte dimension historique sans pour autant relever d'une démarche académique.

Série Travaux

Philippe ARNOULD, *Chasseur à cheval de la garde ou la vie héroïque du colonel J.B. Varéliaud, Tome 2,* 2021.
Philippe ARNOULD, *Un hussard de légende ou la vie héroïque du colonel J.B. Varéliaud, Tome 1,* 2021.
Éric WENZEL, *Justice et société coloniales en Nouvelle-France. Le procès de l'esclave amérindienne Marie en 1759*, 2021.
Patrice VERMEREN, *Le philosophe communeux. Napoléon La Cécilia, néokantien, philologue et général de la Commune de Paris,* 2021.
Didier CHAUVET, *Le nazisme en 150 questions,* 2021.
Hacina RAMDANI, *L'université et après ? Devenirs sociaux des filles et fils d'immigrés à l'université (1950-2010)*, 2021.
Hacina RAMDANI, *Filles et fils d'immigrés à l'université : le cas lyonnais (1950-1990)*, 2021.
Vittorio et Roswitha DI MARTINO, *L'histoire secrète du bâton de lit*, 2021.
Claude ROSSIGNOL, *Le Grand Hazier. Trois siècles d'histoire à La Réunion (Histoire et généalogie – du XVIIe siècle à nos jours),* 2021.
François LE VAUQUELIN, *Le procès des frères Lespine, Agents de la Gestapo à Bordeaux,* 2021.
Pierre BONNEAU, *La légende napoléonienne vue par les écrivains romantiques britanniques (1796-1815),* 2021.
Claude-Jean DUFOUR, *CASTELBOUC 1507-1920, Les Gorges du Tarn en Mémoires*, 2021.
Bruno JAUFFRET et Denis ZAVARITSKI, *Jean-Baptiste Jauffret (1766-1824). Pédagogue novateur et instituteur des sourds-muets à Saint-Pétersbourg*, 2021.
Christophe DANVERS, *Le corps souverain. Une histoire des représentations du pouvoir en France,* 2021.

Pascal Teinturier

L'ÉVOLUTION PHARMACEUTIQUE

Les syndicats pharmaceutiques entre libéralisme et mutualisme

1803 – 1943

Préface du Pr Éric Fouassier

L'Harmattan

5-7, rue de l'Ecole-Polytechnique, 75005 Paris
http://www.editions-harmattan.fr
ISBN : 978-2-343-24318-4
EAN : 9782343243184

Sommaire

Préface

Au 19ème siècle et dans les premières décennies du 20ème siècle, sous l'empire de la loi du 21 germinal an XI (11 avril 1803), la profession officinale connut une double évolution remarquable et sans doute unique dans l'histoire de la pharmacie en raison de son ampleur. Il s'agissait à la fois de se structurer et de répondre à des défis professionnels d'un genre nouveau.

Ranimant la querelle des Anciens et des Modernes et initiant un débat qui fait entendre aujourd'hui encore ses échos parmi les disciples de Galien, les pharmaciens d'officine durent choisir quel aspect de leur statut professionnel ils souhaitaient privilégier, celui de professionnel de santé libéral ou celui de commerçant, et la profession dut se positionner, non sans heurts en interne, entre libéralisme et mutualisme.

Dirigés par des hommes de conviction, les premiers syndicats pharmaceutiques qui naquirent à cette époque jouèrent un rôle primordial pour accompagner, et bien souvent initier, cette profonde mutation de toute une profession. C'est en effet durant cette période allant de 1803 à 1943 que le pharmacien se mua de simple façonneur de remède en pharmacien-chimiste et que naquit l'industrie pharmaceutique. Période essentielle, période foisonnante. Que l'on y songe un peu ! Ces quelques décennies ne virent pas seulement l'apparition des premiers syndicats de pharmaciens et des premiers laboratoires industriels, elles furent marquées aussi par l'émergence des sociétés savantes, l'éclosion des premières pharmacies mutualistes, la naissance des premières spécialités pharmaceutiques, des droguistes, de la pharmacopée officielle, l'éclosion des premières réflexions qui mèneront à la création d'un ordre national des pharmaciens, à la Libération. Ce fut aussi l'époque des premières assurances sociales en France, des oppositions farouches suscitées par la délicate question du prix du médicament.

C'est tout ce passé que Pascal Teinturier ressuscite avec brio et d'une plume alerte dans le présent ouvrage. Ce dernier constitue une véritable somme puisqu'il représente de nombreuses années de recherche qui ont valu à leur auteur de soutenir avec succès, en 2020, une thèse de doctorat en droit et économie de la santé de l'université Paris-Saclay, thèse que j'ai eu le plaisir et – affirmons-le d'emblée – le privilège de diriger. Le livre qu'il en a tiré et que vous tenez entre les mains s'affirme d'ores et déjà comme un ouvrage de référence.

Ouvrage de référence sur le fond tout d'abord, car Pascal Teinturier situe son propos volontairement à la croisée de plusieurs disciplines : l'histoire, le droit, la sociologie et les sciences politiques. Cela lui permet d'éclairer les mécanismes qui ont permis de fonder les trois piliers du droit pharmaceutique

que sont le monopole, l'accès réglementé à la profession et l'organisation territoriale qui soutiennent encore aujourd'hui la pratique officinale.

Ouvrage de référence aussi sur la forme. Dans les pages qui suivent, nous sommes en effet invités à découvrir la profession pharmaceutique de l'intérieur, presque dans son intimité, grâce à l'exploitation de documents familiaux inédits. L'un des arrière-grands-pères de l'auteur, docteur en médecine et pharmacien de 1re classe, fut en effet l'un des premiers présidents d'un important syndicat pharmaceutique, toujours actif de nos jours. C'est en exploitant les documents laissés par son aïeul, en les enrichissant de ses propres recherches, que Pascal Teinturier a réussi à brosser un tableau aussi vivant de ces temps héroïques de la pharmacie française.

Tout amateur d'histoire de la pharmacie, tout spécialiste du droit pharmaceutique, tout pharmacien, mais aussi tout lecteur un peu curieux du passé d'une profession de santé essentielle mais souvent méconnue ne pourra que tirer profit d'un ouvrage aussi savant mais d'une lecture aussi accessible. Il y apprendra comment s'est forgée la pharmacie que nous connaissons aujourd'hui, mais il y puisera aussi matière à réflexion et pourra y trouver les clés pour comprendre comment pourront être relevés les défis pharmaceutiques de demain. Nul doute qu'une fois tournée la dernière page du livre, il ne soit reconnaissant à Pascal Teinturier d'avoir honoré la mémoire de quelques glorieux Anciens et renoué ainsi avec la longue tradition humaniste de la profession pharmaceutique.

Pr Eric Fouassier

Membre de l'Académie nationale de pharmacie
Président de l'association Albarelle des amis du musée d'histoire du médicament, de la pharmacie et de la santé

Avant-Propos

Plusieurs dimanches pluvieux d'hiver m'ont donné l'oisiveté de feuilleter divers ouvrages que mon arrière-grand-père maternel avait bien voulu conserver et protéger des ravages de la seconde guerre mondiale. À leur lecture, ma curiosité s'est progressivement aiguisée pour découvrir avec passion une extraordinaire période durant laquelle l'évolution de la pharmacie s'est brusquement accélérée pour façonner celle qu'elle est de nos jours. Mon arrière-grand-père, docteur en médecine, pharmacien de 1re classe et ancien interne des hôpitaux de Paris fut un des premiers présidents d'un syndicat pharmaceutique toujours existant de nos jours et c'est l'ensemble de ses bulletins syndicaux reliés et titrés « L'Évolution pharmaceutique » qui me sont parvenus.

Par coïncidence, mes recherches historiques me permirent de mettre en même temps la main sur une riche et complémentaire documentation laissée à l'abandon depuis plus de soixante ans aux fins fonds du grenier de mon grand-oncle paternel, docteur ès-sciences naturelles, pharmacien-inspecteur, pharmacien-chef des Hospices civils de Nancy et professeur agrégé à la Faculté de pharmacie de Nancy.

C'est alors que je décidais de les compléter par l'acquisition d'une abondante collection privée durant plusieurs années et de reconstituer cette histoire sous forme de thèse de doctorat retraçant l'évolution sociale, syndicale, ordinale et économique de la profession de 1803 à 1943. Cet ouvrage en est la synthèse.

Pascal Teinturier

1. Une brillante profession (1803-1830)

1.1. L'histoire abrégée des apothicaires

1.1.1. Une histoire rythmée par les civilisations

Il n'est pas aisé de relater en quelques mots l'histoire de la pharmacie et des apothicaires tant elle se confond avec celle de l'humanité. Refaire cet exercice de narration serait donc à la fois ambitieux et prétentieux et tel n'est pas le but de ce livre. Nous citerons simplement, afin que le lecteur puisse avoir une première vision synoptique de cette histoire, M. Grave, lauréat de l'école de pharmacie de Paris et membre de la Société française d'archéologie, qui jeta avec art le parallèle entre l'évolution des civilisations et celle de la pharmacie : *« Les nations modernes ont eu pour instituteurs dans la civilisation actuelle, trois grands peuples de l'antiquité qui les ont tour à tour éclairées et éblouies. L'Egypte qui légua en mourant ses lumières à la Grèce ; la Grèce qui fit de son héritage ce qu'on appelle le génie Grec, c'est-à-dire la plus haute expression de l'esprit humain, dans les arts et les lettres ; et enfin le monde romain qui, à part l'instinct de la guerre développé au degré suprême, emprunta tout ce qui tient aux arts et aux lettres à la Grèce qu'il venait d'anéantir par la conquête ».* Il poursuivit : *« Pour nos sociétés européennes, la médecine et la pharmacie ont suivi cette classique filiation : elles sont nées l'une et l'autre sur les bords du Nil, elles ont fleuri dans les temples d'Esculape et ont visité ensemble l'Empire romain, sans renoncer à leur origine grecque »,* avant de conclure : *« Puis elles se sont éclipsées un moment avec toute la civilisation, dans la nuit du Moyen-Age, pour se ranimer bientôt avec les écrits que nous laissaient les Arabes à chacune de leurs marches en avant, et renaitre enfin tout à fait en allant puiser aux vraies sources [...] Depuis ce jour, elles ne se sont plus jamais arrêtées »*[1].

Si nous nous arrêtons dans ce raccourci historique sur quelques faits marquants, le génie grec cité par M. Grave fut incarné dans la littérature ancienne par Asclépios, fils d'Apollon et dieu de la médecine. Asclépios était accompagné de ses deux filles dont Hygie, déesse de la santé qui tenait dans sa main une coupe entourée d'un serpent. Si Hygie marqua l'histoire en laissant son nom à la médecine préventive sous le terme d'hygiène, sa sœur, Panacée, en fit de même mais en médecine curative grâce au don divin qu'elle avait de guérir toutes les maladies et l'usage du temps consacra son nom en l'associant à tous les remèdes universels dont la fameuse thériaque. Au 7ème siècle, cette littérature, devenue entre-temps gréco-romaine, fut reprise par les Arabes qui s'en inspirèrent pour fonder, sous l'influence d'Almansor, la fameuse école de médecine de Bagdad, ville qui fut le flambeau scientifique

[1] Grave E. *État de la Pharmacie en France*. Mantes: publié chez l'auteur, 1879, p5

des Arabes et qui vit apparaître les premiers hôpitaux et officines publiques. Plus de deux mille espèces végétales y furent découvertes telles que le sucre de canne, le camphre, le safran, les épices et les aromates. Les Arabes inventèrent en outre des préparations innovantes comme le juleb, le looch, l'élixir, le sirop et le rob, ces deux dernières préparations consacrant l'usage du sucre au détriment du miel. Ils innovèrent également par de nouvelles technologies telles que la percolation et la distillation grâce à la mise au point de l'alambic pour la préparation des alcools. Enfin, ils firent de la chimie et de la botanique des sciences réelles qu'ils essaimèrent ensuite en vainqueurs vers l'Occident, de Damas au Caire jusqu'à Grenade et Cordoue. Avant de regagner l'Orient au XIe siècle, ils eurent l'intelligence de regrouper toutes leurs découvertes dans une documentation qu'ils laissèrent, au moment des croisades, au monde occidental pour être ensuite reprise et traduite par l'école italienne de Salerne, fondée à cette époque et considérée comme la *« fille des Écoles arabes »*[2]. Dans ce butin intellectuel, ils léguèrent à la civilisation les fondamentaux de l'alchimie qui seront par la suite exploités, au 15ème siècle, par Theophrastus Bombastus von Hohenheim, professeur à la chaire de chirurgie de l'université de Bâle et plus connu sous le nom latin de Paracelsus. Dans cette ville qui servit de véritable trait d'union entre les pays, Paracelsus étudia à partir de 1527 la composition intime des corps pour introduire dans la thérapeutique la notion de la « Quinta essencia » ou « Quintessence » par l'utilisation de teintures alcooliques et d'extraits à la place des plantes.

De cette époque où les plantes étaient utilisées à leur plus simple emploi, la pharmacie devait par la suite gagner ses premiers galons scientifiques grâce aux apothicaires, accompagnés de naturalistes et de botanistes de renom. Ils firent de l'observation du règne végétal une nouvelle approche d'un raisonnement structuré pour transformer la pharmacie en une science naturelle et chimique. Ces apothicaires apparurent officiellement dans le « livre des métiers » d'Etienne Boileau, édité en 1268. À ce moment, le roi Saint-Louis, revenant de sa septième croisade chargea le prévôt royal Etienne Boileau de recenser les différents métiers puis de les décrire afin de réglementer leurs activités respectives dans le but de leur donner un statut spécifique et une constitution. Malgré cette volonté royale, les apothicaires et les épiciers, alors regroupés dans une même corporation, ne trouvèrent aucun intérêt à se déplacer pour décrire explicitement devant Boileau en quoi consistait leur fonction insinuant déjà une ambiguïté naissante sur leur rôle respectif.

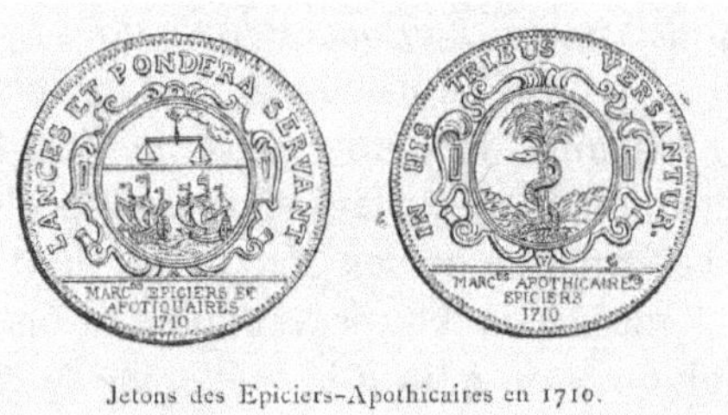

Jetons des Epiciers-Apothicaires en 1710.

---

[2] *Cinquantenaire de l'Association Générale des Pharmaciens de France.* Paris : Éditions Émile Jammes, 1928, p51

Les corporations d'apothicaires se localisaient essentiellement à Paris et dans quelques grandes villes de province comme Bordeaux et Lyon. Au-delà, La France restait fragmentée et chaque province était libre de suivre ou pas les ordonnances édictées pour les apothicaires de Paris, à l'origine des premières bases législatives réglementant la pharmacie. À Paris, les apothicaires furent associés au sein d'une même corporation avec les épiciers ainsi qu'avec les grossiers, droguistes, herboristes et autres marchands de cire, d'épices, d'aromates, de confiserie et de sucrerie. Même si la logique de tous ces rapprochements restait discutable, celle expliquant l'association des apothicaires et des épiciers trouvait ses origines dans une ordonnance de Philippe IV le Bel datant de 1312 qui associait ces deux métiers dans une même catégorie de marchands dits « d'avoir de poids » à cause du débit au poids de drogues simples qui leur était commun. Bien qu'ils aient chacun des statuts et des règlements de discipline propres, leur association représenta alors une telle puissance économique que, parmi les six corps de métiers de la ville de Paris, ils parvinrent ainsi, sous le nom générique de corporation d'épiciers, à se classer au second rang des Six-Corps des marchands aux côtés des drapiers, orfèvres et pelletiers. Le pouvoir royal, prenant conscience au fil du temps que la propre organisation administrative des apothicaires était pourvue de règlements et de moyens de contrôle qu'il n'avait pas, leur délégua un certain nombre de tâches qui seraient de nos jours assimilées à des missions régaliennes de l'État : police générale, enseignement, répression des fraudes, fourniture de remèdes aux indigents et collecte de diverses taxes. Ils obtinrent de Philippe V le Long, en 1322, le privilège de la garde de l'étalon royal des poids de Paris, privilège qui sera renouvelé par Charles VII en 1438. Ces gardes-apothicaires prirent le nom officiel « d'Officiers marquant d'avoir des poids » et veillèrent à ce que les poids et mesures utilisés chez tous les marchands soient conformes à cet étalon. Ce privilège fut toutefois attaqué par la corporation des balanciers qui chercha bien entendu à le récupérer mais il fut maintenu en faveur des apothicaires qui, en 1629 et par décision de l'hôtel de ville de Paris, reçurent en témoignage de leurs services une bannière portant la devise : « Lances et pondera servant », soit « Ils conserveront les balances et les poids ».

Le rapprochement de ces deux communautés, conciliant une vocation essentiellement commerciale pour l'une et une vocation plutôt scientifique pour l'autre, donna lieu pendant une longue période à des abus et des contestations sans fin, durant laquelle les apothicaires passèrent plus de temps à défendre leurs privilèges qu'à la préparation de remèdes à laquelle ils étaient initialement destinés. Ils n'en continuèrent pas moins à débiter toutes sortes de produits comme des cierges, des confitures, du pain d'épice, du café, du chocolat, de l'eau de vie et même du sucre ce qui fit écrire à Henri Estienne dans son « Apologie pour Hérodote » : *« Les marchandises des apothicaires ne sont quasi que pour les malades ou pour les friands qui sont en santé »*[3]. Le sucre représentait à cette époque un des produits officinaux les plus utilisés ainsi qu'un produit de luxe à l'origine de l'expression : *« Apothicaire sans sucre »* désignant une personne totalement dépourvue de ressources. Avec le temps, la présence de tous ces produits sur les rayons des apothicaires contribua à maintenir une confusion avec les épiciers, droguistes, herboristes et autres marchands et comme les restrictions respectives d'activité entre eux n'étaient pas clairement stipulées, leur union semblait inévitable au même titre que les empiétements sur leurs prérogatives supposées.

Les apothicaires furent ébranlés une première fois en 1776 lorsque Turgot insuffla un premier courant libéral sur l'économie. Malgré une farouche résistance de l'ensemble des Six-Corps des marchands de Paris, Louis XVI publia un édit abolissant les corporations qui *« sous des prétextes de bien public voulaient s'assurer des monopoles par le moyen de codes obscurs rédigés par l'avidité sans examen en des temps d'ignorance »*[4]. Heureusement, les quelques professions dites à risque dont la corporation des apothicaires en furent exemptées et cinq mois plus tard, Maurepas succédant à Turgot parti entretemps en retraite, le roi publia un nouvel édit rétablissant l'ensemble des corporations. Celle des apothicaires de Paris sortit en définitive de cette courte période de troubles sans trop de dommages pour aboutir finalement à sa consécration professionnelle avec l'ordonnance royale du 25 avril 1777 dans laquelle Louis XVI reconnut les mérites de cet *« art précieux à l'humanité »* en lui octroyant un statut officiel ainsi qu'un nouveau nom : le Collège de pharmacie. Il autorisa en outre l'instruction pratique des élèves dans chaque officine et accorda le privilège exclusif d'y fabriquer, vendre et débiter les médicaments. L'exercice monopolistique de la pharmacie était né à Paris, privilège qui sera par la suite étendu à la province par duplication de l'ordonnance parisienne.

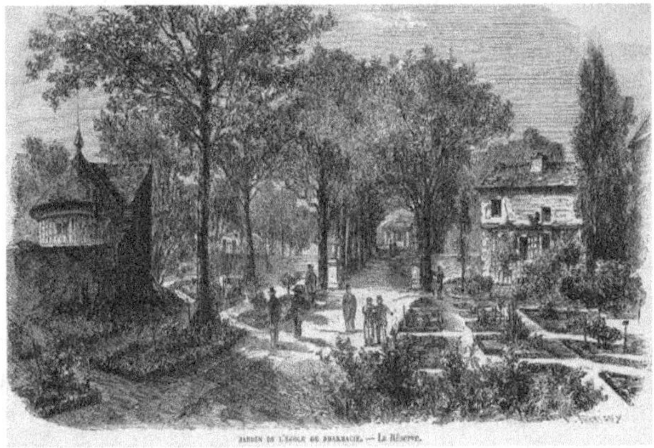

1.1.2. Le mérite reconnu des apothicaires

Le Collège de pharmacie ne résista malheureusement pas aux tourbillons

---

[3] Étienne H. *Apologie pour Hérodote*, 1735, p321

[4] Prevet F. *Histoire de l'Organisation Sociale en Pharmacie*. Paris : Librairie du Recueil Sirey, 1940, p93

révolutionnaires et le décret du 2-17 mars 1791 mit fin à ses prérogatives. Le fait[5] qu'il soit seul cité nominativement dans ce décret démontrait déjà une notoriété croissante mais force était de constater que la défense des intérêts personnels et professionnels ne lui incombait plus. Paris sombra alors subitement dans un néant d'autorité et de moralité dans lequel tous les citoyens s'exercèrent à la pratique de la pharmacie. Devant une telle situation, le Comité de salubrité, présidé par le médecin Guillotin qui laissa son nom à la postérité grâce à la mise au point de son célèbre rasoir républicain, se ressaisit quelque peu et alerta l'Assemblée qui rétablit, à titre provisoire, par un nouveau décret du 14 avril 1791 les statuts et règlements de 1777 relatifs à la pharmacie y compris ceux du Collège de pharmacie. En définitive, alors que toutes les académies, y compris la Société royale de médecine, étaient supprimées au nom d'une simple liberté du commerce, le Collège de pharmacie continua, seul, à exercer et réguler l'exercice professionnel. Son nom évolua en Ecole gratuite de pharmacie pour faire oublier toute référence aux corporations : *« L'École gratuite de pharmacie de Paris ne formera plus un collège parce qu'il ne peut plus exister de corporation »*[6]. Mais le statut toujours provisoire des règlements de 1777 et de l'École obligea les apothicaires, pour pérenniser leur situation, à mettre à profit la nouvelle loi du 1er vendémiaire an IV (23 septembre 1795) autorisant la création *« d'établissements particuliers d'éducation et d'instruction, ainsi que des sociétés libres pour concourir aux progrès des sciences, des lettres et des arts »*. Ils fondèrent alors la toute première Société libre des pharmaciens

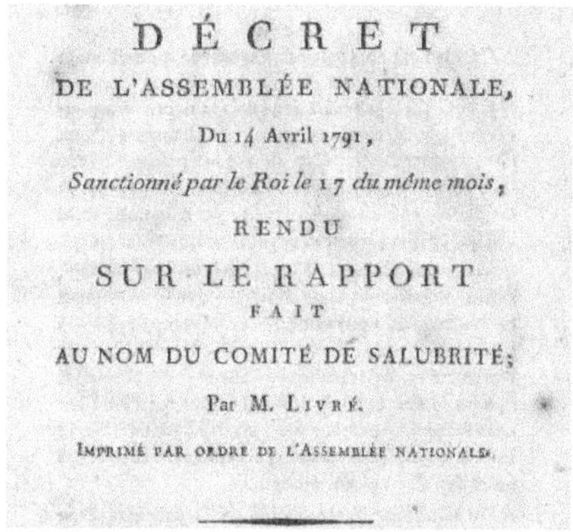
DÉCRET
DE L'ASSEMBLÉE NATIONALE,
Du 14 Avril 1791,
Sanctionné par le Roi le 17 du même mois,
RENDU
SUR LE RAPPORT
FAIT
AU NOM DU COMITÉ DE SALUBRITÉ;
Par M. LIVRÉ.
IMPRIMÉ PAR ORDRE DE L'ASSEMBLÉE NATIONALE.

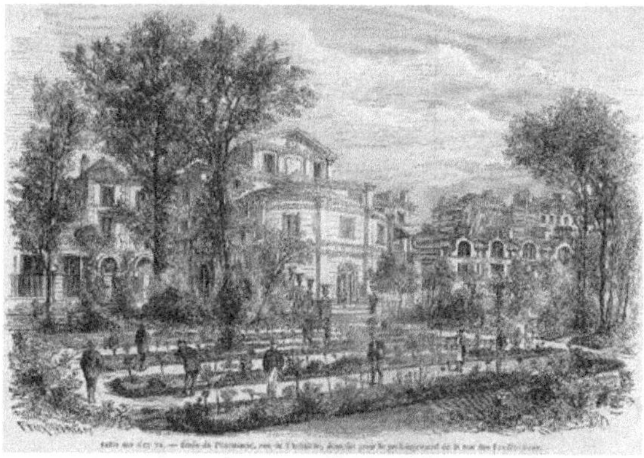

[5] La question de savoir pourquoi seul le Collège de pharmacie fut cité parmi toutes les autres institutions reste ouverte. Mais la pharmacie entrait à ce moment dans une époque nouvelle durant laquelle le Collège de pharmacie défendait ses nouveaux droits et marquait son indépendance vis-à-vis tout autant des épiciers que des médecins.

[6] Prevet F. *Histoire de l'Organisation Sociale en Pharmacie*. Paris : Librairie du Recueil Sirey, 1940, p114

de Paris le 20 mars 1796 (30 ventôse an IV) afin de développer et diffuser les progrès de la science et de la pharmacie. Ils l'installèrent[7] dans les locaux de l'École gratuite de pharmacie, rue de l'Arbalète à Paris 5ème, de telle façon que ces deux établissements, la société et l'école, furent extrêmement proches, tant dans l'encadrement et leur fonctionnement que dans l'instruction des élèves. Forte de son utilité reconnue et seule garante de la santé publique, cette organisation professionnelle sera reprise dans son ensemble par le législateur révolutionnaire puis entérinée sous le Consulat par la loi du 21 du germinal an XI (11 avril 1803), appelée « loi de Germinal ».

[7] Le mérite de cette installation en revient à M. Trusson, premier commissaire provisoire devenu par la suite directeur de la société. En fait, le gouvernement voulait vendre les bâtiments et le jardin, considérés comme les symboles d'une corporation abolie. M. Trusson, en dépit des risques liés à cette période troublée, défendit devant la Convention l'existence de la nouvelle société. Il négocia, au nom de la Société libre, d'analyser gratuitement les vins et différentes boissons dans le laboratoire de la rue de l'Arbalète en échange d'une déclaration d'utilité publique des locaux et du jardin. Ce qui fut fait le 22 avril 1796 (3 floréal an IV) par la création officielle de l'École gratuite de pharmacie. L'histoire ne dira pas si le terme « gratuite » résultait ou non de l'analyse des vins et boissons aux frais des apothicaires ou bien des cours gratuits.

1.2. Les assises du triptyque réglementaire

1.2.1. Une législation confirmant le monopole d'exercice

La loi du 21 germinal an XI, surnommée « loi de Germinal » ou encore « loi organique de la pharmacie », fut considérée comme la charte de la pharmacie. Comme la nécessité de dispenser un enseignement théorique était devenue un sujet prioritaire pour les législateurs, ces derniers rédigèrent cette loi en quatre titres dont les trois premiers furent exclusivement consacrés à ce

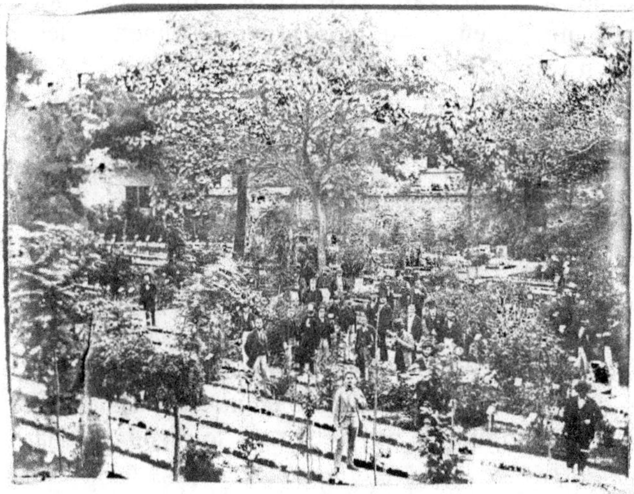

sujet. Elle aboutit à l'ouverture de six écoles de pharmacie calquées sur celles inscrites dans la loi organique de la médecine parue quelques mois plus tôt. Même si ces deux professions avaient un but identique de santé publique, les législateurs firent en sorte de maintenir leur séparation avec des règlements spécifiques tout en préservant une certaine proximité géographique : *« Comme la médecine et la pharmacie sont sœurs, on vous propose de placer les écoles de l'une dans les mêmes villes où seront établies celles de l'autre, afin qu'elles puissent se prêter mutuellement le secours de leurs lumières »*[8]. Sur les six écoles initialement prévues, seules les écoles de Montpellier et Strasbourg furent en définitive créées, celle de Paris existant déjà rue de l'Arbalète[9]. Nul ne sait pourquoi les trois autres écoles ne

---

Photographie : Jardin des apothicaires, rue de l'Arbalète, Paris.

[8] De Mari. *La Société Libre des Pharmaciens de Paris*. Grenoble : Prudhomme & Cie, 1944, p241

[9] Ce projet de création fut ardemment critiqué par la Société libre des pharmaciens de Paris dans un document intitulé « Observation du Collège de pharmacie de Paris sur un nouveau projet de règlement concernant la pharmacie». Dans ce document, elle critiquait la création des deux nouveaux collèges de pharmacie à Montpellier et Strasbourg en raison de la liberté donnée aux pharmaciens reçus de s'établir sur l'ensemble du territoire mais requérant des droits d'examen moindres que ceux de Paris. Les membres de la Société libre craignaient aussi le risque que les élèves délaissent le plus ancien et le plus prestigieux collège, ce qui aurait réduit les sources de financement du Collège.

furent jamais ouvertes[10]. Puis, celle de Strasbourg fut transférée provisoirement à Nancy en 1872 en raison du conflit avec l'Allemagne et rouvrit ses portes en 1919 en même temps que l'école de Nancy resta ouverte. Les établissements deviendront alors des écoles supérieures en 1847 puis des facultés sous la troisième république, en 1920, intégrant alors le giron de l'université. Les diplômes délivrés donnaient le droit d'exercer dans toutes les parties du territoire et, à partir d'un décret de 1854, de porter le titre de pharmacien de 1re classe[11]. En plus de ces trois établissements, vingt écoles secondaires mixtes de médecine et de pharmacie s'ouvrirent. Financées en grande partie par les municipalités, ces dernières délivraient le titre de pharmacien de 2ème classe pour lequel l'exercice de la pharmacie était limité au seul département dans lequel se trouvait l'école mixte[12]. Elles deviendront des Écoles préparatoires mixtes en 1840 puis progressivement elles se transformeront en Faculté mixte à partir de 1874.

La quatrième et dernière partie de la loi de Germinal s'intitula « De la police de la pharmacie » et régit l'exercice de la profession sur la base de trois volets réglementaires, le triptyque. Le premier d'entre eux réaffirmait le monopole du débit des drogues et des préparations, véritable privilège en contrepartie des études scientifiques et obligea le pharmacien à ne délivrer de remèdes que sur présentation d'une prescription médicale. Il existait toutefois une dérogation à cette règle relevant d'une vieille coutume permettant de substituer certaines substances thérapeutiques prescrites en cas de difficulté d'approvisionnement. Cette substitution portait le nom de « quid-pro-quo », terme dont la définition de nos jours s'est élargie bien au-delà des pratiques pharmaceutiques et qui fut à l'origine du proverbe sous le règne de Charles VI: *« Défiez-vous des quid-pro-quo des apothicaires et des et cetera des notaires »*[13]. Au titre des formalités demandées en vue de l'exercice, le pharmacien avait obligation de déposer une copie certifiée du diplôme auprès du préfet de police à Paris ou du préfet du département concerné ainsi qu'auprès du greffe du tribunal de première instance du lieu où il était établi. Le pharmacien devait en outre attester de sa moralité et de son honneur par une prestation de serment devant le préfet qui le certifiait ensuite sur le diplôme. Ce serment correspondait à un moyen efficace et solennel de rappeler

---

[10] Divers projets furent proposés avant la publication de la loi de Germinal. Celui de ministre de l'Intérieur Chaptal en 1802 préconisait un total de douze collèges de pharmacie, sans aucune distinction, sur le territoire. Celui de Fourcroy, présenté la même année au Conseil d'État, proposait trois collèges de pharmacie à Paris, Montpellier et Strasbourg les distinguant de vingt autres. Mais dans ce dernier projet, les écoles de Lyon, Bordeaux et Rennes n'étaient déjà plus citées dans la même catégorie que celle de Paris, Montpellier et Strasbourg

[11] Les titres de pharmacien de 1ère et de 2ème classe furent attribués tardivement. En effet, c'est un décret de 1854 qui institua officiellement ces termes et ces deux catégories de pharmaciens.

[12] La restriction géographique n'était pas nouvelle en soi. Car les lois antérieures au 2 mars 1791, date à laquelle les maîtrises furent supprimées, défendaient à ceux qui en étaient pourvus d'exercer ailleurs que dans leur arrondissement.

[13] *L'Union Pharmaceutique*, 1898, 6, p241

au nouveau diplômé les devoirs de probité tout en constituant encore une certaine forme d'acceptation à une communauté corporative. Enfin, pour surveiller l'exercice de la profession, il fut institué une inspection des officines même si celle-ci ne constituait pas une réelle innovation car datant d'une première ordonnance royale de Jean II Le Bon applicable à tous les apothicaires de Paris. Mais le législateur de germinal l'étendit à tout le territoire national avant qu'elle ne subisse une série de réformes pour la rattacher à divers organismes: les professeurs des Écoles furent remplacés par une Commission d'hygiène en 1857 qui fut elle-même remplacée en 1859 par des Conseils d'hygiène publique et de salubrité dépendant du ministère de l'Intérieur auxquels succéderont le Service de répression des fraudes en 1908 sous la direction du ministère de l'Agriculture et, enfin, le Service de l'inspection sous l'autorité du premier ministère de la Santé Publique en 1934.

1.2.2 Une jurisprudence affirmant l'indivisibilité d'exercice

Les deux autres volets du triptyque firent référence aux principes de gérance personnelle et de pleine propriété de l'officine. La raison de cette indivisibilité entre capital et exercice reposait sur la nécessité de maintenir l'indépendance et la liberté de jugement du pharmacien pour garantir sa probité. En d'autres termes, il devait être à tous égards le maitre absolu de son officine et de ses décisions, ce qui excluait toutes formes de combinaison technique, commerciale ou financière avec des non-diplômés et cette indivisibilité l'obligeait à résider dans l'appartement situé au-dessus même de son lieu de travail. Autrement dit, il était impossible à un non-pharmacien de placer ses capitaux dans une officine et de la faire exploiter ensuite par un pharmacien-gérant, ce qui était la juste contrepartie du monopole d'exercice accordé. Pourtant, cette démonstration de bon sens pour la santé publique ne fut pas toujours évidente car les tribunaux tolérèrent certaines situations contraires comme l'achat anticipé d'une officine par un élève à la condition que le pharmacien-cédant conserve, jusqu'à l'obtention du diplôme de l'élève, le droit de contrôle et de surveillance. Une même tolérance s'appliqua envers les pharmaciens anglais, non pourvus de diplômes français, qui, installés principalement à Paris et sur la Côte-d'Azur, vendaient des remèdes de leur pays. Cette latitude d'interprétation permit à certains d'y voir une liberté d'association par défaut, et la jurisprudence fut elle-même versatile, prise entre les impératifs de santé publique et les nécessités pratiques. Finalement, la question était de savoir si, en cas de combinaison avec un non-pharmacien, l'association restait suffisamment réelle et sincère afin de laisser le pharmacien libre et indépendant dans ses décisions jusqu'à ce que la Cour de cassation prenne position, en 1860, pour affirmer le principe de l'indivisibilité du capital et de la gérance. Même si la loi de Germinal ne l'explicitait pas formellement, la jurisprudence privilégia l'esprit du texte, ce que commenta Henry Pellault, docteur en droit : *« Pas de pharmacie sans pharmacien, tel est le seul principe auquel il ne peut être contrevenu. Le seul maître que la loi reconnaisse est le pharmacien en titre, et s'il apparaît qu'un étranger non pharmacien dirige, ordonne, prépare ou vende des médicaments en dehors de la surveillance du titulaire, la volonté de la loi est méconnue, le délit existe »*[14]. Cette approche jurisprudentielle fut donc l'acte fondateur de la responsabilité personnelle du pharmacien comme nous la connaissons de nos jours.

La loi de Germinal innova peu par rapport à l'ensemble des précédentes législations mais son mérite fut d'apporter un cadre réglementaire officiel sur l'ensemble du territoire. Seul le transfert sous la tutelle de l'État de l'inspection et de l'enseignement bouleversa l'exercice de la pharmacie et ce transfert de juridiction rendit le pharmacien non plus condamnable par ses pairs du collège de pharmacie mais justiciable pénalement et civilement des tribunaux. Ce fut certes une évolution pharmaceutique mineure en apparence mais qui allait influencer l'exercice de la profession durant les cent trente-huit années d'existence de la loi, période qui vit de surcroît apparaître de nouvelles idéologies comme le libéralisme et le mutualisme.

---

[14] Pellault H. *Code des Pharmaciens*. Paris: Éditeur Durand, 1858, p151

1.3. L'apparition du pharmacien libéral

1.3.1 L'évolution étymologique d'apothicaire en pharmacien

Les termes d'apothicaire et de pharmacien étaient tous deux d'origine grecque. Le premier était cité depuis l'Antiquité, sous le terme *apothèquè*, et désignait une petite caisse destinée à recevoir les médicaments que le médecin emportait lors de ses visites puis par extension un local réservé à l'entreposage des drogues. Quant au deuxième, il se rapprochait du terme *pharmakon* signifiant toutes sortes de drogues utilisées tout autant pour guérir, c'est-à-dire des remèdes, que pour tuer, c'est-à-dire des poisons. Ces deux utilisations étaient probablement à l'origine d'une certaine confusion sur le rôle des pharmaciens de l'antiquité entre guérisseur et empoisonneur. Par la suite, de nombreux autres termes furent employés sans toutefois s'inscrire dans la durée. Mais depuis la loi de Germinal, la pharmacie avait évolué et n'était plus seulement un art manuel exercé sur les paillasses mais une véritable science acquise au terme d'un enseignement pratique et théorique ponctué par un diplôme officiel, ce qui donnait au terme de pharmacien ce caractère plus scientifique. Cette évolution terminologique d'apothicaire à pharmacien ne fut pas propre à la pharmacie car d'autres professions la vécurent au gré de leurs développements professionnels comme, par exemple, l'avoué se transforma en procureur, le tabellion en notaire et le perruquier en coiffeur. Le terme d'apothicaire fut donc effacé de la mémoire collective d'autant plus facilement que cette substitution permit d'oublier une époque où certaines personnes réduisaient son rôle au simple commis du médecin comme Molière, Champmeslé ou le doyen de la Faculté de médecine de Paris, Guy Patin[15].

1.3.2 L'évolution d'un art manuel en profession libérale

L'apothicaire disparu et la loi de Germinal entrée en vigueur, le pharmacien prit alors une dimension scientifique comme il n'en avait jamais connu auparavant. Cette évolution symbolisa une nouvelle ère durant laquelle la perception de la profession pharmaceutique par l'opinion publique changea profondément, en même temps que les dénigrements s'estompèrent ; la boutique se transforma en officine, la formule en ordonnance et l'apprenti en élève puis en étudiant. Et grâce aux découvertes chimiques, les pharmaciens contribuèrent brillamment aux innovations scientifiques pour le bien de l'humanité. Les plus illustres entrèrent à l'Académie des sciences et de médecine pour reposer de nos jours au Panthéon tel Berthelot, s'ériger sur des monuments en leur honneur comme Pelletier et Caventou, ou s'inscrire pour

---

[15] *La Pharmacie Française*, 1921, 02, p39

l'éternité sur les plaques de rues de notre capitale à l'instar de Moissan. Le pharmacien de germinal finit donc par se retrouver dans une position où il pratiqua, en toute indépendance et sous sa responsabilité personnelle, nanti d'un diplôme officiel, une activité libérale reléguant au second plan l'art manuel ancestral. Il n'était pourtant pas facile de définir ce qu'était une profession libérale. M. Poplawski en donna toutefois les traits essentiels : *« On s'accorde en général pour reconnaître qu'il s'agit d'une profession dont les membres jouissent d'une certaine indépendance et dont l'exercice suppose une certaine culture, ce qui était autrefois l'apanage des gens libres [...] Il faut ajouter un certain désintéressement, les professions libérales n'étant pas de celles qui permettent normalement de parvenir à une grosse fortune »* [16].

L'exercice de la pharmacie s'inscrivait parfaitement bien, à l'orée du 19ème siècle, dans cette définition. Il n'était certes ni artisanal, ni industriel ou commercial mais générait au pharmacien une juste rémunération financière pour lui et sa famille et cette description suffisait pour apporter sereinement à la profession pharmaceutique ce nouveau caractère de profession libérale. Au fil du temps, le pharmacien perçut de confortables bénéfices en confectionnant les préparations prescrites par le médecin ce qui lui permit de prospérer et de donner raison au vieux proverbe français *: « Vieux médecin, jeune chirurgien et riche apothicaire »*. Il fixait le prix des remèdes de sa propre initiative selon sa conscience professionnelle, considérant que ses honoraires devaient être à la hauteur des études qui avaient été longues, difficiles et onéreuses ainsi que des responsabilités en matière de santé publique. Par voie de conséquence, la différence entre la valeur des médicaments et leur valeur intrinsèque devait être déterminée selon l'impulsion de sa conscience en dehors de toute concurrence. Cette méthodologie tarifaire lui laissait une grande latitude d'autant plus que le patient, désirant avant tout être soigné dans les meilleures conditions, était bien incapable d'apprécier la justesse du prix demandé, bien que tous sachent que la valeur attribuée aux remèdes était difficile à déterminer car dépendante du seul mérite du pharmacien les ayant exécutés. Malgré quelques reproches de l'opinion publique sur la cherté des remèdes, la concurrence restait plutôt limitée et ces réactions d'insatisfaction étaient donc sans influence d'autant plus que, les corporations d'apothicaires disparues, il n'existait plus aucune organisation professionnelle régissant l'exercice et encore moins de code de déontologie propre à toute profession libérale réglementée. Les pharmaciens vivaient donc, sinon riches, du moins dans une certaine aisance, ce qui leur permettait d'exercer leurs sciences sans contraintes ni inquiétudes majeures. Pour combien de temps ?

---

[16] Poplawski R. *Traité de droit pharmaceutique*. Paris: Lib. de la Cour de cassation, 1950, p94

1.4. L'éclosion du pharmacien-chimiste

1.4.1. Le déclin du trésor des Anciens

L'art ancestral des apothicaires reposait sur une préparation de remèdes à base de simples. Rappelons que ce terme « simple » désignait historiquement une plante poussant naturellement dans la nature et qui constituait, à ce titre, le « trésor pharmaceutique des Anciens » comme le rappela Nicolas Lemery dans sa Pharmacopée universelle : *« Le simple est celui qu'on emploie comme il est venu naturellement »*[17].

Heureusement, la France, grâce à son climat varié et à la diversité de ses régions, possédait une flore d'une exceptionnelle richesse regroupant jusqu'à six cents espèces de plantes médicinales. Il y en avait ainsi à profusion dans les campagnes et montagnes et les apothicaires acquirent avec le temps et l'expérience une véritable connaissance des astuces de la cueillette : les plantes devaient être prises à l'instant même où elles atteignaient le maximum de leur activité thérapeutique. Toutes les parties des simples pouvaient être récoltées : sommités fleuries, fleurs, feuilles, racines ou fruits. La phase de séchage constituait une étape importante car l'aspect visuel constituait un paramètre de base pour fixer leur valeur commerciale. Mal séchées et noircies, elles pouvaient rapidement devenir invendables. En conséquence, les apothicaires réservaient leurs loisirs pour la période hivernale, consacrant le reste de l'année à la récolte des simples et à la préparation des médicaments officinaux.

1.4.2. La chimie française comme référence mondiale

Cette médication par les simples dura jusqu'au 19ème siècle, époque durant laquelle de nombreuses innovations faisaient leur apparition dans notre société telles que les chemins de fer, la télégraphie et la photographie. Les pharmaciens s'y illustrèrent par leurs découvertes en mettant à jour de nombreuses molécules : brome, iode, magnésium, béryllium,... Ces recherches chimiques furent complétées par l'étude de la composition des plantes qui conduisit à l'ère des alcaloïdes et des glucosides : nicotine, narcotine, émétine, vératrine, strychnine, brucine, cinchonine, quinine, atropine et la fameuse digitaline de Nativelle s'ajoutèrent alors dans l'arsenal thérapeutique. La liste des pharmaciens contributeurs serait trop longue à dresser mais citons néanmoins Vauquelin, Balard, Courtois, Busy, Robiquet, Soubeiran, Boullay, Moissan, Berthelot, Pelletier et Caventou. Plus tard, les pharmacologues s'emparèrent de ces molécules, les analysèrent, identifièrent

---

[17] Lemery N. *Pharmacopée Universelle.* Paris: Imprimeur Laurent D'Houry, 1716, p3

les parties vectrices de l'activité thérapeutique et réussirent à les reproduire en les simplifiant et en les débarrassant des groupements porteurs d'activité indésirable. De nouvelles avancées scientifiques s'inscrivirent alors dans l'histoire par l'arrivée dans l'arsenal thérapeutique de substances telles que les anesthésiques locaux, les spasmolytiques, les antiparkinsoniens les antihistaminiques, les anticoagulants, les antiépileptiques, les antituberculeux, les sulfamides, les vitamines, les hormones, les antibiotiques, les curarisants et les sels radioactifs. S'y ajouta la chimie biologique qui conduisit à l'utilisation de nouvelles catégories de médicaments : sérums, vaccins et produits opothérapiques comme l'adrénaline, l'insuline, les extraits glandulaires et les hormones pour lesquels Eugène Choay, pharmacien et lauréat de l'Académie des sciences, s'illustra en développant l'opothérapie industrielle avec succès. En définitive, régulièrement, de nouveaux éléments apparaissaient et de chacun d'eux découlait l'annonce d'autres découvertes. Ces dernières alimentaient une excitation intellectuelle selon un cercle vertueux : *« Dès lors la pharmacie cessa d'être une profession routinière, obscure, dépendante et méprisée [...] La chimie, dont la pharmacie avait été le berceau, vint se placer au premier rang parmi les connaissances modernes, et fit rejaillir sur l'art pharmaceutique une partie de son éclat et de ses immenses succès »*[18]. La pharmacie entra alors, aux côtés de la médecine et de la chirurgie, à l'Académie royale de médecine ainsi qu'à l'Académie des sciences au sein de laquelle les pharmaciens occupèrent la quasi-totalité des sièges de la section chimie.

Le succès de ces pharmaciens français, devenus chimistes par leurs découvertes, fut alors reconnu dans le monde entier grâce à l'importance des retombées scientifiques et thérapeutiques. C'est ainsi que d'un art manuel ancestral complété par un enseignement scientifique de haut niveau délivré dans de nouvelles écoles, guidé par l'expérience et la tradition, la pharmacie devint une science permettant la synthèse et la concentration de principes actifs en vue d'obtenir une efficacité et une stabilité jamais atteintes jusque-là. Il s'agissait maintenant d'administrer des médicaments au summum de leurs possibilités, dans les conditions les plus appropriées pour garantir la sécurité. Dans un même temps, la chimie continuait à progresser, permettant de perfectionner les moyens de préparation, de purification et de concentration, tout en alimentant une course vers le progrès scientifique. La chimie venait de naître sur la paillasse officinale du pharmacien, reléguant définitivement la culture des plantes dans l'histoire.

---

[18] *La réorganisation de la Pharmacie*. Rapport fait à la Société de pharmacie de Paris. Paris: Colas libraire, 1834, p9

1.5. La naissance de l'industrie chimique

1.5.1. Le développement d'une industrie chimique française

Ces multiples découvertes chimiques amenèrent certains pharmaciens à s'éloigner de la pratique officinale pour se consacrer exclusivement à la production de ces nouvelles substances et créèrent une nouvelle activité : l'industrie chimique. Pour cela, ils y investirent dans la limite de leurs moyens financiers et fondèrent des sociétés de renom dont les plus connues furent la Société des produits chimiques d'Aubervilliers, la société Chassaing, la société Armet de Lisle et Taillandier, la société Solvay, la société Pointet & Girard[19], la Compagnie des produits chimiques d'Alais et de la Camargue, la Société française de produits pharmaceutiques Adrian et Cie, la maison Félix Dehainin et la Société anonyme des matières colorantes et produits chimiques de Saint-Denis[20]. Quant à la maison Hardy-Milori, elle fut la plus importante fabrique de colorants située à Montreuil et aussi une des plus anciennes au monde. À leurs côtés, de grandes maisons façonnèrent plus particulièrement l'industrie chimique telle que nous la connaissons de nos jours : Les établissements Poulenc-Frères, la Société chimique des usines du Rhône[21], connue sous l'acronyme S.C.U.R, les Usines

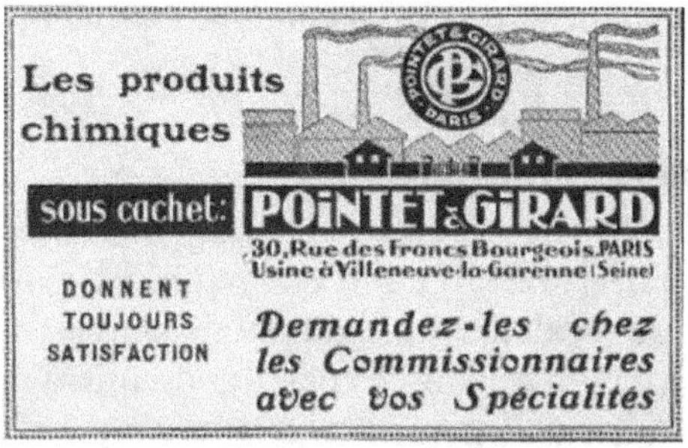

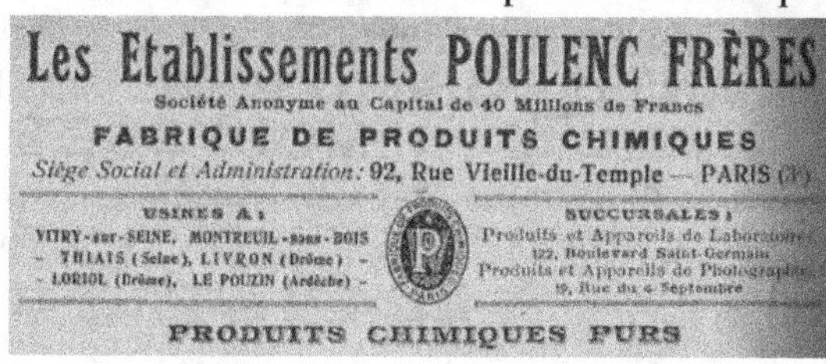

---

[19] La maison Pointet-et-Girard fut fondée en 1891. Largement développée pour les besoins de la première guerre mondiale, elle était située au n°30 rue des Franc-Bourgeois avec une usine à Villeneuve-la-Garenne sur plus de 15.000 mètres carrés, produisant la quinine et ses sels, l'ésérine, la digitaline, la pilocarpine, l'éther, le chloroforme ...

[20] La Société anonyme des matières colorantes et produits chimiques de Saint-Denis fut fondée en 1881 à la suite d'une fusion entre l'usine Poirrier, elle-même fondée en 1830, et l'usine Dalsace, créée en 1843. Elle était la seule avant la première guerre mondiale à produire des matières colorantes à partir des carbures sans être dépendant de produits intermédiaires provenant d'Allemagne. Elle possédait trois usines à Saint-Denis sur une surface de sept hectares et un siège social au n°97 rue des Poissonniers, à Saint-Denis.

[21] La Société chimique des usines du Rhône était basée au n°89 rue de Miromesnil. Elle produisit dans ses trois usines de Saint-Fons, Rousillon et de La Plaine toutes les matières provenant habituellement d'Allemagne telles qu'acide salicylique, antipyrine, pyramidon, saccharine, salol, phénol, chloroforme, éther.

chimiques des laboratoires français, surnommées par abréviation U.C.L.A.F. et les établissements Roussel, l'ensemble donnant lieu à la naissance du groupe Sanofi (« Omnium Financier Aquitaine pour l'Hygiène et la Santé »), devenu de nos jours un des fleurons de la pharmacie mondiale.

Si l'industrie chimique française pouvait être fière de son expansion industrielle, son principal rival de l'époque, l'industrie chimique allemande, avait acquis une tout autre dimension qui lui assurait déjà une suprématie dans la production de substances chimiques et des colorants artificiels. La question qui venait tout de suite à l'esprit était de comprendre l'origine de cette avance industrielle allemande alors que la plupart des molécules avaient été découvertes sur les paillasses françaises.

1.5.2. Les raisons d'une suprématie alémano-germanique

L'Allemagne présentait tout d'abord une population deux fois plus nombreuse que la France ce qui lui permit de bénéficier d'une main-d'œuvre bon marché et pourvue de surcroît des valeurs germaniques comme la discipline, la persévérance et l'organisation du travail. À cela, l'apprentissage développé dans les usines et basé sur un enseignement pratique couplé de cours théoriques dispensés au sein de milliers d'établissements techniques, permettait à cette main d'œuvre d'être hautement qualifiée. Comme dans un cercle vertueux, ce partenariat professionnel permit de développer un outillage adapté à la chimie industrielle et d'accélérer sa compétitivité[22]. Cet étroit maillage mis en place dès le 19ème siècle entre l'enseignement et l'industrie fut à l'origine de l'expression donnée à l'industrie chimique de « génie d'organisation industrielle »[23]. En plus de cette main d'œuvre, l'Allemagne bénéficiait naturellement d'une abondance de matières premières dans ses sous-sols ainsi que par de faibles droits d'importation en comparaison à ceux pratiqués en France[24].

Mais la principale raison était cette capacité de l'industrie allemande à investir dans les outillages et les infrastructures les plus perfectionnés grâce à l'apport de capitaux extérieurs à la pharmacie. Les banques allemandes n'hésitaient nullement à établir de véritables partenariats et à prêter l'argent

---

[22] Aussi curieux que cela puisse paraitre de nos jours, la France produisait jusqu'à la première guerre mondiale, des appareils industriels reconnus comme de qualité et à des prix supérieurs de 25% à ceux allemands. Mais d'un usage courant, ils restaient inadaptés pour un usage spécifique à la pharmacie. Ceci était dû au fait que les constructeurs français, en général représentés par des petites et moyennes entreprises, ne possédaient ni bureaux d'études techniques, ni de programme conjoint avec les industriels pour développer des appareillages spéciaux comme ceux nécessaires à l'industrie chimique.

[23] Ce modèle exemplaire d'apprentissage du 19ème siècle en Allemagne explique pourquoi ce sujet figure encore dans les programmes politiques français car considéré comme une référence.

[24] Les droits d'octroi en France étaient appliqués sur toutes les matières importées comme le fer, le charbon, et les alcools nécessaires entre autres à la production des alcaloïdes, pénalisant la rentabilité et le développement des entreprises.

nécessaire sur les seules garanties morales alors que les pharmaciens français restaient dans une étroite législation limitant l'investissement à leur seule fortune personnelle. Pour toutes ces raisons, l'Allemagne réussit à établir une situation dominante, non seulement dans la production de précurseurs chimiques tels que le chlore, le cyanure de potassium, le brome, le benzène, le toluène, le phénol, l'aniline, l'acide sulfurique[25], l'acide acétique... mais aussi dans la production de substances chimiques entrant dans la composition des remèdes pharmaceutiques telles que l'antipyrine, l'aspirine, le pyramidon, le salvartan et l'urotropine. En 1887, l'industrie allemande comptait plus de quatre-mille usines employant près de quatre-vingt-deux mille ouvriers, chiffres qui furent triplés vingt-cinq plus tard[26].

À la sortie de la guerre, en 1918, cinq imposantes firmes allemandes monopolisèrent la production chimique mondiale : la maison « Farbenfabriken vorm Fried. Bayer und Co » installée à Leverkussen et fondée en 1864, la firme « Fabwerke vorm meister Lucius et Bruning de Hoechst » fondée en 1870, la maison Merck fondée en 1668 sous l'enseigne Engelapothecke (Pharmacie de l'Ange), la maison « C.F. Boehringer et Soehne » installée à Mannheim Waldhof et enfin la « Chemische Fabrick auf Actien vorm. E. Scherring » développée à partir d'une officine berlinoise acquise en 1881 par Scherring, la Grune Apotheke (Pharmacie verte). Dans la Suisse alémanique, deux maisons chimiques prirent elles aussi une envergure mondiale. Fritz Hoffmann, en compagnie de son épouse Adèle La Roche, transformèrent une petite société pharmaceutique en société internationale nommée Hoffmann, La Roche et Cie, située à Bâle et à Granzach. La maison Geigy, localisée également à Bâle, se spécialisa grâce à Johann Rudolf Geigy, arrière-petit-fils du créateur, dans la recherche et la production de teintures synthétiques, de colorants, de médicaments et d'insecticides dont le plus connu fut le dichlor-diphenyl-trichlor éthane, surnommé le D.D.T. Il faut également citer, toujours

[25] L'acide sulfurique était un composant indispensable à la production de l'acide nitrique et des explosifs, principalement le toluène trinitré plus connu sous le nom de tolite couramment utilisé par les Allemands. L'Allemagne produisait ainsi avant la guerre plus de 1.750.000 tonnes d'acide sulfurique, surnommé alors « le sang de l'industrie de guerre », démontrant son importance d'avant-guerre. Initialement utilisé pour moitié comme engrais par les Allemands, sa production fut totalement orientée vers les efforts de guerre après la bataille de la Marne. À l'opposé, la France n'en produisait que 12.000 tonnes et c'est la compagnie de Saint-Gobain, vieille maison chimique, qui réussit principalement à multiplier par dix la production en 1915 pour atteindre une capacité de 120.000 tonnes annuelles, puis à la multiplier encore par dix en 1918. D'une situation d'infériorité criante par manque d'organisation de son industrie, cet exemple relatif à l'acide sulfurique fut considéré comme un « miracle d'improvisation » à la française ayant significativement contribué à la victoire.

[26] Ce fantastique développement industriel fut aussi, il est vrai, encouragé par les velléités guerrières de cette époque car certains procédés industriels des matières chimiques étaient communs à ceux des gaz de combat, tels le chlore, le phosgène, les arsines, l'ypérite et les cyanures.

à Bâle, la société Ciba (Société d'Industrie Chimique de Bâle) qui fut créée en 1840 par un français, Alexandre Clavel, ainsi que la fabrique de teintures Oswald & Sandoz du nom de son fondateur Édouard Sandoz. Ciba et Geigy fusionneront par la suite entre elles, en 1970, puis avec Sandoz, en 1989, pour devenir la société Novartis. La plupart de ces firmes figurent de nos jours dans le classement des plus grandes sociétés pharmaceutiques mondiales sous les entités simplifiées de Bayer, Merck, Boehringer-Ingelheim, Scherring, Roche et Novartis (Hoechst faisant exception en rejoignant le groupe français Sanofi), ce qui démontre la formidable assise industrielle chimique alémano-germanique.

À la sortie de la guerre, Emile Vincent, député de la Côte-d'Or, reconnut les facteurs de cette suprématie malgré la défaite militaire de l'Allemagne : *« La guerre qui vient de se terminer par la victoire de nos armées a démontré à tous que l'état de notre législation n'était pas étranger à l'infériorité de notre industrie des médicaments chimiques et des produits pharmaceutiques »*[27]. Il faisait référence à cette loi de Germinal qui ignorait la chimie, entraînant la plus grande confusion législative entre substance chimique et substance pharmaceutique, à l'image de la position prise par la Cour de cassation en 1862 : *« Toute opération pharmaceutique est forcément chimique et la pharmacie n'a pas la prétention d'être une science si indépendante des autres. La chimie étudie les lois des corps, les compose et les décompose ; la pharmacie applique ces lois à la thérapeutique : c'est la chimie appliquée à l'art du guérir »*[28]. Les tribunaux appliquèrent en conséquence les mêmes règles et la même jurisprudence à l'officine qu'à l'industrie chimique, sans aucune distinction, et ne tolérèrent aucune dérogation au principe fondamental selon lequel le capital devait appartenir à un pharmacien, interdisant l'apport en capitaux étrangers et bridant le développement de l'industrie chimique française à un moment de l'histoire où il fallait massivement investir. Comble de cette histoire, la nouvelle loi française sur la pharmacie, publiée par le gouvernement de Vichy durant le second conflit entre l'Allemagne et la France, le 11 septembre 1941, lèvera cette restriction législative sur la fabrication et le commerce des matières chimiques, à la seule condition qu'elles ne soient délivrées ni au poids médicinal ni directement aux consommateurs. Mais il était bien trop tard pour rattraper le retard, même si, pour défendre leurs intérêts communs, les sociétés françaises se réunirent au sein de la première Chambre syndicale des produits chimiques qui devint par la suite le Syndicat général des produits chimiques puis l'Union des industries chimiques.

[27] *L'Évolution Pharmaceutique*. Paris: 1922, 4, p4
[28] *L'Union Pharmaceutique*, 1863, 1, p27

1.6. La réussite de l'industrie pharmaceutique

1.6.1. De simples pharmaciens ayant tenu le pilon

En parallèle de ces pharmaciens qui se consacrèrent à la chimie industrielle, d'autres se spécialisèrent dans la production et la vente en gros de remèdes pharmaceutiques. Ils prirent le nom de « fabricants » ou de « spécialistes » et cette filiation entre officine et industrie était fort étroite comme en témoigna Paul Bogelot, avocat à la Cour d'appel de Paris, en 1918 : *« On ne nait pas spécialiste, on le devient et tous ceux qu'on qualifie de spécialistes sont des pharmaciens comme les autres qui ont tenu le pilon et qui ont plus particulièrement apporté leurs soins à un ou plusieurs produits déterminés »*[29]. Toujours limités à la hauteur de leurs capitaux personnels, ils se spécialisèrent dans une ou plusieurs nouvelles technologies telles que la distillation, l'évaporation dans le vide, la filtration rapide ou la centrifugation.

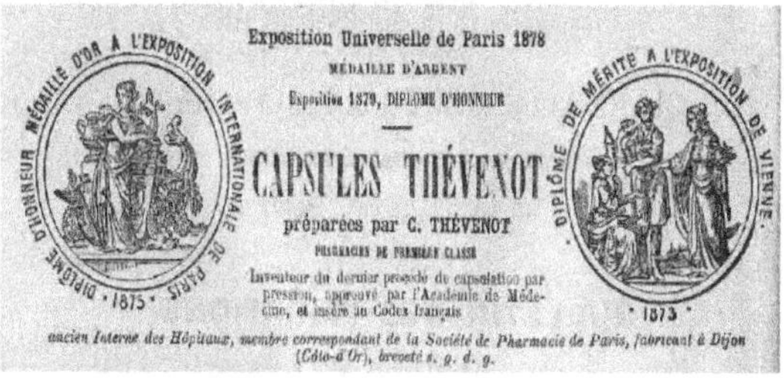

Ils compensèrent alors ce développement artisanal par une extrême ingéniosité dans l'innovation galénique et le conditionnement, à l'origine d'un savoir-faire et d'un design français incomparables, appelé de nos jours dans le monde entier la « French touch » ; capsules, pastilles, granulés inondèrent alors le marché français dont les plus renommés furent les pastilles de menthol-eucalyptus et les granulés de kola. Arrivées à un degré de perfectionnement inégalé, ces maisons françaises eurent une expansion mondiale telles que la maison Thévenot de Dijon à l'origine du procédé de capsulation par pression en 1847 et la maison Torchon de Paris pour ses granules et pilules imprimées. En 1884, à l'exposition d'Amsterdam, une nouvelle forme galénique[30] apparut, nommée les comprimés, alors présentés

---

[29] *L'Union Pharmaceutique*, 1918, 10, p323

[30] Cette forme galénique de comprimé fut inventée par l'allemand Rosenthal en 1872 et se développa dans un premier temps dans les pharmacies militaires en raison de sa facilité d'administration sur les champs de bataille. Ce n'est qu'après la première guerre mondiale qu'elle apparut dans les pharmacies civiles. Elle se heurta alors à l'opposition des pharmaciens officinaux qui n'avaient pour habitude jusque-là de ne délivrer que des poudres prescrites à l'état pur dans de petits sachets au poids médicinal ou dans des cachets à base de pain azyme. Il était alors inconcevable pour cette profession libérale de devoir mélanger une substance thérapeutique dont le degré de purification avait fait le succès mondial des pharmaciens français avec des substances étrangères, nommés adjuvants, pour rendre caducs tous les efforts scientifiques faits jusque-là. En outre, aucun pharmacien n'avait à cette époque l'outillage de

pour la première fois dans ces termes : *« Ce sont de petits disques renflés au centre et préparés par la simple agglomération de substances végétales pulvérisées »*[31].

1.6.2. Le succès des fabricants pharmaceutiques

En définitive, l'industrie pharmaceutique française se développa avec succès grâce à cette ingéniosité unique, compensant alors les restrictions en capitaux imposées par la loi de Germinal. Elle atteignit son apogée à l'aube de la première guerre mondiale et régna sur le monde de la production pharmaceutique sans qu'aucun autre pays ne puisse à ce moment rivaliser. Plus de 20% des exportations étaient dirigées vers les pays européens, 10% vers ceux de l'Amérique centrale et près de 50% vers le continent d'Amérique du sud, particulièrement le Mexique, la Colombie, l'Argentine et surtout le Brésil. À cela, venait s'ajouter la production locale réalisée dans ces mêmes pays afin d'échapper aux taxes douanières, production qui venait s'ajouter aux statistiques sur l'exportation. Après la première guerre mondiale, malgré le ralentissement économique, l'industrie pharmaceutique française continua à rayonner aussi bien dans ses colonies qu'à l'étranger. L'Amérique du sud resta un des principaux centres d'exportation auquel s'ajoutèrent des pays émergents tels le Canada, la Grèce, l'Australie et la Perse, cette dernière étant culturellement proche de la France en raison de l'instruction scientifique prodiguée en français, ainsi que de l'expatriation de nombreux étudiants perses en France et dans ses colonies. Finalement, seuls les pays scandinaves restaient plus ou moins hermétiques aux produits pharmaceutiques français.

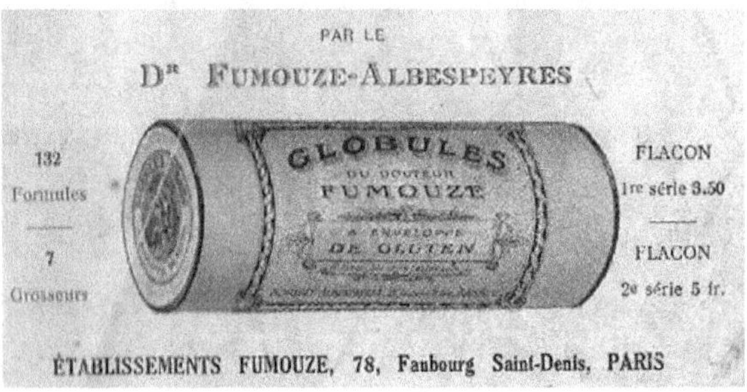

Essentiellement basés dans Paris intramuros, une soixantaine de fabricants étaient recensés, à la fin du 19ème siècle, employant chacun une cinquantaine de salariés, certains ayant une représentation commerciale à l'étranger, d'autres possédant une structure industrielle en région parisienne. Citons en exemples la maison Jules Delouche fondée en 1808 au n°2, place Vendôme, la maison Brunot au n°10, rue de Chaillot, la maison Pauliac au n°10, rue du

compression nécessaire en officine laissant la porte ouverte aux fabricants de commercialiser des spécialités pharmaceutiques largement combattues car assimilées à des remèdes secrets. C'est pourquoi le comprimé fut mentionné dans le Codex, sans encore proposer des utilisations thérapeutiques.

[31] *Répertoire de Pharmacie et Journal de Chimie Médicale*. Paris: 1884, 2, p90

Figure : Publicité pour les globules du docteur Fumouze, première capsule à enveloppe glutineuse permettant une libération retard dans l'intestin à l'origine de la pharmacocinétique.

Plâtre, les laboratoires Clin créés en 1864 au n°20, rue des Fossés-Saint-Jacques ainsi que les laboratoires Midy fondés en 1828 au n°9, rue du Commandant-Rivière, à Paris. Parmi eux, deux eurent une influence particulière par la personnalité et la contribution de leur fondateur à l'évolution de la profession pharmaceutique : MM. Salmon et Fumouze. Ces fabricants créèrent en 1880 la Chambre syndicale des fabricants de produits pharmaceutiques qui fusionnera avec trois autres organisations : le Syndicat des fabricants de produits biologiques présidé par le Dr Roussel, le Syndicat des fabricants de produits orthopédiques et le Syndicat des pharmaciens spécialistes français pour donner naissance à l'Union intersyndicale des fabricants de produits pharmaceutiques et réunir dans ses rangs plus de trois-cents adhérents. Elle s'agrandit encore avec l'adhésion du Syndicat des pharmaciens spécialistes annonceurs produisant des médicaments grand public, pour représenter un total de deux-mille-cinq-cents fabricants en 1941. Après la deuxième guerre mondiale, l'Union intersyndicale devint la Chambre syndicale nationale des fabricants de produits pharmaceutiques pour devenir par la suite le Syndicat national de l'industrie pharmaceutique, appelé couramment le S.N.I.P., puis les Entreprises du médicament sous le nouveau sigle du L.E.E.M.

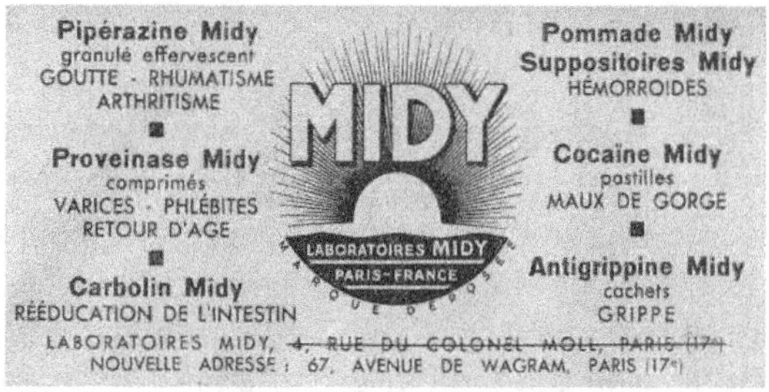

1.7. L'essor de la spécialité pharmaceutique

1.7.1. Rappel historique sur le remède secret

L'article 32 de la loi de Germinal interdisait formellement le débit et la vente de remèdes secrets dont la composition était inconnue. Pourtant, leur existence proliférait jour après jour. Cette situation paradoxale s'expliquait principalement par une ambiguïté présente dans la loi de Germinal qui définissait clairement ce qu'était un remède licite mais sans pour autant le faire pour un remède illicite. Dans une analyse faite par Me Paul Bogelot, avocat à la Cour d'appel de Paris, celui-ci déclara : *« Jamais l'autorité administrative n'a dressé une liste de remèdes défendus et nous ne saurions véritablement lui en faire grief, car il lui serait matériellement impossible de prévoir tout ce qui peut être imaginé. Elle a tout au contraire prévu les remèdes licites et on en a inféré par, à contrario, que tout ce qui n'était pas licite devait être considéré comme défendu ».* En outre, aucune sanction n'était prévue dans cet article 32 alors que l'article 36, qui renvoyait à l'article 85 du Code des délits et des peines, interdisait l'annonce des remèdes secrets. Autrement dit, la loi pénalisait un pharmacien en cas d'annonce publicitaire mais n'appliquait aucune sanction en cas de vente. À la suite d'une riche jurisprudence, la Cour suprême se prononça un temps par un avis opposé en statuant que l'annonce impliquait la vente sous-entendant que l'article 36, en prohibant les annonces, sanctionnait également la vente. Mais cette confuse situation toléra dans la pratique l'existence des remèdes secrets sans grande restriction.

Les autorités tentèrent d'y mettre un début d'ordre en publiant diverses dérogations sous forme de décret en 1805 puis en 1810. Le premier légalisa les remèdes, dénommés remèdes utiles, qui avait soit une antériorité à la loi de Germinal soit un titre original de propriété et le deuxième, signé le 18 août à Saint-Cloud par Napoléon, donna pouvoir à une commission d'autoriser les remèdes, alors dénommés remèdes autorisés, après une évaluation préalable, en contrepartie de la publication de la formule. Cette commission, ancêtre lointain de notre actuel Comité économique des produits de santé, était composée de cinq professeurs des Écoles de médecine et se réunissait à la pharmacie centrale des Hospices de Paris située au n° 2, rue Notre Dame, à Paris. Elle eut pour mission d'évaluer le prix que l'État devait payer pour lever le secret du remède en s'appuyant sur trois critères: le mérite de la découverte, les bénéfices et risques thérapeutiques ainsi que les avantages financiers que pouvait en attendre le pharmacien. Mais devant tant de difficultés à évaluer objectivement ces trois critères, la commission ne délivra que peu d'autorisations et lorsqu'elle le fit, le résultat ne fut pas toujours probant. Puis, un nouveau décret, se superposant aux deux précédents, donna pouvoir à la nouvelle Académie royale de médecine qui venait d'être fondée le 20 décembre 1820 par Louis XVIII d'approuver les formules les plus méritantes et de les publier dans son bulletin. Ces formules seront alors dénommées les remèdes nouveaux. Seulement, même si cette Académie regroupait l'élite des maîtres de la pharmacie française, les critères d'évaluation en termes d'efficacité et de nuisance, encore appelée « balance thérapeutique » de nos jours, ne furent pas plus statués clairement que précédemment et seul un nombre très restreint de remèdes furent légitimés. En conséquence, ceux qui restèrent illicites continuèrent à se développer en toute quiétude. Mais une étape fondamentale venait d'être franchie ; la formule devait être rendue publique par sa publication dans un bulletin officiel à savoir celui de l'Académie de médecine. En dépit de ce décret, la majorité des fabricants s'abstinrent de déposer leur formule, attitude d'autant plus prudente qu'un nouveau décret publié quelques années plus tard, en 1850, annula les contreparties financières prévues initialement par l'État pour l'achat d'une formule assimilant finalement ce procédé d'évaluation en un procédé d'expropriation.

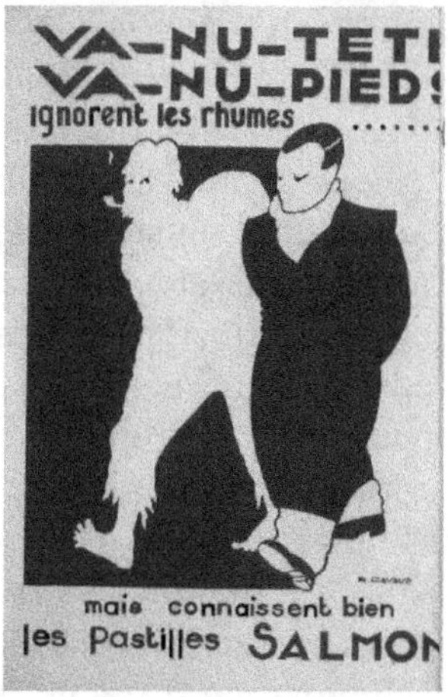

1.7.2. L'essor des remèdes secrets par dérogations

Cette volonté de garder l'exclusivité de la formule puisait sa raison d'être dans une loi en date du 25 mai 1791 qui autorisait le brevet d'invention et le droit exclusif d'exploitation d'une formule. Toutefois, ce principe du brevet fut contesté une première fois en 1829 par l'Académie royale de médecine[32] qui craignait que ce monopole n'entraine la vente des remèdes à un prix élevé et une restriction de l'accès au traitement : *« un passeport accordé au charlatanisme pour répandre ses drogues, tromper les acheteurs et compromettre la salubrité publique »*[33]. Puis une deuxième fois, en 1832, l'Académie mit à profit l'article 9 de cette même loi qui prévoyait une dérogation : *« L'article 9 de la loi du 25 mai 1791 déclare que tout cessionnaire d'un brevet obtenu pour un objet que les tribunaux auraient jugé*

---

[32] L'Académie de médecine fut fondée le 20 décembre 1820 par Louis XVIII pour répondre au gouvernement sur tous les sujets de santé publique, en particulier les remèdes secrets. Elle était divisée en trois sections : médecine, chirurgie et pharmacie. En 1829, l'Académie de médecine fut restructurée et agrandit le nombre de sections pour y inclure de nouvelles sciences médicales telles que l'hygiène publique, la médecine légale, la physique et la chimie ; la pharmacie fut rangée dans la 11ème section.

[33] Poplawski R. *Traité de droit pharmaceutique*. Paris: Lib. de la Cour de cassation, 1950, p594

contraire aux lois du royaume ou à la sûreté publique, sera déchu de son brevet sans indemnité »[34], dérogation qui fut appliquée dans les faits lorsque le tribunal de police correctionnelle de la Seine interdit le brevet sur les remèdes. La loi du 5 juillet 1844 (articles 3 et 30) officialisa définitivement l'interdiction des brevets[35] sur les produits pharmaceutiques et chimiques, confondant dans la même nullité le brevet sur le produit avec celui sur les procédés. Seul sera finalement autorisé à être breveté un procédé industriel nouveau à la condition qu'il aboutisse à des résultats déjà connus et publics.

Pour contourner cette nouvelle interdiction, les pharmaciens trouvèrent tout d'abord un subterfuge en associant leur nom de famille[36], pour lequel le brevet restait autorisé, à celui du remède pour maintenir secrète leur formule et se démarquer, par leur simple signature, d'une concurrence devenue en droit de les copier. Puis, la loi du 25 juin 1857 sur les marques de fabrique, appelée encore les dénominations de fantaisie, apporta un début de protection juridique car elle permit au pharmacien de créer un nom purement artificiel et reconnaissable de gages de garantie en matière de qualité. Concrètement, la loi sur les marques de fabrique de 1857 venait quelque peu contourner la loi sur les brevets d'invention de 1844 en légalisant la propriété et l'usage exclusif d'une marque. Étrange législation qui autorisa finalement de cette façon de nombreux pharmaciens à améliorer les formules du Codex sous des noms de fantaisie. Les autorités tolérèrent cette pratique tant qu'il n'existait pas une intention de contrefaçon et la jurisprudence consista à évaluer le caractère fantaisiste de la seule dénomination. Cette favorable législation poussa M. Dupin, procureur général devant la Cour de cassation en 1858, à commenter cette prolifération de médicaments améliorés : *« les pharmaciens ont trouvé l'art de dorer la pilule ; cela ne nuit point à la science qui a seule le droit de déterminer les éléments dont cette pilule se compose »*[37].

Cette abondante législation toléra finalement une vaste panoplie de remèdes : en plus des remèdes officiels (officinaux et magistraux), vinrent s'ajouter les remèdes autorisés, les remèdes utiles, les remèdes nouveaux et les marques de fantaisie, l'ensemble représentant alors plus des trois quarts des remèdes vendus en officine. Cela devenait beaucoup pour une loi de

---

[34] Laugier A., Duruy V. *Pandectes Pharmaceutiques. Paris:* Librairie Louis Colas, 1837, p313

[35] La loi du 5 juillet 1844 interdit la priorité d'invention et la propriété exclusive d'un remède nouveau destiné à l'usage de la médecine. Les droits de propriété de l'inventeur restaient donc limités aux seules formes prévues dans les décrets de 1810, 1811, 1820, 1828 et 1850 relatifs aux remèdes autorisés. Le législateur avait estimé que les produits chimiques et pharmaceutiques devaient être mis à disposition des malades au meilleur marché possible et qu'un droit de brevetabilité, assimilé à un monopole contraire aux intérêts de la santé publique, pouvait aboutir à une élévation arbitraire des prix de vente.

[36] Loi du 4 aout 1834 qui protégeait l'association d'un produit à un nom patronymique, une raison sociale ou un nom de localité contre les usages frauduleux dans le but de faire connaitre l'origine de ce produit.

[37] *L'Évolution Pharmaceutique*. Paris: 1908, 1, p28

Germinal qui continuait pourtant à interdire le remède secret. Cette facilité[38] avec laquelle il était particulièrement possible d'associer une banale formule à une marque de fabrique et d'en améliorer la galénique suffit à entretenir la plus totale confusion entre les simples copies et les véritables innovations, entre les remèdes licites et illicites dont le pêle-mêle aboutira au terme générique de spécialité pharmaceutique[39]. Préparée en série dans un emballage identique, la spécialité prit alors une expansion considérable et révolutionna tout autant l'acte pharmaceutique que l'exercice professionnel comme le résuma avec amertume en 1908 le pharmacien-député Cazeneuve : *« Le pharmacien dans son officine fabrique de moins en moins les matières premières, les produits officinaux, se contentant de l'exécution des formules magistrales ; souvent même il se trouve réduit aussi au rôle de marchand intermédiaire »*[40]. C'est à ce moment-là qu'une clameur se répandit au sujet d'une soi-disant détresse de la profession pharmaceutique.

---

[38] Lors de la présentation du projet de loi sur la pharmacie en 1913 par les députés E. Barthe et G. Lalanne à la Chambre, ceux-ci critiquèrent cette trop grande facilité à commercialiser des remèdes : « Que faut-il, en effet, pour lancer une spécialité ? Avoir des capitaux, prendre à gage un pharmacien, donner à une formule connue un nom plus ou moins fantaisiste, payer des médecins pour qu'ils donnent des certificats de complaisance, faire publier aux quatre coins du pays des réclames trompeuses. Voilà comment procèdent la plupart des sociétés financières qui possèdent des spécialités ».

[39] La vente des spécialités pharmaceutiques correspondait à 25% du chiffre d'affaires des pharmacies en 1890, 33% en 1900 et 40 à 50% en 1912. La spécialité est ainsi devenue la principale source de revenus en moins de 25 ans démontrant la révolution qu'elle a occasionnée dans les pratiques officinales au détriment de la préparation magistrale.

[40] *L'Évolution Pharmaceutique*. Paris: 1908, 10, p8

2. Une vacillante profession (1830-1900)

2.1. Une profession officinale en détresse

La grande notoriété qu'acquirent les pharmaciens dans l'opinion publique, à l'aube du 19ème siècle, n'était que juste récompense car les raisons de cet aboutissement se révélaient être nombreuses : découvertes chimiques, innovations thérapeutiques, naissance de l'industrie chimique et pharmaceutique, rôle majeur dans la santé publique,... Paradoxalement, ils n'en ressentaient que peu les effets et *a contrario,* ils démontraient un sentiment d'inquiétude, imprégné de frustration et de déprime. Cet état anxiogène fut repris comme un écho tout autant dans la presse pharmaceutique que dans la presse grand public, ce qui aboutit à un surprenant malaise général dans la profession accompagné de plaintes incompréhensibles au regard de leur récente contribution : *« Le pharmacien était condamné à abaisser son caractère à des expédients de politesse outrée et d'éloquentes persuasions, l'homme à qui la société imposait l'ingrate nécessité d'une solitude et d'un isolement continuels, d'un travail, d'une surveillance, d'une responsabilité de toutes les heures »* [41]. Si l'origine réelle de ce malaise restait difficilement explicable, il n'était en fait que les prémices d'une profonde crise morale, sociale et matérielle qui se profilait. Car si ces pharmaciens supportaient déjà une lourde responsabilité civile et pénale, ils étaient censés être protégés dans leur monopole par les magistrats en charge de la bonne exécution de la loi de Germinal, secondés en cela par l'École de pharmacie. Or, cette loi présentait des lacunes de plus en plus criantes ce qui amena des difficultés d'interprétation sur tout ce qui relevait de la police et de l'inspection. Facteur aggravant, il n'était associé aucune sanction pénale à la plupart des articles de cette loi, ce qui limita pour les pharmaciens la possibilité de faire valoir leurs droits devant les tribunaux, conduisit à des jugements parfois contradictoires et obligea les magistrats à recourir de temps en temps à des lois antérieures.

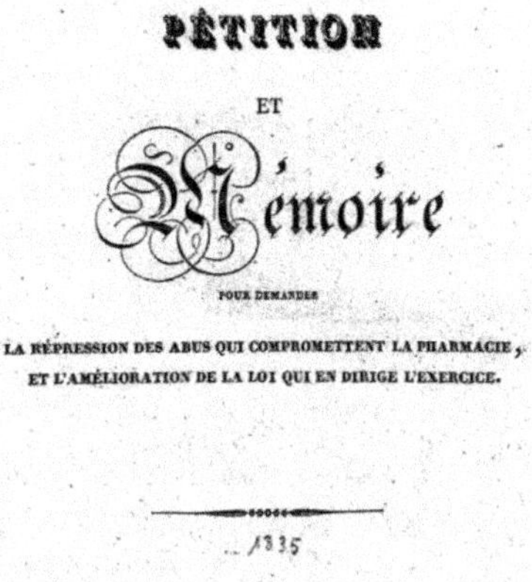
PÉTITION

ET

MÉMOIRE

POUR DEMANDER

LA RÉPRESSION DES ABUS QUI COMPROMETTENT LA PHARMACIE, ET L'AMÉLIORATION DE LA LOI QUI EN DIRIGE L'EXERCICE.

1835

Les premiers signes concrets de ce malaise apparurent dès 1810 par des appels à l'aide adressés aux autorités administratives et judiciaires, soit seulement sept ans après la publication de la loi de Germinal. Il fallut attendre encore quinze ans pour que ces appels parviennent aux plus hautes sphères

[41] *Le Journal des Pharmaciens*. Paris: 1909, 04, p11

politiques et scientifiques par l'intermédiaire des pharmaciens du département de la Seine. Ceux-ci les alertèrent une première fois en 1825, en rédigeant un rapport démontrant les insuffisances de la loi de Germinal, puis une seconde fois, en 1834, sous la forme d'un projet intitulé « La réorganisation de la pharmacie ». Un an plus tard, en 1835, les pharmaciens du département des Hautes-Pyrénées signèrent une première pétition à l'attention de la Chambre des députés intitulée : « Pétition pour demander la répression des abus qui compromettent la pharmacie et l'amélioration de la loi qui en dirige l'exercice »[42]. Les raisons de ces plaintes et réclamations étaient effectivement fort nombreuses[43] et sont listées dans les chapitres suivants.

[42] Lagarrigue R. *Pétition et mémoire pour demander la répression des abus qui compromettent la pharmacie, et l'amélioration de la loi qui en dirige l'exercice*. Toulouse : Imp. de la Préfecture des Hautes-Pyrénées, 1835, p2-10

[43] Témoignage d'un pharmacien, en 1908: « Je suis cependant un fervent des anciens principes qui firent l'honneur de la pharmacie et en firent la grandeur. Je n'ai jamais faibli au devoir de la dignité professionnelle, j'ai été aimable, affable, serviable avec la clientèle, j'ai réussi alors à faire un chiffre raisonnable d'affaires et pour finir, j'ai récolté la misère ».

2.2. Une concurrence illégale

2.2.1. Une concurrence historique

La rivalité avec les épiciers était une des difficultés majeures auxquelles les pharmaciens se trouvaient confrontés. L'origine de cette rivalité partait du constat que les épiciers considéraient les apothicaires comme de simples préparateurs à la solde des médecins et les apothicaires les dédaignaient autant qu'ils le furent eux-mêmes par les médecins. Les autorités émirent une multitude d'arrêts et de jugements pour calmer les esprits car la vente des drogues se révélait être un commerce lucratif, essentiellement pour les épiciers qui n'avaient que peu de charges financières contrairement aux apothicaires. Louis XII sépara une première fois ces deux corps de métier en distinguant respectivement, en 1515, les épiciers-simples et les épiciers-apothicaires. Puis l'Assemblée nationale, en 1796, précisa aux épiciers la frontière à ne pas dépasser en matière de commerce des drogues: *« Les épiciers continueront d'avoir le droit et faculté de faire le commerce en gros de drogues simples, sans pouvoir néanmoins en vendre et débiter au poids médicinal, mais seulement au poids de commerce... »* [44]. Cette notion de poids qui rapprochaient de longue date ces deux métiers « d'avoir de poids » restait néanmoins assujettie à une délicate interprétation entre un poids de commerce attribué aux épiciers et un poids médicinal attribué aux pharmaciens. Nul ne savait où se trouvait la limite et la loi se gardait bien de le préciser. Devant ce vide réglementaire, la Cour de cassation, en 1825, se risqua à définir ce qu'était une dose médicinale sans apporter beaucoup de détails : *« La dose dans laquelle un médicament doit être employé »*[45]. Elle s'y risqua une deuxième fois, en 1873, en introduisant une notion d'action thérapeutique : *« Il y a vente au poids médicinal toutes les fois qu'il y a eu débit médicinal, c'est-à-dire débit en vue d'un emploi curatif nettement caractérisé et démontré par les circonstances »*[46].

Ces précisions de la haute Cour clarifièrent quelque peu la situation sans pour autant l'élucider complètement. Il fallut attendre encore longtemps pour qu'une instruction ministérielle en 1943 définisse un peu plus précisément ce qu'était un poids médicinal sans pour autant clarifier totalement la situation: *« Pour l'application de la loi du 11 septembre 1941, on entend, par poids médicinal, la quantité de produit délivrée habituellement par le pharmacien sur ordonnance médicale »*. Avec le temps, les pharmaciens sortiront victorieux de cette rivalité, la ligne séparant l'épicier du pharmacien se

[44] Laugier A., Duruy V. *Pandectes Pharmaceutiques*. Paris: Librairie Louis Colas, 1837, p142
[45] *L'Union Pharmaceutique*, 1863, 1, p27
[46] Poplawski R. *Traité de droit pharmaceutique*. Paris: Lib. de la Cour de cassation, 1950, p166

précisant naturellement par les progrès scientifiques ce qui légitima pour l'éternité la fameuse formule de Louis XII, en 1514*: « Qui est espicier n'est pas apothicaire et qui est apothicaire est espicier »*[47].

2.2.2. Une concurrence envahissante

Quant à la profession d'herboriste, elle apparut dans le cadre de la loi de Germinal afin de pallier, au moment de sa parution, au nombre restreint de pharmaciens, particulièrement dans les campagnes. Ce nouveau statut leur permettait de délivrer au public des plantes indigènes tel l'eucalyptus tout en excluant les plantes exotiques, encore appelées exogènes, telles que l'écorce de quinquina. Le terme indigène revêtait une importance dans les textes car le législateur avait voulu circonscrire les activités des herboristes aux seules plantes étant ou pouvant être acclimatées en France et dont ils devaient avoir une pleine connaissance des techniques à la fois de récolte, de dessiccation et de conservation. Ce qui éliminait *de facto* les nouvelles plantes exogènes en provenance de contrées lointaines dont personne ne maîtrisait pleinement les propriétés thérapeutiques. Mais, à partir de 1850, le commerce des simples déclinant au profit des substances chimiques, les herboristes cherchèrent une alternative pour maintenir leurs revenus et prirent la patente de droguiste pour contourner la législation et étendre leurs activités à la vente de plantes exogènes, puis de mélanges de plantes médicinales, de spécialités pharmaceutiques, d'eaux minérales et de produits chimiques. Comme si cela ne suffisait pas, certains herboristes, surnommés les « pharmaciens de contrebande » s'orientèrent vers d'autres activités, notamment à Paris, pour devenir graine-métier, fruitier, débitant de tabac, mercier ou marchand de vin. Comme pour les épiciers, il était donc logique que de nombreux litiges fussent portés devant les tribunaux.

2.2.3. Une concurrence tenace

Si les épiciers et les herboristes furent de redoutables concurrents, la forme la plus tenace d'exercice illégal se déroula incontestablement sous le motif de la bienfaisance et du dévouement. En effet, les congrégations de religieuses dispensaient des secours associant soins du corps et assistance spirituelle, sous une influence cléricale qui allait bien au-delà des sentiments pieux et des questions temporelles. À leur décharge, il est vrai que peu d'accidents furent signalés : les religieuses dans le domaine de la charité avaient conscience d'exercer une responsabilité importante et leur attention suppléait leur défaut de connaissances. À l'opposé, les pharmaciens ne pouvaient se tromper que par imprudence. Ceci n'était pourtant pas une justification suffisante et il était évident que le dévouement dont elles faisaient preuve restait imprégné d'ambiguïtés. La Cour royale de Bordeaux, en 1830, se vit donc contrainte de

[47] Laugier A., Duruy V. *Pandectes Pharmaceutiques.* Paris: Librairie Louis Colas, 1837, p51

rappeler aux sœurs de la charité de la congrégation de Saint-Vincent-de-Paul l'interdiction faite aux non-pharmaciens de vendre des médicaments : *« Que si l'ardente charité dont elles sont animées les place au premier rang parmi les bienfaitrices de l'humanité, elles sont appelées, précisément à cause de leurs vertus, à donner l'exemple de la soumission aux lois »* [48]. Mais les mises en garde de ce type ne furent suffisantes et de nombreuses congrégations religieuses élargirent leurs actions de vente de remèdes au-delà de leurs établissements en parcourant bourgs, villages jusqu'aux grandes villes. Il en résulta que, dans certaines régions, elles réussirent à débiter plus de remèdes que les pharmaciens eux-mêmes et se retrouvèrent en surnombre par rapport aux pharmacies. Si ces empiètements semblaient illégaux, les sœurs faisaient valoir pour leur défense qu'elles n'avaient fait qu'appliquer une circulaire du 1er novembre 1806 du ministre de l'Intérieur les y autorisant : *« L'article 25 de la loi du 21 germinal an XI borne l'exercice de la pharmacie aux seuls pharmaciens reçus légalement et ayant officine ouverte ; mais cette disposition qui subsistait avant la loi du 21 germinal et que cette loi n'a fait que remettre en vigueur, n'a jamais été appliquée aux hôpitaux ni aux sœurs de charité »*[49].

Quant aux moines, ils s'initièrent aux plantes dès le 5ème siècle et eurent la possibilité de compléter leur formation en étudiant les ouvrages scientifiques arabes traduits par l'École de Salerne pour acquérir une instruction à l'égal de celle des pharmaciens. Avec cette discipline monastique qui leur était propre, les moines transformèrent avec succès leurs jardins pour cultiver diverses plantes médicinales et les abbayes devinrent d'officieuses académies de pharmacie. Ainsi, les religieux de Bordeaux manufacturèrent la poudre des jésuites, fébrifuge à base d'écorce de quinquina en provenance du Pérou. Il en était de même avec le monastère des Carmes qui développa l'eau de mélisse des Carmes[50]. De nombreux autres exemples illustrèrent la contribution des moines : liqueur de la grande et de la petite Chartreuse, baume tranquille du père Aignan, poudre des Chartreux, eau rouge des jacobins, élixir des jacobins de Rouen, alcoolature d'arnica des révérends pères trappistes de Notre Dame des neiges. La tolérance des autorités civiles face à cette prolifération de remèdes poussa la Cour de cassation, en 1897, à accorder aux organisations religieuses le droit de délivrer des remèdes magistraux simples à défaut de pouvoir faire des remèdes officinaux et magistraux complexes. Mais la distinction entre une préparation magistrale et officinale, ainsi qu'entre les expressions « simple » et « composée », resta difficile à apprécier par des

---

[48] Laugier A., Duruy V. *Pandectes Pharmaceutiques*. Paris: Librairie Louis Colas, 1837, p353

[49] Trébuchet A. *Jurisprudence de la médecine, de la chirurgie et de la pharmacie en France*. Paris: Éd. J.B. Baillière, 1834, P334

[50] La société commerciale de la Société libre des pharmaciens de Paris, installée dans l'enceinte du Collège de pharmacie, reprit à son compte la préparation et la vente de l'eau de mélisse dite des Carmes de la place Maubert, en plus de la production de la thériaque et de quelques autres préparations.

juges. Ceux-ci eurent les pires difficultés à définir où finissaient le droit et la tolérance et où commençaient le délit et la répression en matière religieuse.

2.2.4. Une concurrence revancharde

À un degré moindre, les bandagistes pratiquèrent eux aussi un exercice illégal de la pharmacie en vendant des bandages, cotons, ceintures, bas à varices et divers pansements imprégnés de substances médicamenteuses comme l'acide borique, le phénol, l'iode, l'iodoforme ou l'iodol. Ces préparations hygiéniques et antiseptiques aux actions thérapeutiques constituaient de véritables remèdes que seuls les pharmaciens avaient le droit de préparer, de doser et de délivrer au public en vertu de la loi de Germinal. Pourtant, en 1907, la Chambre syndicale des bandagistes, ne s'en émut guère et assigna une des plus importantes pharmacies parisiennes, la pharmacie Canonne, devant le tribunal de police de Paris pour contravention à l'article 32 de la loi de Germinal qui imposait aux pharmaciens le seul commerce des drogues et médicaments dans leur officine. Convaincue de ses droits, elle demanda même réparation par le versement de dommages-intérêts ce qui déclencha l'hilarité des pharmaciens : *« Il est certainement permis de rire des prétentions de ces fabricants de pelotes [...] Les hernieux n'appartiennent pas aux bandagistes, ils appartiennent aux médecins »*[51]. Le juge de paix débouta les plaignants au motif que ces accessoires se confondaient avec les drogues et médicaments et que les bandagistes ne pouvaient ainsi faire valoir un préjudice résultant d'une concurrence illégale.

[51] *Bulletin de la Fédération des Pharmaciens du Midi*, 1906, p191

2.3. Les licences d'exploitation

2.3.1 L'usage des prête-noms

Même si une grande partie des dirigeants industriels étaient pharmaciens comme le demandait la loi du 21 germinal an XI, certaines sociétés chimiques et pharmaceutiques restaient sous la direction de personnes extérieures à la pharmacie. Ce qui était manifestement contraire à l'article 33 qui défendait aux non-diplômés de débiter les préparations pharmaceutiques au poids médicinal, sous peine d'une amende de 500 francs. Pour se mettre en conformité, ces industriels firent appel à des pharmaciens diplômés pour assurer la gestion de leurs sociétés sans pour autant leur en donner ni la direction effective ni le capital. Ces pharmaciens prirent l'appellation de « prête-nom » car ils actaient comme gérant ou associé d'un tiers étranger à la pharmacie mais qui en restait propriétaire. Pour revenir dans un cadre juridique acceptable, des licences d'exploitation furent mises en place entre ces « pharmaciens prête-noms »[52] et leurs employeurs. Sur le fond, il n'y avait rien de franchement illégal dans ces licences, car la loi ne l'avait absolument pas prévue et encore moins les moyens de les réprimer à une époque où seules les officines figuraient dans les textes. Mais cette pratique n'était pas bien morale, surtout en l'absence d'une structure de déontologie[53] pour l'encadrer, car son principe consistait à ce que le pharmacien délègue son titre et sa réputation à des personnes étrangères à l'art pharmaceutique en échange d'une rémunération. Toute la question résidait dans la responsabilité laissée au pharmacien dit « prête-nom » dans le cadre de ces licences et surtout son degré d'indépendance dans les prises de décision. Autrement dit, si le pharmacien

[52] Un prête-nom était initialement un jeune pharmacien pourvu d'un diplôme mais n'ayant pas les ressources pour s'installer. Puis ce terme fut attribué à un pharmacien anciennement établi qui, en échange d'un salaire, contribuait au bon fonctionnement de l'officine d'un confrère. Enfin, ce terme fut dévolu à un pharmacien contractant avec une personne étrangère à la pharmacie, souvent propriétaire du capital investi, dans un but strictement lucratif. Cette dernière situation mettait le pharmacien prête-nom sous les ordres et la dépendance du propriétaire, réduisant ainsi son autonomie, son autorité et sa liberté de jugement. Le développement ultérieur des sociétés de fabrication et de vente en gros de spécialités pharmaceutiques en commandite simple, dont au moins un des commandités était pourvu du diplôme de pharmacien, ou en nom collectif, dont au moins un des diplômés était en charge de la surveillance des opérations, finira par acter l'usage courant des prête-noms en dépit de la loi de Germinal sur la responsabilité personnelle du pharmacien.

[53] Fouassier E., Teinturier P. *Des origines de l'Ordre des pharmaciens : analyse historique et juridique*. Panorama de droit juridique, Édition LEH, 2019, pp19-30. L'Ordre des pharmaciens fut créé en 1945, même si une tentative fut tout proche d'aboutir en 1933. Mais un contexte politique compliqué vint contrecarrer cette initiative parlementaire. Quant au premier code de déontologie, il parut en 1951 et ne fut rendu opposable à tous les pharmaciens qu'en 1953.

se cantonnait à un rôle de subalterne du chef d'établissement, alors il y avait délit au regard de la législation qui prônait l'indivisibilité entre propriété et gérance.

Ce flou juridique permit à de nombreuses industries françaises de se développer dans ce cadre juridique mais aussi à des sociétés étrangères, notamment allemandes. Car l'Allemagne connaissait à ce moment-là un remarquable succès avec son industrie chimique, mais paradoxalement beaucoup moins avec son industrie pharmaceutique. Cette situation contrastée s'expliquait par une loi parue en 1902 interdisant la publicité sur les remèdes pharmaceutiques tout en restreignant leur vente au public[54]. En conséquence, l'industriel allemand se voyait contraint de vendre aux officines de son pays une liste restreinte aux seules substances chimiques inscrites à la pharmacopée officielle, sans pouvoir le faire pour des formes manufacturées. Pour contourner sa propre législation, l'industrie allemande délocalisa en France une partie de ses activités. Elle y importa ses substances chimiques afin de les conditionner, grâce à des filiales françaises sous le couvert d'un pharmacien prête-nom, en remèdes pharmaceutiques puis de les vendre et de les exporter à partir du territoire français qui voyait à cette époque son marché beaucoup moins régulé par l'État que ne l'était celui de l'Allemagne. C'est ainsi que la maison Bayer, de son nom complet « Farbenfabriken vorm Fried. Bayer un Co », exploita un dépôt de spécialités pharmaceutiques dans la rue Sedaine, à Paris, ainsi qu'une usine à Flers-au-Breuc, près de Lille, sous le couvert d'un pharmacien français au nom de Savé. La firme Hoechst, de son nom complet « Fabwerke vorm meister Lucius et Bruning de Hoechst » fut quant à elle représentée par le pharmacien Duputel installé au n°9, rue Poissonnière, à Paris, et implanta son usine à Creil. La maison Merck installa son usine à Montereau, en Seine-et-Marne, à une quarantaine de mètres du pont et de la gare, emplacement stratégique où se reliaient les voies ferrées des Compagnies de l'Est avec celles de Paris-Lyon-Marseille. Elle était associée avec le pharmacien Bousquet installé au n°140, faubourg Saint-Honoré, à Paris. Enfin, les maisons Boehringer, de son nom complet « F. Boehringer et Soehne » et Scherring, de son nom complet « Chemische Fabrick auf Actien vorm. E. Scherring » en firent de même avec respectivement le pharmacien Delqué installé au n°46, rue Pierre Charron, et le pharmacien Beytout au n°4, du faubourg Poissonnière, toujours à Paris. L'industrie suisse ne fut pas en reste et la maison Roche, de son nom complet « Hoffmann, La Roche et Cie », s'associa au pharmacien français Weiss installé au n°21, place des Vosges, à

[54] L'industriel allemand pouvait en effet vendre aux officines de son pays une liste de six-cents produits chimiques à la condition qu'ils soient inscrits à la pharmacopée officielle sans pouvoir toutefois leur donner une forme pharmaceutique. Par voie de conséquence, il ne pouvait les vendre qu'en nature au pharmacien qui lui-même les vendait au public sur prescription médicale soit en nature, soit en préparation magistrale au prix fixé par un tarif officiel. C'était toute la différence avec l'industriel français qui pouvait les transformer en spécialités pharmaceutiques et les promouvoir par la publicité.

Paris, immeuble qui servit d'habitation au cardinal de Richelieu et deviendra, à partir de 1909, le siège même de la maison Hoffmann-La Roche.

L'usage de ces licences[55] d'exploitation offrit ainsi à l'industrie allemande la faculté de garder son avance technologique en matière d'innovation et de qualité, tout en écoulant sa production par le biais de l'industrie française[56]. Alors que les fabricants français ne pouvaient vendre leurs produits chimiques que par leur dénomination commune, à savoir l'acide acétylsalicylique, le diméthyl-oxyquinizine et le diméthyl-amino-antipyrine car sous le régime du droit commun[57], les médecins prescrivirent de préférence ces matières allemandes de grande qualité (matières issues de la recherche allemande à grand renfort de capitaux, la législation allemande admettant la brevetabilité des matières chimiques et des procédés), étant bien incapables de retenir la dénomination chimique usuelle française. En conséquence de quoi, l'Allemagne réussit à s'octroyer la maîtrise des cours financiers sur le marché des substances chimiques de marque telles que l'Aspirine, le Pyramidon ou l'Antipyrine à des prix bien supérieurs de ceux des mêmes substances chimiques françaises. Le produit allemand voyait ainsi son prix soustrait aux lois de la concurrence et bénéficiait d'un quasi-monopole. La façon exagérée avec laquelle fut augmenté le prix des substances chimiques allemandes prit le surnom d'«embochage » dans le contexte conflictuel d'avant-première guerre mondiale.

La fin de la première guerre mondiale fit naître de grandes espérances pour que cette situation de quasi-monopole se termine mais il n'en fut rien. Selon le traité de Versailles, l'Allemagne était, certes, dans l'obligation de fournir la France en produits chimiques dans des conditions plus favorables, mais les prix continuèrent à se maintenir à un niveau très élevé en raison de l'action de l'Union des producteurs et des consommateurs pour le développement en France de l'industrie chimique de synthèse qui, pour éviter une déflation, greva artificiellement le prix des produits allemands d'une majoration tarifaire pour atteindre le cours d'avant-guerre. L'Allemagne ne fut finalement que peu impactée à l'issue du premier conflit mondial, d'autant plus qu'elle se servit habilement de la Convention de Madrid de 1891 relative à l'enregistrement

---

[55] La licence d'exploitation de la marque, consistant à octroyer à un pharmacien français la propriété de cette licence, n'était dans la plupart des cas qu'un artifice juridique pour masquer la véritable situation illégale du pharmacien prête-nom. En effet, la licence était bien souvent associée à une contre-lettre à diffusion confidentielle annulant les termes mêmes de la licence.

[56] M. Garnal, pharmacien-inspecteur du Lot décria ces pratiques en 1918 : « La jurisprudence ne saurait aboutir à permettre aux sociétés étrangères, allemandes ou suisses, de s'installer en toute liberté en territoire français pour se livrer, à l'aide d'un pharmacien français, prête-nom ou concessionnaire d'une licence d'exploitation des marques, à l'exercice illégal de la pharmacie, à la monopolisation du commerce de certains médicaments et à la vente de médicaments étrangers présentés comme médicaments français ».

[57] La loi française du 5 juillet 1844 interdisait les brevets sur les produits pharmaceutiques et chimiques. Cette loi fut confirmée plus tard par une jurisprudence confondant dans la même nullité le brevet de procédé et le brevet de produit.

international des marques de fabrique. Cette convention autorisait un fabricant appartenant à l'un des pays signataires historiques, dont la France, à déposer une marque de fabrique au bureau international de la propriété industrielle et commerciale pour obtenir, sans aucune autre formalité, une protection juridique dans les treize pays adhérents rassemblés sous le terme d'Union diplomatique de la propriété industrielle. Toutefois, l'Allemagne, souhaitant limiter l'importation de marques étrangères sur son propre territoire, ne la signa que plus tard, en 1922, et profita de ses implantations industrielles en France pour en bénéficier à l'exportation. Cet astucieux contournement des accords internationaux permit alors aux firmes allemandes de bénéficier d'une protection juridique de leurs marques de fabrique, sous licence d'exploitation, sans devoir reconnaître celles des autres pays sur son propre territoire. Cet avantage concurrentiel contribua irrémédiablement au déclin silencieux de notre industrie chimique française. Lors de la présentation de leur projet d'une nouvelle loi sur la pharmacie en 1913, les députés E. Barthe et G. Lalanne témoignèrent de ce déclin : *« L'importation de médicaments étrangers, venant surtout d'Allemagne, prend une extension considérable qui porte un grave préjudice à l'industrie chimique française et à la profession pharmaceutique »*. Aujourd'hui encore, notre pays est reconnu à juste titre pour la qualité de son industrie pharmaceutique de façonnage alors que notre industrie chimique est quasi-inexistante. Cette situation n'est que l'héritage laissé par le développement de ces licences d'exploitation franco-germaniques.

2.3.2. La naissance du pharmacien responsable co-gérant

Pour faire cesser l'usage abusif de ces licences, le Parlement ouvrit les débats sur de possibles aménagements à la loi de Germinal pour rendre plus compétitive l'industrie chimique française vis-à-vis de son homologue allemande. Toute la difficulté résidait dans le fait que la loi ne faisait aucune distinction entre les officines et l'industrie pharmaceutique et encore moins entre l'industrie chimique et pharmaceutique, ces deux dernières n'existant pas en 1803 lors de la parution de la loi. Cette situation amena donc les juridictions à appliquer les principes régissant l'officine à l'industrie, notamment l'indivisibilité de la gérance et de la propriété et par voie de conséquence, l'interdiction d'apports en capitaux étrangers à la pharmacie. La jurisprudence toléra dans un premier temps un seul statut juridique qui fut la société en nom collectif, à la seule condition que les associés soient tous pharmaciens pour préserver leur indépendance de jugement. Ce statut ne résolvant que partiellement la problématique, la société en commandite simple avec des capitaux extérieurs fut discutée à la condition que le pharmacien reste toutefois le seul maître à bord et que les commanditaires n'aient aucun pouvoir d'action sur les résultats financiers. Au fur et à mesure que les discussions avançaient, s'imposa progressivement la nécessité d'un pharmacien responsable, co-gérant des opérations pharmaceutiques, sans pour autant qu'il soit automatiquement détenteur des capitaux. Afin de garantir son indépendance tant morale que matérielle dans les prises de décisions, la question fut alors de savoir quels postes devait occuper ce co-gérant responsable dans l'organigramme. Pour tenter d'y répondre, un premier projet de loi fut déposé en 1909 par M. Bussière autorisant les établissements de fabrication pharmaceutique à se constituer en sociétés en nom collectif et en commandite simple ou par actions sous réserve qu'un des gérants, au moins, soit diplômé et désigné comme *« gérant responsable ayant un apport effectif et réel »*[58]. Toutefois, il ne fut pas encore précisé quel devait être son niveau d'indépendance et d'autorité face à une majorité de coassociés non-diplômés. Mais devant les nécessités d'investissement de plus en plus important, l'idée de créer deux sociétés distinctes vint s'ajouter aux débats, l'une possédant les actifs tels que immeubles, outillages et marques de fabrique et l'autre, à moindre capital, exploitant les produits sous le régime législatif de la pharmacie, la première donnant alors en licence à la deuxième ses actifs sous le contrôle d'un pharmacien-responsable. C'est ainsi que naquirent les premiers principes qui régissent notre législation actuelle à savoir le pharmacien-responsable et les différents statuts pharmaceutiques d'exploitant, de fabricant et de titulaire d'autorisation de marque de fabrique. Mais il était bien tard pour combler le retard avec l'Allemagne.

---

[58] *Bulletin de l'Association Générale des Pharmaciens de France*, 1909, 03, p69

2.4. Un serment négligé

2.4.1. Une démarche en deux étapes

L'origine exacte du serment restait difficile à déterminer car de nombreuses versions circulèrent au cours des siècles dont les plus anciennes comportaient une composante religieuse. La version de Jean de Renou, en 1608, exigea d'être *« des apothicaires chrétien et craignant Dieu »*[59], sous-entendant que chaque apothicaire devait faire preuve dans ses fonctions d'un esprit de charité tout autant vis-à-vis des plus riches que des plus pauvres. Avec le temps, le serment perdit peu à peu ces connotations religieuses pour se tourner vers des règles de conduite civiques et professionnelles. C'est ainsi que la version de Jacques Sylvius publiée dans l' « Office et le devoir de l'apothicaire », en 1631, énonça les premières valeurs de probité que devait respecter tout apothicaire. Quant au fameux serment des apothicaires, ses détracteurs médirent de sa proximité rédactionnelle avec celui d'Hippocrate, laissant penser que le premier n'était qu'une pâle copie du second avec quelques adaptations. Mais quelle que soit la version, le serment finit par représenter des règles de moralité qui n'existaient nulle part dans les lois. Prêter serment était donc non seulement un acte de probité de la part du candidat mais aussi une occasion de le sensibiliser à ses devoirs envers une profession dans laquelle il avait l'honneur d'entrer. C'est donc logiquement que le législateur l'inscrivit dans la loi de Germinal comme étant une démarche administrative essentielle et obligatoire à tout exercice, démarche qui se déroulait en deux étapes.

L'article 16 du Titre III « Du mode et des frais de réception des pharmaciens » de la loi précisait que le jeune pharmacien recevait un diplôme des Écoles supérieures et mixtes. Il lui appartenait alors de le présenter au préfet de son département pour obtenir un visa. Il était complété par l'article 21 du Titre IV « De la police de la pharmacie » : *« Dans le délai de trois mois, tout pharmacien sera tenu d'adresser copie légalisée de son titre au Préfet »* et de l'article 22 : *« ce titre sera également produit dans les mêmes délais, au greffe du tribunal »*. Ces articles mentionnaient également que le jeune diplômé devait prêter oralement serment devant ce même préfet en citant la phrase : *« Je jure d'exercer ma profession avec fidélité et probité »* et le préfet mentionnait alors sur le diplôme le visa suivant : *« Et de suite, ledit Sieur a prêté devant nous le serment ci-après : « Je jure d'exercer ma profession avec fidélité et probité ». Sur quoi nous, conseiller d'État, préfet de police, avons*

[59] Prevet F. *Histoire de l'Organisation Sociale en Pharmacie*. Paris: Librairie du Recueil Sirey, 1940, p143

donné acte audit Sieur de sa prestation de serment »[60]. Par voie de conséquence, la non-présentation du diplôme au préfet et l'absence de prestation du serment par le pharmacien entraînait un exercice illégal de la pharmacie. Même si la loi ne fit une nouvelle fois aucune référence à de possibles sanctions, les pharmaciens remplirent leurs devoirs avec abnégation en présentant leur diplôme aux autorités pour visa. Par contre, les préfets, à qui revenait la fonction de convoquer les pharmaciens pour la prestation du serment, oublièrent progressivement leur obligation par un effet de confusion avec l'abolition du serment politique promulguée en 1870 par décret. Ils pensèrent à tort que le serment professionnel des pharmaciens devait subir le même sort que le serment politique et s'abstinrent de cette tâche entraînant le serment dans une amorce de désuétude. Au fil du temps, cette confusion législative conduisit au fait que les bureaux de préfecture ignoraient complètement l'existence de cette prestation de serment et entérinèrent sa caducité en se bornant à viser exclusivement d'un simple coup de tampon le diplôme présenté avant de l'inscrire sur la liste publique.

2.4.2. Une désuétude actée par les tribunaux

En 1880, cette situation fut sanctionnée une première fois lorsqu'un pharmacien nommé M. Dejoux fut condamné par le tribunal d'Étampes à la suite d'une plainte qu'il avait lui-même déposée contre un médecin qui, pourvu également du diplôme de pharmacien, était venu s'établir dans sa commune pour lui faire concurrence. Sans aucun lien avec l'acte d'accusation, le médecin-pharmacien et le pharmacien-plaignant furent tous les deux condamnés pour ne pas avoir prêté serment. À la suite de ce verdict, un amusant vent de panique pénétra chaque officine et les pharmaciens de Boulogne-sur-Mer, inquiétés subitement par leur situation irrégulière, envoyèrent une pétition au préfet du Pas-de-Calais pour réclamer de pouvoir prêter serment. Le préfet, devant un tel engouement, procéda alors à une régularisation collective des pharmaciens tous rassemblés dans une salle de la préfecture. Par la suite, de similaires régularisations collectives se multiplièrent notamment dans les Bouches-du-Rhône où une cinquantaine de pharmaciens se retrouvèrent, toujours à leur initiative, devant le secrétaire général de la préfecture pour prêter serment. Avec le temps, des jugements analogues furent rendus, comme en 1901 où le tribunal de Clamecy condamna un pharmacien inculpé tout en déclarant irrecevable l'action du pharmacien plaignant au motif qu'il n'avait pas prêté serment. Il en fut de même en 1902 par les tribunaux de la Seine et de Rouen qui donnèrent raison aux inculpés sur le même motif d'une non-exécution de la prestation de serment par les plaignants. Cette jurisprudence se maintint jusqu'au procès de la veuve Teppet qui bouleversa le droit positif le 19 janvier 1903. Cette non-diplômée

[60] Laugier A., Duruy V. *Pandectes Pharmaceutiques*. Paris: Lib. Louis Colas, 1837, p238

exploitait à Grenoble la « Grande Pharmacie des Alpes » en collaboration avec le pharmacien Millaud. La commission d'Inspection des pharmacies porta plainte en dénonçant cette combinaison illicite et les pharmaciens du Dauphiné, associés à ceux de la Savoie, se portèrent partie civile devant le tribunal correctionnel de Grenoble. S'appuyant sur les précédents jugements, les inculpés optèrent pour une ligne de défense consistant à demander des dommages-intérêts sur le prétexte d'une accusation dénuée de légitimité puisque portée par des pharmaciens qui n'avaient pas prêté serment. Comme un coup de théâtre, le tribunal déclara recevable l'action des pharmaciens-plaignants qui n'avaient pas prêté serment, au motif qu'ils ne pouvaient pas être rendus responsables d'une négligence préfectorale. Le tribunal ajouta qu'il appartenait à la seule autorité publique de placer les pharmaciens dans une situation régulière en les convoquant pour recevoir serment. Cette jurisprudence fut confirmée par la Cour de Paris dans un arrêt rendu le 1er mai 1903.

2.4.3. Une situation régularisée par la suppression du serment

La décision judiciaire de Grenoble acta officiellement qu'un pharmacien n'ayant pas prêté serment ne pouvait être rendu responsable de sa non-convocation par les autorités administratives. En des termes plus simples, il pouvait être considéré comme exerçant légalement sa profession. Cette position jurisprudentielle tirait sa justification de l'article 16 de la loi de Germinal : *« Pour être reçu, l'aspirant devra réunir les deux tiers des suffrages des examinateurs ; il recevra un diplôme, qu'il présentera au préfet, devant lequel il prêtera serment »*. Or cet article se trouvait inséré dans le titre III de la loi intitulé « Du mode et des frais de réception des pharmaciens » et non pas dans le titre IV « De la police de la pharmacie ». La prestation de serment relevait donc d'une formalité administrative, sous la responsabilité des autorités et sans pénalité en cas de défaillance. Pour clarifier cette situation, le député-pharmacien Cazeneuve, à la Chambre des députés, dans sa séance du 6 avril 1906, proposa purement et simplement sa suppression. Certains pharmaciens s'offusquèrent de mettre ainsi à mal un des fondements de la probité pharmaceutique. Mais M. Mirman, directeur de l'Assistance publique au ministère de l'Intérieur, objecta que le serment n'avait jamais retenu ceux qui manquaient aux règles professionnelles et ajouta que le serment des médecins ayant été lui aussi supprimé en 1892, il devenait impossible de le maintenir pour les pharmaciens. La loi du 30 juin 1906 officialisa la suppression définitive du serment. Il fallut alors attendre 1941 pour que la loi impose des garanties morales et 1951 pour que des règles de moralité, d'honneur, de probité et de dévouement soient reprises dans un code dit de déontologie, du terme grec *deon*, ce qu'il faut faire et *logos*, discours.

2.5. Le Codex décrié

2.5.1 Des éditions en perpétuel retard sur l'état de la science

La multiplication des formules magistrales publiées amena les plus illustres médecins de l'époque à les réunir au sein d'un même ouvrage. Ces recueils portèrent des noms divers tels que le dispensarium ou l'antidotarium. Puis les termes francisés d'antidotaire et de dispensaire entrèrent dans les usages avant que des synonymes prennent le pas : traité, Codex, pharmacopée et formulaire. Un des plus anciens fut le dispensaire de Nicolas Prévost, de Tours, imprimé à partir de 1488, suivi du traité pharmaceutique de Jacques Sylvius d'Amiens, médecin à la Faculté de Paris, dont la première édition parut en 1561 sous le titre de Jacobi Sylvii methodus médicamenta componendi, suivie par douze mises à jour. S'en suivirent de nombreux autres formulaires publiés par des médecins et chimistes de renom. À partir du 17ème siècle, les apothicaires rédigèrent le leur comme Baumé, Quercetan, Prévot, Rudius de Bellune ou encore Renou. D'autres, comme Lémery, publièrent des pharmacopées dites universelles dans lesquelles se trouvaient non seulement des formules en usage en France et en Europe mais aussi les détails sur le mode opératoire.

Il fallut attendre la loi de Germinal pour que la détention du Codex devienne obligatoire en tant qu'ouvrage pharmaceutique de référence. La toute première édition de 1818, rédigée en latin, reçut un accueil bienveillant, surtout soixante-dix ans après la dernière édition recommandée par le Parlement de Paris, parue en 1748, qui était épuisée depuis bien longtemps. Pour éviter les contrefaçons, chaque exemplaire fut estampillé par le timbre de la faculté, associé au numéro de l'édition puis signé par le doyen. La commission nommée par Louis XVIII en charge de ce premier Codex s'efforça de reprendre les formules déjà publiées par les apothicaires les plus reconnus de l'époque tels Morellot, Carbonel, Baumé, Lemery et Parmentier pour assurer le caractère exhaustif et référentiel de cet ouvrage. Malheureusement, la portée de cette première édition du Codex fut atténuée par la publication, la même année, du formulaire de Cadet-Gassicourt, qui reçut un immense succès de par la notoriété de son auteur et l'intégration dans l'ouvrage des derniers progrès de la science[61]. En outre, divers journaux de pharmacie publiaient régulièrement les dernières formules les plus innovantes

[61] La loi de Germinal considérait les exemplaires du Codex sans estampilles officielles comme contrefaits et sujets à des poursuites correctionnelles. Toutefois, cette même loi n'interdisait nullement la publication de pharmacopées particulières dans lesquelles figuraient les formules du recueil officiel parmi d'autres (Aff. Hacquart, Crim. Rej. 25 février 1820).

et les formulaires de Richard et de Foy parus quelque temps après, ainsi que les nouvelles méthodes thérapeutiques de Broussais basées sur la gomme et les sangsues, puis celle d'Hahneman sur l'homéopathie importée d'Allemagne en 1826, finirent par estomper le succès de ce premier Codex obligatoire.

En 1835, le gouvernement comprit la nécessité d'une révision et, en 1837, une deuxième version parut en France et en Belgique. Elle innova en abandonnant la langue latine, langue devenue trop littéraire et critiquée pour ces expressions « barbaro-comiques ». Certains s'en réjouirent, persuadés qu'elle n'avait qu'un rôle psychologique, type placebo, dans les guérisons, alors que d'autres s'en offusquèrent pensant qu'elle pouvait devenir universelle à l'image de l'anglais de nos jours. Cependant, à l'opposé de la première édition, la commission de révision ne ressentit pas la nécessité de faire appel à l'expérience des plus illustres pharmaciens de l'époque tels Bouchardat, Dorvault ou Soubeiran. Aussi, faute d'inclure les dernières innovations de l'art pharmaceutique, cette nouvelle édition présenta de tels défauts qu'elle entraîna les pires difficultés d'exécution opératoire ainsi que des lacunes sur les risques thérapeutiques. En conséquence, cette version fut tout aussi rapidement dépassée que celle de 1818. Il fallut ensuite attendre 1863 pour que la Société de pharmacie de Paris, en charge de la troisième version publiée en 1866, prenne en considération les derniers progrès galéniques. Elle intégra en particulier de nouveaux granules cités sous la forme de très petite pilule recouverte d'un enduit de gomme et de sucre, tout comme les dragées qui présentaient une forme de pilule plus grosse et de forme olivaire, recouverte aussi de gomme et de sucre. Mais parce que ces deux préparations requéraient des équipements onéreux et inaccessibles dans les officines, la commission crut bon ne pas les recommander, anticipant les futures luttes idéologiques sur l'existence de la spécialité pharmaceutique. En revanche, cette dernière version du Codex adopta une position plus consensuelle quant à l'existence de la capsule en raison d'une plus grande facilité de fabrication en officine et la reconnut comme une simple possibilité galénique sans toutefois l'associer à des formules éprouvées.

La quatrième édition, en 1884, remplaça la précédente version qualifiée d' *« antique Codex »* mais fit tout autant l'objet de commentaires acerbes du corps pharmaceutique. Elle donna l'impression *« d'une œuvre inférieure à la précédente édition, malgré deux améliorations incontestables : l'ordre alphabétique et la pharmacopée vétérinaire [...] Le volume est du même format que le Codex de 1866. Comme exécution matérielle, il nous semble inferieur au précédent : le papier est moins épais et l'impression moins soignée. Les parties qui le composent sont marquées à l'extérieur par des couleurs vives imprimées sur des tranches »*[62]. M. De Champigny en donna une description encore plus laconique : *« Le papier est mince et transparent, les caractères empâtés, les pages sont souvent inégales, et, contrairement à*

---

[62] *L'Union Pharmaceutique*. Paris: 1884, 03, p98

l'usage, les formules sont écrites en caractères plus petits que le mode opératoire. Enfin, tout cela est pressé, tassé, et empilé de façon à ce que le volume contienne le moins de pages possibles. Je ne vois guère à louer que la reliure qui, étant noire, est d'une couleur peu salissante »[63]. Ces critiques sur l'ouvrage révélaient de nombreuses insuffisances scientifiques dues au maintien de formules désuètes et à l'existence de nombreuses fautes d'impression, particulièrement sur les quantités proposées d'ingrédients. En outre, les différents chapitres se distinguaient sur la tranche de l'ouvrage par des couleurs vives empruntées au drapeau français : blanche en ce qui concerne les substances animales et végétales associées à la pharmacie vétérinaire, bleue pour la pharmacie chimique et rouge pour la partie galénique. Les journaux anglais s'en donnèrent à cœur joie en plaisantant dans un humour qui leur est si caractéristique sur ces tranches tricolores qui rappelaient tout autant les nouvelles couleurs patriotiques républicaines que celles de notre guide des Postes de l'époque. Cette légèreté, tant dans la présentation que dans le contenu, fut accompagnée par des anachronismes amenant des reproches sur l'ignorance des Français quant à ce qui se passait en dehors de leurs frontières. Pour pallier à ces insuffisances, une version corrigée fut publiée quelques mois plus tard. Les plus importantes erreurs disparurent ainsi que les couleurs criardes sur la tranche qui furent remplacées par des couleurs plus discrètes car en pointillé. Cette édition corrigée finit par soulever l'exaspération des pharmaciens qui eurent à débourser une nouvelle fois le prix d'achat sans pouvoir être remboursés de la première édition ni par le gouvernement ni par l'éditeur. Les versions de 1895 et de 1908 ne furent pas meilleures ce qui fit dire que le Codex de 1895 *« pouvait être considéré, à juste titre, comme le plus volumineux et le plus mal fait de toute l'Europe »*[64]. Quant à la version de 1908, certaines formules, telle celle du borate de soude ou du sirop iodotannique, soulevèrent la plus grande perplexité. La liste de produits impossibles à préparer selon les exigences du Codex était si longue que nombre de pharmaciens se rabattirent logiquement sur les formulaires officieux publiés par des praticiens de renom et suffisamment haut placés dans les écoles ou les académies pour donner un gage de santé publique. Finalement, la version de 1908 qui aurait dû comporter l'état de la science au moment de sa publication compte tenu des progrès scientifiques, ne valait pas mieux que la précédente de 1895.

2.5.2. La commission permanente de révision

Toutes ces critiques depuis plus de quatre-vingts ans s'expliquaient par le fait que la commission en charge de la révision du Codex qui se réunissait, par définition, à chaque nouvelle édition n'accueillit que des professeurs de la Faculté de médecine et de l'École de pharmacie de Paris. Cette présence

[63] *Répertoire de Pharmacie et Journal de Chimie Médicale*. Paris: 1884, 03, p102
[64] *Bulletin de la Société syndicale des pharmaciens de la Côte d'Or*. 1897, 16, p24

exclusive du corps professoral expliquait non seulement le caractère théorique des formules, mais aussi ce décalage par rapport à l'état pratique de la science au moment des publications. Il fallut ainsi attendre la version corrigée de 1885 pour que les professeurs ouvrent leurs portes en appelant des praticiens en la personne des pharmaciens. Toutefois, ces derniers restèrent en minorité dans les commissions de 1895 et de 1908, ce qui expliqua les imperfections persistantes qui caractérisèrent ces deux éditions. Le député-pharmacien Mille réclama, en 1910, une proportion de praticiens plus importante aux côtés de professeurs. Il prenait en exemple l'assemblée générale pour la convention de la Pharmacopée des États-Unis (U.S.P. Convention) qui s'était tenue la même année à Washington. Elle se démarqua de son homologue française par une très large représentativité du corps médico-pharmaceutique : cent-cinquante-huit écoles et sociétés dont la moitié médicale et l'autre moitié pharmaceutique furent présentes, représentées par trois-cent-onze délégués. Pour éviter les erreurs du passé, la commission de révision du Codex devint plus régulière à partir de 1910 et fut placée sous l'autorité du ministère de la Santé publique, avec pour objectif une édition décennale complétée par un fascicule de mise à jour tous les deux ans afin d'intégrer les dernières nouveautés. La collection de ces Codex constituera la « Pharmacopée », terme qui sera par la suite dévolu à la dernière version publiée et ceci à partir de la 9ème édition. En 1922, un décret instituera la mise à jour permanente du Codex par voie d'additions sous forme d'arrêtés ministériels insérés au Journal officiel. Cette révision au fil des découvertes ne suffira toutefois pas à faire sortir le Codex d'une désuétude en raison cette fois-ci du déclin des préparations magistrales au profit de l'émergente spécialité pharmaceutique.

2.6. Une fracture sociale entre pharmaciens

2.6.1 Des conditions d'admission différentes au titre de pharmacien

La loi organique de la médecine, parue quelques jours avant celle de la pharmacie (19 ventôse an XI), institua deux catégories de médecin : les docteurs en médecine autorisés à exercer sur l'ensemble du territoire et les officiers de santé limités dans leur exercice à un département afin de les maintenir, contre quelques concessions pécuniaires, auprès des populations rurales. La loi régissant la pharmacie fut élaborée sur le même principe d'une répartition géographique. Les candidats au titre de pharmacien de 1re classe suivaient un enseignement théorique de trois ans au sein d'une des écoles autonomes dites supérieures de Paris, Strasbourg et Montpellier, suivi d'un stage pratique officinal d'une même durée, soit un cursus total de six ans sanctionné par un examen devant les professeurs de ces mêmes écoles. Ce double cycle à durée équivalente, théorique et pratique, s'expliquait par une volonté des autorités de relever le niveau d'enseignement des nouvelles sciences. Les candidats se voyaient donc incités à fréquenter une de ces trois écoles, certes aux frais élevés, mais qui leur offraient cet avantage de pouvoir par la suite s'installer librement sur tout le territoire de la République. Quant aux autres candidats, ils avaient accès à l'une des vingt écoles mixtes de médecine et de pharmacie établies par les municipalités, écoles dites encore secondaires, qui deviendront des écoles préparatoires à partir de 1840. L'enseignement s'étendait sur huit années incluant un stage pratique plus long que celui des écoles supérieures à l'image de celui mis en place par les apothicaires. Ces écoles mixtes étant subventionnées par les municipalités, les frais d'étude y étaient moindres et les examens se déroulaient devant des jurys composés de médecins et de pharmaciens désignés par le préfet pour l'obtention du titre de pharmacien de 2ème classe, avec cette restriction[65] de ne pouvoir exercer ultérieurement que dans le seul département où se situait l'école municipale. Par déduction, les départements de la Seine, de l'Hérault et du Bas-Rhin ne furent accessibles exclusivement qu'aux pharmaciens de 1re classe à la date de parution de la loi de Germinal.

La loi de Germinal reproduisit les mêmes principes de ségrégation que la

[65] Cette restriction géographique fut inspirée par la Société libre des pharmaciens de Paris dans son document « Observations du Collège de pharmacie de Paris sur un nouveau projet de règlement concernant la pharmacie », paru en 1802. Souhaitant garder sa suprématie dans le « centre des lumières », elle mettait en avant qu'une mobilité des pharmaciens sur l'ensemble du territoire favoriserait le métier des charlatans qui parcouraient les villes sous le titre usurpé de pharmacien.

loi sur la médecine en officialisant deux classes de pharmacien[66]. En raison des facilités financières et d'accès géographiques, les écoles secondaires accueillirent rapidement deux fois plus de candidats que les écoles supérieures et contribuèrent directement à un accroissement des pharmacies provinciales et rurales[67]. En 1815, alertée par ce déséquilibre naissant au profit des pharmaciens ruraux, l'École de pharmacie de Paris, au nom de son rôle de garante des compétences scientifiques, demanda aux autorités la suppression pure et simple de ces écoles secondaires. En 1830, face à ses premières difficultés financières en raison d'une désaffection des candidats, l'École de pharmacie de Paris réitéra sa demande d'instaurer un cursus unique en rappelant que la loi avait créé initialement à cet effet six Écoles supérieures pour couvrir l'ensemble du territoire et que la création des écoles secondaires n'avait eu que pour but de légaliser à peu de frais, dans la période post-révolutionnaire, des praticiens établis illégalement un peu partout sur le territoire. En réponse à cet appel, les autorités décidèrent, en 1840, de financer directement les seules écoles supérieures qui devinrent des écoles d'État.

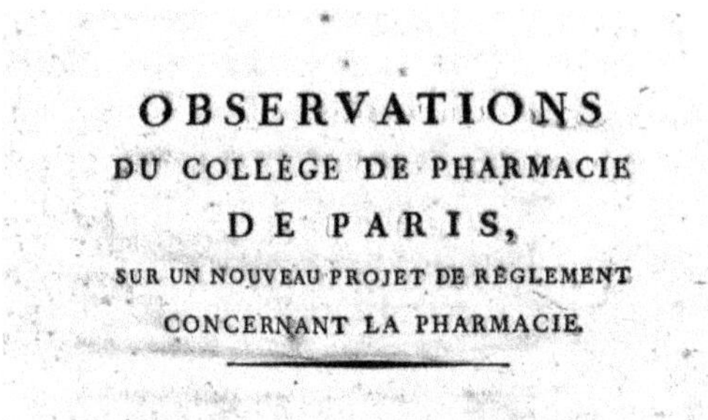
OBSERVATIONS
DU COLLÈGE DE PHARMACIE
DE PARIS,
SUR UN NOUVEAU PROJET DE RÈGLEMENT
CONCERNANT LA PHARMACIE.

2.6.2. Une levée partielle des restrictions géographiques

Finalement, si un pharmacien de 2ème classe voulait changer de département, il devait se soumettre à de nouveaux examens et payer des frais d'inscription supplémentaires, ceci autant de fois qu'il voulait changer de région pour éviter d'être accusé d'exercice illégal de la pharmacie. Cette ségrégation territoriale fut ébranlée une première fois en 1855 par un décret accordant aux trois écoles d'État la possibilité de recevoir des candidats au titre de 2ème classe. Puis une deuxième fois en 1867 lorsque cette restriction géographique fut abrogée laissant supputer pour la première fois une autorisation d'exercice des pharmaciens de 2ème classe dans ces départements accueillant une école d'État. Il en résulta que les trois départements de la

---

[66] L'appellation des pharmaciens en 1re et 2ème classe ne fut officialisée que par un décret de 1854. L'esprit de la loi de Germinal avait, dès sa parution, laissé apparaître l'existence de ces deux classes, mais le décret de 1854 la rendit officielle. Certains préconisèrent l'appellation de docteur en pharmacie en remplacement de pharmacien de 1re classe et de pharmacien pour ceux de 2ème classe.

[67] En 1834, les trois écoles supérieures reçurent cent élèves et les vingt écoles secondaires, deux-cents. Quarante ans plus tard, cette même proportion se retrouva dans la profession: deux mille pharmaciens de 1re classe exerçaient en France aux côtés de quatre mille pharmaciens de 2ème classe.

Seine, de l'Hérault et du Bas-Rhin virent un afflux de pharmaciens de 2ème classe s'installer et concurrencer ceux de 1ère classe qui se trouvaient jusque-là dans une position privilégiée. En 1873, un nouveau décret réduisit le nombre d'examens probatoires de trois à un pour l'ensemble des pharmaciens de 2ème classe qui voulaient changer de département, ce qui engendra dans ces trois départements un afflux supplémentaire venant s'additionner à celui des pharmaciens de 2ème classe fraîchement diplômés des écoles d'État. L'intérêt de ces derniers pour ces trois départements était manifeste en raison d'une insuffisance de pharmaciens de 1re classe mais aussi et surtout d'un réel manque d'attractivité des écoles mixtes. En effet, ces dernières, déjà critiquées pour leurs jurys quelque peu partiaux et indulgents, manquaient de ressources financières et limitaient leurs investissements en recherche, à la différence des écoles d'État qui, grâce aux deniers publics, développaient des laboratoires de recherche extrêmement bien équipés à l'image de ceux existant en Allemagne. Conscient de ces inégalités de ressources, l'État hésita toutefois à suppléer financièrement les municipalités, de peur d'être obligé d'investir en laboratoires, jardins botaniques et bibliothèques. En définitive, ces levées de limitation géographique aboutirent à une surpopulation dans les trois départements de la Seine, de l'Hérault et du Bas-Rhin dans lesquels les pharmaciens de 1ère classe se retrouvèrent en minorité face à une majorité de pharmaciens de 2ème classe. À l'opposé, un dépeuplement professionnel s'opérait dans les autres départements, principalement en milieu rural.

2.6.3. Une revendication partiale des pharmaciens de 1ère classe

Pour défendre leurs acquis, les pharmaciens de 1re classe revendiquèrent le maintien de la dualité du diplôme en expliquant que les sommités médicales se trouvaient dans les grandes villes[68] ; il était donc normal pour eux que l'ensemble des élites pharmaceutiques se concentrent dans ces grands centres intellectuels et scientifiques. Car même si personne n'objectait qu'il y ait des sous-malades en France, les plus fervents partisans de cette dualité restaient plus que convaincus que les petites villes de province et des campagnes présentaient des maladies moins complexes et moins graves pour lesquelles un pharmacien de 2ème classe suffisait largement, alors que les habitants des grandes villes, Paris en tête, étaient plus exposés aux maladies ce qui justifiait la présence d'une soi-disant élite pharmaceutique issue d'une instruction spéciale[69]. En guise de démonstration, ils démontrèrent que le nombre

---

[68] Cette position fut étrangement soutenue par la Faculté de médecine de Paris. Le baccalauréat demandé n'était accessible qu'aux plus fortunés et représentait donc une sélection. La fortune était pour la Faculté une garantie d'indépendance et de moralité car il fallait un capital certain pour exercer, créer ou acheter une officine sans pour autant tomber dans l'illégalité.

69 La Société savante de pharmacie de Paris, gardienne des traditions, influença les pharmaciens de 1re classe, en 1870, à porter l'affaire devant le tribunal civil de la Seine pour obtenir de la justice des dommages-intérêts, ainsi que la fermeture de toutes les officines tenues par des pharmaciens de 2ème classe qui s'étaient ouvertes depuis le décret de 1867 dans les

d'ajournés des élèves de 2ème classe restait supérieur à celui des élèves de 1ère classe qui, en outre, recueillaient davantage de mentions d'excellence. Certes, ils reconnaissaient que parmi les pharmaciens de 2ème classe il existait des personnes de grande valeur à tous égards, soit par l'intelligence, soit par le savoir, qui méritaient d'être mis au premier rang de la profession, de même que parmi les pharmaciens de 1ère classe il en était qui auraient mérité de se trouver en 3ème ou 4ème classe si elles existaient. M. le Perdriel, pharmacien de 1ère classe, dans son discours de 1862 devant la Société des sciences industrielles, arts et belles-lettres de Paris, justifiait cette dualité : *« L'idée que j'ai à proposer n'est pas neuve : elle se résume à un projet de loi qui ne permettrait pas aux pharmaciens de 2ème classe d'exercer dans les villes de premier ordre ou dans celles d'une population déterminée [...] C'est dans les grands centres, en effet, que se font chaque jour les essais les plus remarquables, et bien évidemment la science gagnera à n'y trouver que des intelligences d'élite »*[70].

2.6.4. Une revendication impartiale des pharmaciens de 2ème classe

À l'opposé, les pharmaciens de 2ème classe ressentaient cette dualité comme une véritable injustice. En effet, l'exercice de la pharmacie rurale requerrait les mêmes aptitudes et les mêmes connaissances que celles des grandes villes, car les maladies restaient universelles et les soins identiques *« parce qu'il a qu'une manière de préparer les médicaments »*[71]. Il nécessitait en outre de nombreuses compétences dans les sciences naturelles et chimiques, l'analyse des substances alimentaires, la médecine légale, la salubrité publique, les recherches d'empoisonnement, l'assainissement des habitations... En définitive, plus le pharmacien était éloigné des grandes villes, plus son degré d'instruction devait être large et complet. M. Mouliets, pharmacien, s'interrogeait donc sur les raisons d'une telle discrimination : *« Pourquoi défendre à certains praticiens de droguer les malades d'un département quand on les reconnaissait capables de droguer ceux du département voisin et pourquoi surtout demander à des jeunes gens moins de garanties qu'à d'autres pour l'accès et l'exercice identique d'une seule et même profession ? »*[72]. Ce sentiment d'injustice se propagea, alimenté par une jalousie naissante en raison du succès économique de plus en plus flamboyant des pharmaciens de 1re classe. Le député De Salvandy, en 1847, interpella une première fois l'Assemblée sur le bien-fondé d'un ordre unique : *« Le principe général de l'ordre unique de pharmaciens donne à cette profession une heureuse unité, qui permet d'exiger de tous ses membres la mesure*

---

départements de la Seine, de l'Hérault et du Bas-Rhin. Mais la Cour d'appel de Paris en 1871 confirma cette coexistence comme valide sur la base que la loi de Germinal ne l'interdisait pas.

[70] Brosse J. *Aperçu historique sur la Pharmacie*. Paris: Imp par E. Thunot et Cie, 1862, p36-40

[71] Laugier A., Duruy V. *Pandectes Pharmaceutiques*. Paris: Lib. Louis Colas, 1837, p168

[72] *Bulletin de la Fédération des Pharmaciens du Midi*, 1907, p192

d'instruction nécessaire pour la mission qu'ils doivent remplir »[73]. En 1877, les pharmaciens de 2ème classe du département de la Seine se décidèrent à adresser au directeur de l'École de pharmacie de Paris une pétition en faveur d'une classe unique. Devant l'absence d'avancée, certains pharmaciens de 2ème classe usurpèrent des titres complètement imaginaires pour flatter leur égo entamé comme « First class English chemist »[74] où « pharmacien, chimiste de 1ère classe » malgré tous les risques correctionnels qui s'ensuivaient. Un an plus tard, en 1878, ils acquirent gain de cause par un nouveau décret paru en 1878 créant le diplôme de pharmacien supérieur de 1ère classe[75], avant que la loi de 1898, dans son premier article, regroupe les trois classes en une, unifiant définitivement le diplôme et donnant le droit d'exercer sur tout le territoire national avec le simple titre de pharmacien[76]. Malgré l'unification du diplôme, un désaccord persista dans le corps pharmaceutique sur la question de la durée du stage officinal. Les pharmaciens de 1re classe souhaitaient la limiter pour laisser place à l'enseignement théorique de nouvelles matières scientifiques telles que la chimie organique, la chimie analytique, la biologie et la bactériologie. À l'opposé, les pharmaciens de 2ème classe désiraient un stage de trois ans pour enseigner aux élèves cet art manuel et ancestral qui donnait la suprématie à la préparation magistrale. En 1910, après une vive controverse et une première réduction de la durée du stage à deux ans[77], le cycle d'études fut proposé à cinq ans incluant une augmentation à quatre ans du cursus théorique et une réduction à un an pour le stage à réaliser en début du cycle. Cette durée de cinq ans recueillit finalement un consensus car elle laissait la possibilité aux jeunes diplômés de pouvoir terminer leurs études puis de s'incorporer[78] dans les armées avant l'âge fixé de vingt-cinq ans, à l'aube des terribles conflits à venir.

---

[73] *L'Union Pharmaceutique*. Paris: 1871, 09, p95

[74] Arrêt de la Cour de Chambéry, 21 mai 1900

[75] Ce diplôme n'était pas un titre professionnel en soi mais plutôt un titre scientifique pour accéder au professorat dans les Écoles supérieures de pharmacie.

[76] Cette loi intervint six ans après celle qui supprima, en 1892, les officiers de santé en médecine

[77] La loi de Germinal mentionnait un cycle de formation d'un minimum de huit années. Mais cette durée fut réduite à six ans dans les écoles de pharmacie à la condition de suivre trois années de cours théoriques et trois années de stage, soit un total de six ans. Cette durée de six années fut entérinée en 1847 sous Louis-Philippe, puis en 1854 par décret pour les pharmaciens de 1re classe. Un nouveau décret paru en 1885 confirma cette durée tout en donnant la possibilité à l'étudiant d'une nouvelle réduction de la durée du stage de douze mois, le ramenant finalement à deux ans.

[78] Les étudiants surnommaient cette incorporation dans les armées, « l'impôt du sang ».

2.7. Des officines en surnombre

2.7.1. La corrélation entre nombre d'officines et capital

Sous l'Ancien Régime, une limitation des officines était déjà en vigueur dans certaines villes sans pour autant qu'il y ait une vraie concertation sur l'ensemble du territoire français. Cet état perdura jusqu'à la Révolution française et alors qu'une certaine anarchie s'installait dans les quatre-vingt-trois départements de la toute jeune nation, le ministre de l'Intérieur Chaptal, en 1801, reprit ce principe de limitation dans un premier projet de loi dans lequel il fut finalement question de *« déterminer le nombre de pharmaciens qui pourraient s'établir dans les villes et dans les campagnes, afin qu'ils ne fussent pas tentés de vendre des médicaments détériorés ou mal préparés »*[79]. Mais le Corps législatif, pressé par la publication des lois sur l'instruction publique en 1802 puis sur la médecine en 1803, voulut officialiser dans les plus brefs délais celle sur la pharmacie, à la différence que dans cette loi, toute idée de limitation territoriale des officines disparut[80]. Le député Carrez justifia plus tard ce changement d'orientation par la création de l'inspection dont le rôle était de circonscrire les possibles dérives professionnelles : *« Vous savez d'ailleurs, citoyens tribuns, par ce qui se passe dans quelques villes de France et d'Allemagne, que la concurrence n'empêche pas les pharmaciens d'atteindre à l'aisance sans violer les règles de leur profession. Enfin les visites prescrites par la loi feront rentrer les délinquants dans le devoir »*[81]. Cette mesure législative favorable à une illimitation fut maintenue sous le Consulat et l'Empire dans une période où les victoires militaires se succédaient. Elle se justifiait par l'attractivité des armées qui accélérèrent les incorporations de pharmaciens et provoquèrent, comme un appel d'air, une contraction du nombre d'officines dans la vie civile. Ce début de carence permit à ceux déjà établis d'exercer là où ils le souhaitaient sans aucune concurrence ni restriction, rendant finalement la question d'une éventuelle limitation inappropriée. Les officines connurent alors une période de prospérité économique et les épiciers, herboristes, maisons religieuses

---

[79] *Bulletin de la Fédération des Pharmaciens du Midi*, 1907, p187

[80] Le projet de M. Fourcroy présenté au Conseil d'État le 28 septembre 1802, soit un an avant la loi de Germinal, sur l'organisation de la police de la pharmacie reprenait déjà la précédente proposition du ministre de l'Intérieur Chaptal qui préconisait à cette époque une limitation : « Le gouvernement se réserve de fixer d'après l'avis des préfets de chaque département et sur observations du Collège de pharmacie, dans l'arrondissement duquel ils feront leur résidence, le nombre des pharmaciens qui pourront exercer dans chaque commune située dans l'étendue du même département ». Ces différentes voltefaces sur ce sujet démontrèrent des opinions divergentes des représentants de l'État sur le sujet.

[81] Laugier A., Duruy V. *Pandectes Pharmaceutiques*. Paris: Lib. Louis Colas, 1837, p167

pallièrent l'insuffisance des diplômés, leur empiètement illégal sur la profession pharmaceutique permettant d'assurer un équilibre. Les autorités, satisfaites de cette situation, la tolérèrent par défaut et ne crurent pas plus devoir limiter le nombre de pharmacies dans cette période de pénurie.

Puis, aux désastres de l'Empire succéda la Restauration. La paix revenue et la démobilisation des citoyens déclarée, toutes les petites villes, bourgs et campagnes jusqu'aux villes virent un afflux de pharmaciens sortis de l'armée dont certains marqueront plus tard l'histoire de la pharmacie tels que Jean-Antoine-Brutus Menier. À leurs côtés, des contingents entiers d'infirmiers militaires devenus sans emploi et dépourvus de ressources déferlèrent eux aussi dans les campagnes et utilisèrent le peu de connaissances en médecine et en pharmacie qu'ils avaient acquis sur les champs de bataille pour vendre des remèdes en toute illégalité. En 1824, le nombre de pharmaciens, diplômés ou soi-disant diplômés, s'accrut bien au-delà des besoins de la société déclenchant, après une période de prospérité, un surnombre. Comme la loi de Germinal les y autorisait, ces nouveaux arrivants s'installèrent à leur gré, aussi bien dans les villes que dans le plus petit des hameaux, dans la limite de leur département sans se soucier de la concurrence[82]. Ils furent aidés en cela par le fait qu'il était bien plus facile financièrement de procéder à une création d'une officine en raison des frais d'achat qui n'existaient pas, ce dont un pharmacien de Paris témoigna : *« De plus les jeunes ont l'idée qu'il vaut mieux créer que de prendre une succession ».* En une cinquantaine d'années, le nombre d'officines s'accrut deux fois plus vite que la population. Alors qu'en 1860, il y avait une officine pour sept-mille-deux-cents habitants, en 1912, ce ratio descendit à une pour trois-mille-deux-cents, alors que le seuil de rentabilité était alors estimé à cette époque à une pour cinq-mille habitants. Comparativement à d'autres pays, la situation était devenue pléthorique : l'Allemagne n'en comptait qu'une pour onze-mille habitants, l'Autriche-Hongrie une pour treize-mille, les pays scandinaves une pour dix-neuf-mille et la Russie une pour trente mille. À partir de 1898 et l'unification du diplôme de pharmacien, les restrictions géographiques liées au grade de 1ère et 2ème classe s'estompèrent et un mouvement migratoire s'opéra des campagnes vers les grandes villes, augmentant encore plus une surpopulation officinale déjà existante, particulièrement dans les départements de la Seine, de l'Hérault et du Bas-Rhin. Dans la capitale, alors qu'elles n'étaient que cent-seize en 1801, leur nombre augmenta rapidement, accéléré par le développement urbain et industriel. En 1850, trois-cent-soixante-dix officines furent dénombrées, huit-cent-six en 1888 et mille-cent-soixante-six en 1900 dont le quart implanté

[82] En 1830, alors que les principes de liberté commerciale dominaient les débats politiques, la Faculté de médecine se positionna en faveur d'une limitation en raison des obligations imposées aux pharmaciens, notamment celle de suivre les modes de préparation du Codex. De ce fait, la libre concurrence ne pouvait conduire à aucune innovation ni perfectionnement, mais seulement à la fraude pour abaisser les prix. Étrange discours alors que de nos jours, l'innovation est le principal contributeur à la santé publique.

dans le centre commerçant (arrondissements du 1er au 4ème) et la moitié dans la première couronne (arrondissements du 1er au 10ème). Finalement, il fut répertorié deux fois plus d'officines par habitant (une pour deux-mille-trois-cents) à Paris que dans les plus petits bourgs de France et dix fois plus que dans une ville comme Berlin. C'est la raison pour laquelle il n'est pas rare de voir encore de nos jours deux pharmacies séparées seulement de quelques mètres dans une même rue de Paris ou installées sur la même place du village.

Le capital d'une officine correspondait au montant investi et s'estimait lors des cessions, en 1850, par deux méthodes, chacune d'entre elles donnant un résultat similaire. La première consistait à appliquer un coefficient trois sur le chiffre d'affaires annuel et la deuxième un coefficient de mille sur la recette journalière. De la sorte, si le chiffre d'affaires annuel était de vingt-mille francs, la valorisation était de cinquante à soixante-mille francs suivant la première méthode et de cinquante-cinq mille francs suivant la seconde, soit une valorisation à trois fois les revenus. En conséquence, ces méthodes d'estimation conduisaient au fait que toute baisse de revenu entraînait une dévalorisation du capital. La multiplication de l'offre par l'augmentation du nombre de pharmacies conduisit à un morcellement du chiffre d'affaires et provoqua un effondrement des revenus. À l'aube du 20ème siècle, le capital s'effondra pour ne plus correspondre qu'au montant des revenus annuels soit une baisse des deux tiers de la valeur d'une officine. Or, le capital revêtait une importance considérable à cette époque car il était la principale source de financement des retraites. Diminuer ce capital remettait en question la retraite paisible et confortable qu'espéraient les pharmaciens. M. Guérin, pharmacien installé à Bonnétable, en témoignait en 1863 : *« La pharmacie sombre en France, c'est un fait constaté par les plaintes générales des pharmaciens, par la non-valeur où sont tombées les officines qui ne trouvent plus que difficilement des acquéreurs »*[83].

2.7.2. La crainte insidieuse d'une tarification officielle

La demande d'une limitation fut en définitive l'objet de discussions passionnées, voire de discordances, d'autant plus que, seulement quelques mois après la loi de Germinal, l'Assemblée nationale avait voté la loi organique des notaires instaurant la limitation et la répartition des offices notariaux à raison d'un notaire pour six-mille habitants dans les villes de plus de cent-mille habitants et de un pour dix-mille dans les villes de moindre importance. Comme le furent celles des avoués, huissiers et agents de change, cette limitation des officines fut assortie d'honoraires soumis à des tarifs uniformes augmentant très significativement la valeur de la charge notariale et assurant tout autant un capital qu'une retraite confortable à leur détenteur. Cependant, pour ce qui concerne la pharmacie, toutes les tentatives échouèrent les unes après les autres au nom de la liberté de l'industrie et par crainte qu'une

[83] *L'Union Pharmaceutique*. Paris: 1863, 03, p68

restriction de l'accès aux soins n'engendre une inflation des prix des médicaments. Car si tel était le cas, cette situation inflationniste aurait amené le gouvernement à imposer aux pharmaciens une baisse des prix par la mise en place d'un tarif obligatoire avec, pour conséquence, une déperdition de la valeur des officines. Cette menace d'une première tarification étatique[84] n'était pas à sous-estimer car, lors de la rédaction de la loi de Germinal, le législateur l'avait déjà envisagée afin d'endiguer une éventuelle envolée des prix s'appuyant sur le principe qu'une préparation magistrale façonnée selon les mêmes formules du Codex devait être vendu à un prix uniforme[85]. C'est pourquoi, le corps pharmaceutique dans son ensemble s'en offusqua par la voix de M. Fumouze, en 1863 : *« Je la repousse (la limitation), aujourd'hui comme une entrave infranchissable au libre exercice de la pharmacie, comme un obstacle au progrès, sans avantage pour le pharmacien, sans profit pour la société »*[86].

Au bout du compte, d'une volonté manifeste d'une limitation absolue, les pharmaciens évoluèrent vers un pragmatisme économique pour ne plus proposer qu'une limitation relative des officines[87]. Une demande administrative préalable à toute création d'officine fut instaurée afin d'atteindre une juste répartition territoriale avec le temps, sans pour autant remettre en cause celles déjà existantes. L'ensemble du corps pharmaceutique sembla s'en satisfaire renvoyant le sujet d'une limitation absolue, et donc d'un risque d'une tarification officielle, à d'autres temps, jusqu'en 1941, date à laquelle la nouvelle loi organique de la pharmacie imposée par le régime de Vichy statua en premier lieu sur une limitation absolue : *« Aucune création*

---

[84] M. Leclerc, pharmacien et président du Syndicat des pharmaciens de l'Ain dit à ce propos en 1910 : « Ne devons-nous pas craindre que la limitation, avec tarif obligatoire, nous conduise, un jour où l'autre, au monopole par l'État ? La tentation serait grande et nous deviendrons fonctionnaires ! »

[85] Certains pharmaciens préconisaient une limitation pour diminuer la concurrence, accompagnée d'un tarif étatique, même médiocre, qui avait l'avantage d'assurer un minimum de revenus. Mais cette option ne fut pas retenue et le projet de loi du député E. Vincent en 1919 écarta toute idée de limitation et de tarification en justifiant que la pharmacie, malgré les exigences de santé publique, gardait un caractère commercial et restait soumise au régime de la libre concurrence.

[86] *L'Évolution Pharmaceutique*. Paris: 1908, 01, p24

[87] Divers termes furent utilisés pour mettre en avant cette limitation relative. M. Cap l'exprima le 11 janvier 1846 devant la haute commission des études médicales par « une distribution proportionnelle des officines suivant l'étendue des populations ». D'autres représentants parlèrent d'une « limitation indirecte ». En fait, la question de la limitation se posera progressivement comme étant le corollaire d'une meilleure répartition des pharmacies. En effet, le problème ne venait pas du nombre total des pharmacies mais plutôt de leur juste répartition suivant l'évolution des besoins sociaux. Car les campagnes se désertifiaient en officines alors que les grandes villes voyaient se créer chaque jour de nouvelles officines qui se faisaient une concurrence tarifaire de plus en plus agressive. Cette notion de meilleure répartition, combinée à une meilleure régulation, en amont, du nombre d'élèves dans les écoles, fut dénommée « limitation relative » amenant une certaine confusion avec une vraie limitation, dite « limitation absolue », du nombre de pharmacies.

d'officine ne pourra être accordée dans les villes où la licence aura déjà été délivrée à une officine pour trois-mille habitants dans les villes d'une population de trente-mille habitants et au-dessus, une officine pour deux-mille-cinq-cents habitants dans les villes d'une population égale ou supérieure à cinq-mille habitants et inférieure à trente-mille habitants, enfin une officine pour deux-mille habitants dans tous les autres cas »[88]. Il accompagna cette mesure législative par la création d'une Caisse régionale de la pharmacie dans le but de financer, par une cotisation des pharmaciens, l'exécution d'un plan de redistribution des officines en fermant celles qui se trouvaient en surnombre.

À la libération, en 1945, le principe de l'autorisation préalable fut maintenu mais la Caisse régionale fut abandonnée en raison d'un abus manifeste d'expropriation, sans règle ni indemnités financières. Si elle pouvait donc être considérée comme d'utilité publique sous un régime totalitaire, cette loi de 1941 ne pouvait survivre sous un régime de droit public. De nos jours, soit près d'un siècle plus tard, cette redistribution territoriale des officines est toujours en vigueur. Mais la seule mise en place d'une autorisation préalable suffit à faire augmenter dans des proportions démesurées la valeur des officines, ceci en totale déconnexion des réalités économiques[89].

---

[88] Poplawski R. *Traité de droit pharmaceutique*. Paris: Lib de la Cour de cassation, 1950, p270

[89] Depuis l'apparition de la spécialité pharmaceutique, l'équilibre économique des pharmacies dépendait de plus en plus de ces trois facteurs : limitation, valeur des officines et tarif des médicaments. L'instauration tardive d'une limitation relative des officines en France permit de maintenir un juste revenu pour leurs détenteurs mais entraîna un accroissement significatif de la valeur des officines nécessitant un capital d'investissement important pour les acquéreurs alors que dans un même temps, le tarif officiel des médicaments dans le cadre des Assurances sociales limita *in fine* les revenus des pharmaciens. La réduction naturelle du nombre actuel des officines n'est qu'une simple normalisation qui aurait dû être faite 150 ans plus tôt.

2.8. Une guerre tarifaire entre officines

2.8.1 Une offre sur-tarifée des préparations magistrales

Un des principes fondamentaux de l'économie demande à tout commerçant, lorsque ses revenus baissent, de réduire les charges d'exploitation afin de maintenir une rentabilité suffisante. Si ce principe concernait l'officine en tant que commerce, son application n'en était que plus critique à une période où sévissait une concurrence illégale de plus en plus aguerrie. Mais réduire les charges à l'officine n'était pas si facile car certaines d'entre elles restaient incompressibles. Au nombre de celles-ci figuraient principalement les loyers ainsi que les prix d'achat des matières premières qui relevaient à cette époque de plusieurs facteurs sur lesquels le pharmacien avait peu de prise : taxation par l'État, droit fiscal sur certaines drogues spécifiques (tel l'opium) ou coûts logistiques élevés en raison à la fois d'un manque de connexion intermodale[90] et d'une marine marchande française en retrait par rapport à ses concurrentes anglaises et allemandes. En effet, les ports de Londres et d'Hambourg bénéficiaient d'une exemption de taxe et s'apparentaient à des ports-francs les transformant en véritables plaques tournantes du fret ; leurs navires y déchargeaient les drogues exotiques pour en repartir avec un fret conséquent, à la différence des ports français par lesquels transitaient des marchandises fines, certes de valeur marchande importante, mais ne donnant guère de tonnage[91].

Quant à la rentabilité d'une officine, la profession pharmaceutique estimait qu'un taux minimal de 40% sur le commerce des préparations magistrales restait un prérequis comme source de profits. Or, depuis quelques années, une étrange pratique s'était mise en place lors de chaque renouvellement

---

[90] En Allemagne, les voies fluviales étaient connectées entre elles par des canaux artificiels tout en étant reliées aux réseaux ferroviaire et routier tissant une vraie toile d'araignée à l'origine de tarifs logistiques extrêmement compétitifs.

[91] Le seul fret transitant par le port de Hambourg dans les années 1910 correspondait à ceux réunis du Havre, de Dunkerque, de Bordeaux et de Marseille. Or il était connu que la maitrise des importations était directement liée à la maitrise du pavillon. Autrement dit, le fret suivait le pavillon du bâtiment qui le transportait. C'est pourquoi, le marché des drogues exotiques transita en grande partie par l'Allemagne et alors que la France produisait beaucoup d'alcaloïdes, elle perdit progressivement sa prédominance au profit de l'Allemagne qui, compte tenu des volumes de drogues exotiques importées, proposa des prix de revient d'alcaloïdes bien plus compétitifs. À titre d'exemple, en 1907, il était estimé à 8.000 tonnes la production mondiale de quinquina, dont 5.000 tonnes en provenance de l'île de Java et 1.000 tonnes de l'Amérique du Sud, le reste provenant des Indes anglaises. L'Allemagne était le premier importateur à hauteur de 2.500 tonnes, suivi par l'Angleterre avec 1.000 tonnes. La France, quant à elle, n'en importait que 500 tonnes.

d'ordonnance consistant à appliquer une décote tarifaire par crainte de paraître plus cher que son confrère[92]. En d'autres termes, le pharmacien appliquait un rabais sur le prix que son prédécesseur avait mentionné sur l'ordonnance. Pour éviter une telle pratique, les pharmaciens s'entendirent entre eux pour codifier les prix marqués sur l'ordonnance de façon à limiter ces variations du prix entre officines pour une même ordonnance et par voie de conséquence à annihiler la concurrence entre eux. Le principe de cette codification fut présenté au congrès pharmaceutique de Rouen, en 1858, au cours duquel la résolution suivante fut adoptée : *« Il y a opportunité d'établir un tarif comme base de taxation. Le premier exécutant d'une formule devra y apposer son timbre et y inscrire la marque du prix en lettres chiffres du mot Prudentiam qui devra être adopté par toute la France »*. Le principe consistait à faire coïncider les dix lettres du mot PRUDENTIAM, signification latine résumant à elle seule les velléités de la profession, aux dix caractères de notre numération. Dans cette codification, les majuscules servaient à masquer les francs et les minuscules, les centimes étant entendus que le prix des vases était inclus. Par exemple, 1 franc et 20 centimes étaient symbolisés par les lettres « P,rm » et 12 francs par les lettres « PR,m ». Cette codification était alors reportée sur l'ordonnance de telle façon que le pharmacien puisse reproduire librement la même tarification que son prédécesseur, annihilant par cette façon toute baisse de prix[93].

P	R	U	D	E	N	T	I	A	M
1	2	3	4	5	6	7	8	9	0

De nos jours, cette pratique s'apparenterait à une entente illégale et c'est sans doute pourquoi les pharmaciens s'arrangèrent pour la rendre un peu plus scientifique par la suite. Le mot PRUDENTIAM fut remplacé au début du 20ème siècle par une formule chimique utilisant les lettres C.H.O. Chacune de ces trois lettres correspondait respectivement aux francs, décimes et centimes pour une valeur de un franc, un décime et un centime. Autrement dit, une

[92] Témoignage d'un pharmacien en 1908 : « Savez-vous une cause de malaise et de rabais entre pharmaciens ? C'est le prix de l'ordonnance à refaire. On vous apporte des pilules, un sirop fait dans une autre pharmacie. Que fait le pharmacien ? De crainte de paraître compter plus cher que son confrère il a, même s'il est consciencieux, des tendances à baisser plutôt ses prix habituels, et s'il est sans principes, il fait un rabais fantastique sur le prix qu'il suppose avoir été pratiqué… Tous pensent que le premier pharmacien est un « voleur » et que le second gagne encore assez puisqu'il ne peut naturellement supposer que ce dernier vende au-dessous de ses frais généraux ».

[93] Cette codification permettait ainsi d'éviter l'effet déplorable qu'avaient sur le public les variations du prix d'une même ordonnance préparée dans diverses officines mais aussi d'arrêter l'abaissement des prix par une concurrence entre pharmaciens : « Une longue expérience a démontré qu'il était excessivement difficile de s'entendre entre pharmaciens, et que la concurrence s'exerce dans cette profession comme dans le commerce ordinaire »

préparation magistrale de 1 fr. 15 s'affichait « $C^1H^10^5$ » sur l'ordonnance et une préparation de 0 fr. 95 « H^90^5 ». Les lettres n'avaient aucune valeur propre, seuls comptaient les exposants. Il était donc courant de trouver ce type d'équation, inabordable pour le commun des mortels, sur l'ordonnance représentant, à titre d'exemple, la formule chimique du salicylate d'antipyrine suivie, en dénominateur, par le numéro d'ordonnancier accompagné du prix de 0 fr. 95 exprimé en C.H.O.

$C^{11}H^{12}Az^2O$, $C^7H^6O^3$ (formule chimique) *N° 118.436 (numéro ordonnancier) / H^90^5av (prix)*

Pour complexifier encore la lecture et l'interprétation, le pharmacien pouvait y ajouter des lettres minuscules pour préciser si ce prix contenait ou non celui d'un flacon de verre (lettre « v »), d'un vase (lettres « a v »), d'une boite (lettre « b ») ou d'un pot (lettre « p »). Une variante fut également utilisée plus tard, consistant à prendre exclusivement des chiffres romains au lieu des chiffres arabes: ainsi le prix de 12,50 francs pouvait s'écrire $C^{12}H^5$ ou CXIIHV et le prix de 8,05 francs, C^80^5 ou CVIIIO. Moyennant quoi, la préparation magistrale fut la « vache à lait » de la pharmacie dégageant jusqu'à 70% de marge jusqu'à l'arrivée de la spécialité pharmaceutique.

2.8.2. L'unique levier concurrentiel : les spécialités pharmaceutiques

Si cette régulation des prix s'appliquait bien aux préparations magistrales, il n'en était pas de même pour les spécialités pharmaceutiques qui étaient manufacturées par un tiers à savoir les fabricants. En 1886, un pharmacien de Clermont-Ferrand s'exerça donc à réduire le prix de vente de certaines spécialités pharmaceutiques ce que la pratique officinale empêchait sur les préparations magistrales. Attiré par de tels rabais, le public afflua en nombre et devant un tel succès, tous les pharmaciens de cette ville adoptèrent cette pratique. Deux ans plus tard, à Paris, la pharmacie commerciale du docteur Gustin, au n°25-27 de la rue Drouot, l'appliqua à son tour avec le même succès et cette pratique se diffusa tout aussi rapidement dans la capitale puis dans toute la France. Ces rabais devinrent essentiellement possibles grâce aux progrès scientifiques qui permirent d'abaisser le prix d'achat des substituts chimiques en remplacement des ingrédients naturels. Le prix de vente des spécialités pharmaceutiques s'éroda en conséquence et permit à chaque pharmacien de pouvoir surenchérir sur l'offre de son confrère. Cette baisse tarifaire, devenue une véritable guerre tarifaire, s'installa durablement dans le temps et devant les répercussions économiques, elle fut déplorée par la majorité des pharmaciens qui voulurent s'extirper de ce tourbillon déflationniste sans toutefois réellement le pouvoir. Mais elle accéléra la baisse de rentabilité des pharmacies déjà bien érodée par les charges d'exploitation croissantes, ces deux facteurs combinés entraînant pour les officines les plus fragiles une grande précarité si ce n'est une faillite. Le public, ignorant la réelle situation financière des officines, contribua à la détériorer en recherchant souvent le prix le plus bas, estimant sur la base des écarts significatifs de prix affichés qu'il existait encore la possibilité d'une remise supplémentaire et que la valeur réelle du médicament était encore très inférieure au prix pratiqué : *« Ce qu'il y a de plus curieux, c'est que le public croit que le pharmacien est riche et que c'est un veinard : travail facile, agréable et de l'argent en caisse. Il ne voit qu'une chose, ce bon public, que sur la potion de trente-deux sous nous gagnons vingt-cinq sous. À ce compte-là, le pharmacien est forcément un parent de Rothschild* »[94].

Des pharmacies en surnombre associées à des charges d'exploitation exponentielles et en pleine guerre des prix, il n'y avait plus qu'une seule et dernière composante économique sur laquelle agir pour maintenir les revenus, à moins d'enfreindre les lois et nuire à la moralité professionnelle : augmenter la consommation de médicaments. Conscients que cette solution pouvait améliorer la rentabilité par cet effet volume, les pharmaciens firent de l'usage de la publicité un atout majeur pour attirer la clientèle par voie d'affiches, de réclames et d'étalage dans les vitrines. L'arrivée du gaz d'éclairage favorisa le mouvement en permettant de mettre en valeur les vitrines. L'âge d'or de la publicité pharmaceutique venait de démarrer, amplifiant auprès du public le sentiment d'une prolifération des spécialités aux vertus miraculeuses, aux noms de marque des plus attirants et à des prix de plus en plus accessibles. La surenchère publicitaire s'ajouta alors à la guerre des prix, chacune entretenant l'autre, en même temps que la solidarité pharmaceutique s'érodait. Toute la question résidait alors de savoir si le caractère scientifique et libéral du pharmacien devait prendre le pas sur celui de commercial ou l'inverse[95].

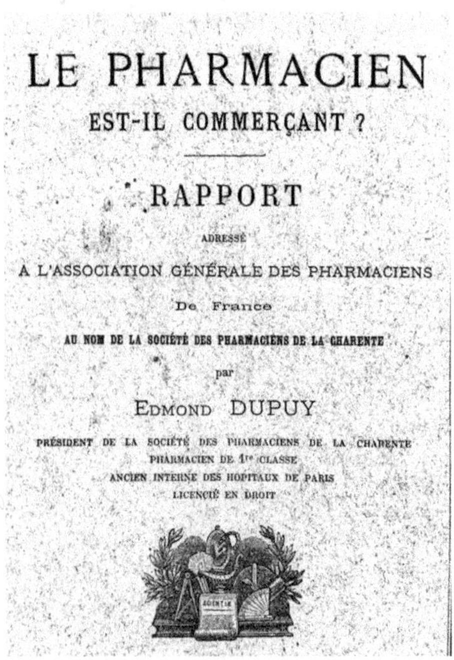
LE PHARMACIEN
EST-IL COMMERÇANT ?

RAPPORT
ADRESSÉ
A L'ASSOCIATION GÉNÉRALE DES PHARMACIENS
De France
AU NOM DE LA SOCIÉTÉ DES PHARMACIENS DE LA CHARENTE
par
EDMOND DUPUY
PRÉSIDENT DE LA SOCIÉTÉ DES PHARMACIENS DE LA CHARENTE
PHARMACIEN DE 1re CLASSE
ANCIEN INTERNE DES HOPITAUX DE PARIS
LICENCIÉ EN DROIT

[94] *Le Journal des Pharmaciens*. Paris: 1909, 04, p15

[95] Teinturier P., Fouassier E. *Sous l'empire de la loi de Germinal an XI, le pharmacien du XIXe siècle était-il un libéral-commerçant ?* Revue d'histoire de la pharmacie.109ème année, n°410, 2021. pp227-235.

Les avis furent partagés et il fallut en appeler à l'expertise du professeur de droit Gounod pour identifier le facteur dominant : *« Aujourd'hui encore, le sens du terme « profession libérale » varie d'après les conditions de l'emploi. Au fond, les professions libérales se distinguent des professions commerciales en ce que la considération de la personne du professionnel et celle de la fonction qu'il remplit y sont prédominantes »*[96]. En d'autres termes, le comportement du pharmacien déterminait le caractère dominant et si ces difficultés économiques s'installaient dans la profession, elles ne venaient que du fait que le caractère commerçant, voire commercial, primait de plus en plus sur les valeurs scientifiques qui avait fait de la pharmacie une science libérale. M. Tiberghien, professeur de déontologie médicale et de moralité professionnelle, apportait un complément d'explication sur l'influence du comportement du pharmacien : *« Plus interviennent dans les professions les qualités humaines, la loyauté, la compétence, la discrétion, le tact, plus les personnes même entrent en jeu, plus s'imposent dans la relation des personnes les principes de charité qui mettent celui qui a reçu davantage au service de celui qui a besoin, plus la préoccupation du gain s'efface devant l'intention de servir, plus l'intérêt particulier cède la place à la fonction sociale »*, avant de conclure : *« Le classement entre professions libérales et professions commerciales est donc une question, non pas de « oui ou non » mais de « plus ou moins ». Du côté commercial, on se sert soi-même tout en servant autrui ; du côté libéral, on sert autrui tout en se servant soi-même »*[97]. Ainsi, seul le comportement du pharmacien positionnait maintenant le curseur entre une profession libérale et une profession commerciale.

L'arrivée de la spécialité pharmaceutique bouleversa considérablement cet équilibre de « plus ou moins » en déplaçant graduellement ce curseur vers l'acte commercial en raison de cette évolution d'une activité de façonnage en une activité de dispensation dans laquelle le prix des spécialités et le service offert au client devenaient les seuls facteurs concurrentiels entre pharmaciens en surnombre. Même s'il était évident que le pharmacien était un commerçant, la question de savoir comment *« rassembler et équilibrer tant d'aptitudes et tant d'exigences différentes et parfois contraires »*[98] restait totalement ouverte, question qui en cachait une autre, tout aussi importante, consistant à déterminer où devait se situer la frontière entre un acte de commerce et un acte commercial[99]. Ceci laissait présager à nouveau des divergences d'opinion

---

[96] Le Grand A. *Revue pharmaceutique d'études et d'organisation professionnelle*. Versailles: Edition J. Galimard, 1936, 2, p32

[97] *Cent-vingt-cinquième anniversaire du Syndicat des pharmaciens de la Seine-Inférieure*. Rouen : Imp. Lecerf Fils, 1927, p74

[98] *Cinquantenaire de l'Association Générale des Pharmaciens de France*. Paris : Éd. E. Jammes, 1928, p34

[99] Victor Fumouze proposait, déjà en 1863, le concept de « commerce intelligent » pour répondre à cette question : « Le commerce intelligent des médicaments demande des études approfondies et compliquées, qui donnent au pharmacien une place à part dans la société ».

difficilement conciliables avec une indispensable action collective pour répondre d'une façon consensuelle et collégiale à la situation, qualifiée de détresse, économique de la profession. Le corps pharmaceutique alla alors se scinder en quatre clans, chaque d'entre eux ayant sa propre conviction de ce qu'il fallait faire, voire de ce qu'il ne fallait pas faire.

3. Une opposition idéologique (1840-1920)

3.1. Entre libéralisme, conservatisme et mutualisme

3.1.1 Les différentes composantes du corps pharmaceutique

La révolution industrielle opérée au Royaume-Uni lors du 18ème siècle avait profondément transformé le tissu économique de ce pays. L'économie traditionnelle représentée par l'agriculture avait fait place à une puissante économie métallurgique et textile (coton) et les premières usines mécanisées étaient apparues à un rythme tout aussi effréné que l'avaient fait les premières locomotives à vapeur dans le développement des échanges économiques. Le marché du travail se libéralisa et de nouveaux concepts émergèrent sur le capitalisme, la productivité et le libre-échange. Cette double révolution, industrielle et économique, gagna quelques années plus tard la France qui vit à son tour, au 19ème siècle, les trains apparaître ainsi qu'un rapide développement de son industrie métallurgique et minière. La France opérait à son tour sa mutation et les industries métallurgique, houillère et textile (lin et laine) firent émerger une nouvelle classe ouvrière en marge de la classe paysanne moyen-âgeuse. La France abandonna alors son économie traditionnelle et, comme le Royaume-Uni l'avait fait un demi-siècle plus tôt, mena sa propre mutation économique, à cette différence près qu'elle le fut sous l'influence des philosophes et théologiens du siècle des Lumières tels que Turgot et Montesquieu. Le libéralisme économique à la française était né, prônant des libertés telles que le libre-échange, la liberté d'entreprendre, la liberté de consommation tout comme l'individualisme, sur le principe que ces libertés devaient contribuer au bon fonctionnement général de l'économie. Cette idéologie libérale appelait *a contrario* un État minimal dont le niveau d'intervention permettait d'identifier deux courants de pensée : le libéralisme classique et néoclassique. Le libéralisme classique revendiquait une liberté individuelle absolue dans une économie où les principes fondateurs portaient sur la seule responsabilité individuelle du droit commun. Courant minoritaire à tendance philosophique, il s'opposa au libéralisme néoclassique dont le concept restait plus pragmatique en prônant une régulation plus limitée de l'État dans le cadre d'une libre concurrence entre acteurs où l'offre et la demande devaient s'équilibrer. Prise dans ces divers courants de pensée, la France fut entrainée dans un tourbillon de vifs débats, sur fond de Grande Dépression, au cours desquels chaque pharmacien tenta de trouver le meilleur modèle économique pour le développement de la profession dans une société civile qui comprenait alors, à ce moment de l'histoire, dix-neuf millions d'agriculteurs, onze millions d'ouvriers, un million de commerçants mais surtout près de deux millions de professions libérales dont les pharmaciens.

« À mes yeux, la pharmacie est perdue si le gouvernement ne vient

promptement à son secours, et si nous ne savons pas nous aider nous-mêmes »[100]. Cette prise de position résonnait comme un aveu d'impuissance de la part du corps pharmaceutique pour définir le meilleur modèle économique car le gouvernement français n'avait aucune volonté d'intervenir à une époque où le nouveau concept de libéralisme économique remplissait des pages entières des journaux grand-public. Il ne montra donc aucune volonté de légiférer et les divers projets de réforme sur la pharmacie furent tous abandonnés ou reportés, d'autant plus qu'il existait dans le corps pharmaceutique une certaine dissonance dans les propositions faites depuis les années 1840. Quatre différents programmes politico-économiques allèrent s'inscrire dans les discussions.

3.1.2. Les pharmaciens-fonctionnaires

À l'extrême gauche du corps pharmaceutique, se trouvaient les partisans d'un corps public. « Fonctionnaires » dans l'âme, ils considéraient la pharmacie comme un état absolu et souhaitaient obtenir un strict monopole de l'exercice, un code et des statuts protecteurs. Pour cela, ils prônaient la nationalisation par l'État du circuit de production et de distribution des produits chimiques et pharmaceutiques. Le principe consistait à créer un nombre limité d'Écoles d'État de pharmacie, chacune d'entre elles étant implantée dans une région et associée à une pharmacie centrale étatique pour l'entreposage des médicaments. Chaque pharmacien-salarié d'officine s'approvisionnait alors auprès des pharmacies centrales réparties en différents points du territoire, à l'image de ce qui se pratiquait déjà pour les tabacs préparés dans les manufactures nationales puis répartis dans des entrepôts et livrés au public par l'intermédiaire de débitants. Le passage obligé du statut privé à celui public passait par une vente forcée de l'officine à l'État français et la gérance confiée, à la suite de cette vente, à un pharmacien-fonctionnaire contre une rémunération fixe. Dans cette configuration, l'État gardait le droit de déplacer le pharmacien-fonctionnaire en fonction des besoins du public, se rapprochant ainsi du principe d'une limitation et d'une répartition règlementées sur le territoire par l'État et associées à une tarification unique des médicaments. Cette position idéologique n'eut que peu de partisans et tomba rapidement dans l'oubli.

3.1.3. Les pharmaciens ultra-libéraux

À l'extrême droite, se situaient les partisans d'une liberté absolue selon un libéralisme classique. Ces « ultra-libéraux » se revendiquaient comme des commerçants reniant le monopole défini par la loi de Germinal pour laisser libre cours aux activités commerciales. Les ultra-libéraux, surnommés encore par leurs détracteurs les « novateurs extra-pharmaceutiques » ou les « ultra-

[100] *L'Union Pharmaceutique*. Paris: 1863, 03, p68

réformateurs », revendiquaient que toute personne puisse préparer, vendre et débiter des produits pharmaceutiques sans aucun diplôme ni autre garantie que la seule responsabilité civile d'un citoyen lambda. La publicité était considérée comme un moyen naturel d'information et chaque patient se devait de prendre ses propres responsabilités en appréciant par lui-même la réalité des promesses thérapeutiques avancées. Cette liberté absolue de vente et de consommation, réclamée au nom de la liberté du commerce et de l'industrie, prenait sa source en Angleterre où la liberté individuelle et commerciale s'était ancrée dans les valeurs de ce pays[101] depuis le 18ème siècle. Outre-Manche, l'exercice des professions médico-pharmaceutiques n'était soumis à aucune législation spéciale et seule existait la Société pharmaceutique de Grande-Bretagne (Pharmaceutical society) comme régulateur. Elle était certes pourvue, par l'ordonnance royale du 18 février 1843, d'attributions analogues à celles de notre École de pharmacie : contribution aux progrès de la chimie et de la pharmacie, protection de l'exercice pharmaceutique et enseignement par la dispensation de cours et par l'organisation d'examens. Au terme de cet enseignement, le candidat devait justifier ses connaissances en langue latine et la Pharmaceutical Society délivrait un diplôme de deux niveaux: le major examination conférant le titre de Pharmaceutical chemist et le minor examination donnant le titre d'assistant, connu aussi sous divers synonymes tels que chemist and druggist, chemist, druggist, dispensing chemist, dispensing druggist, pharmacist ou encore pharmaceutist. Les prérogatives de cette société furent complétées par un décret du parlement en 1852 instituant le Pharmacy Act, loi en vingt-huit articles reprenant les premiers articles de notre loi de Germinal pour reconnaître que nul ne pouvait établir une pharmacie et prendre le titre de Pharmaceutical chemist sans avoir le diplôme de major examination. Il en fut de même pour l'ouverture d'une droguerie avec le diplôme de minor examination. Comme dans la loi française, une sanction pénale était applicable à ceux qui se prévalaient indûment d'un titre qu'ils n'avaient point obtenu sous peine d'une amende de cinq livres sterling payable directement à la Pharmaceutical society. Mais, à la différence fondamentale de notre système français, ce décret n'interdisait nullement l'exercice de la profession aux personnes n'ayant pas ce titre. Moyennant quoi, chaque citoyen anglais avait une liberté absolue d'exercer la pharmacie et restait seulement condamnable en cas d'usurpation de titre et diplôme. Cette influence anglo-saxonne traversa naturellement la Manche et s'inséra dans la société française, alors en plein débat sur le libéralisme économique. Certains y virent une solution miracle, dont M. Emile-Justin Menier, fils du fondateur

[101] Témoignage de M. Fumouze en 1863 au sujet de l'Angleterre : « Aucune loi ne l'atteint [le pharmacien] la loi générale du pays lui est appliquée comme aux autres commerçants, aux autres citoyens. Il en résulte que le très grand nombre de pharmacies offre l'aspect de magasins cosmopolites : poisons, drogues, brosserie, tabac, parfumerie [...] tout est mêlé ; c'est le libre exercice de la pharmacie dans la plus grande acceptation du mot ».

de la maison Menier. Partisan convaincu depuis les années 1850 des idées ultra-libérales, il profita de sa visite à l'exposition universelle de Londres, en 1862, aux côtés du prince Napoléon en tant que rapporteur de la commission française des produits pharmaceutiques, pour faire l'éloge de ce système anglais : « *En Angleterre, la profession de pharmacien est libre. Le diplôme n'est imposé qu'à celui qui veut prendre le haut titre de Pharmaceutical Chemist. On a pu juger, par l'exposition, que la pharmacie est dans ce pays une industrie prospère. Nous y avons vu un grand nombre de médicaments très bien faits, une émulation très vive entre les exposants [...] En France, on croit beaucoup trop aux inconvénients de la liberté de l'industrie pharmaceutique, et pas assez aux avantages qu'elle peut donner*»[102].

Joignant la parole aux écrits, M. Emile-Justin Menier édita en 1863 un rapport dans lequel il démontra par une curieuse relation que le peuple anglais avait une durée de vie sensiblement identique à celle du peuple français, alors que la liberté commerciale anglaise apportait un essor industriel plus vigoureux qu'en France. Il fonda sa rhétorique sur le fait que le Codex français entravait l'esprit d'invention et sclérosait la profession dans un mode opératoire imposé. En Angleterre, poursuivait-il, la profession du pharmacien était libre : pas de diplôme obligatoire, ni de Codex obligatoire et encore moins d'entrave administrative ce qui permettait à la pharmacie anglaise d'être prospère, innovatrice et créatrice de nombreux emplois à l'origine de nombreux produits primés aux expositions. Par opposition, il critiquait le système français en ces termes : « *Ils ont un privilège en un monopole, et cependant les bénéfices de leur profession s'amoindrissent chaque jour. Dans le mouvement commercial qui s'opère autour d'eux, il leur est impossible de défendre leur monopole contre les empiètements, et leur privilège, entouré de restrictions, ne retarde en aucune façon cette décadence* »[103]. Le rapport de M. Menier eut un grand retentissement dans la profession française d'une part parce que l'intéressé était à la fois un homme influent auprès des autorités ministérielles et surtout propriétaire d'une droguerie d'une grande renommée mais aussi parce qu'il allait à contre-courant de l'opinion majoritaire du corps pharmaceutique[104]. Devant le tollé général de désapprobation qui s'ensuivit, M. Menier publia une circulaire pour relativiser ses propos en demandant non plus une liberté absolue de la pharmacie mais une simple liberté relative du pharmacien, c'est-à-dire une liberté de préparer, vendre et débiter des médicaments sous la garantie du diplôme et de sa responsabilité civile ce qui constituait une différence notable par rapport à sa version initiale. Devenant

[102] Mangin A. *De la liberté de la Pharmacie*. Paris: F. Savy, Librairie-Editeur, 1864, p20

[103] Brosse J. *Aperçu historique sur la Pharmacie*. Paris: Imp. E. Thunot et Cie, 1862, p65

[104] M. Fumouze s'opposa à la théorie de M. Menier en 1863 : «J'ai eu le regret de ne pouvoir remarquer avec lui (i.e. M. Menier) la supériorité des remèdes anglais ; il m'a semblé que tout était fort médiocre, mal digéré, inférieur à ce qui se fait chez nous ; et j'expliquais cela par la démagogie pharmaceutique anglaise ».

quelque peu inaudible en raison de ses changements de position idéologique, également peiné de l'incompréhension de ses confrères, M. Menier se retira des affaires pharmaceutiques pour rester fidèle à ses idées ultra-libérales en se consacrant à l'exploitation exclusive d'un produit, le chocolat, qu'il démocratisera en produit alimentaire. Sans leader charismatique, ce courant ultra-libéral perdit par la suite de son influence, dans une France encore éprouvée par sa première expérience libérale de 1791. Mais il était indiscutable que M. Emile-Justin Menier avait ouvert la voie à une nouvelle idéologie libérale, plus modérée et consensuelle, en faveur d'une liberté relative du pharmacien qui sera reprise par les libéraux néo-classiques.

3.1.4. Les pharmaciens libéraux

Les libéraux néo-classiques, positionnés idéologiquement au centre droit du corps pharmaceutique, réclamaient le maintien de la loi de Germinal, accompagné d'une liberté relative c'est-à-dire d'un exercice sous la double garantie du diplôme de pharmacien et d'une responsabilité civile en cas de préjudice à autrui. Ils s'étaient progressivement éloignés des idées ultra-libérales depuis divers cas d'empoisonnement survenus en Angleterre. L'opinion anglaise, sensibilisée par ces multiples accidents en raison d'une trop grande facilité à se procurer des agents toxiques, commençait à demander une réglementation plus stricte, à l'image de celle qui existait en France. En 1866, le journal britannique British médical journal illustra ce souhait national en évoquant les nombreuses assurances mises en place pour protéger les pharmaciens anglais contre les erreurs professionnelles à l'origine de dommages-intérêts de plus en plus astronomiques. À titre d'exemple, ce journal mentionnait vingt-cinq cas d'empoisonnements accidentels jugés en 1863 et 1864 dont un se termina par la condamnation d'un pharmacien de Liverpool à une amende de deux-mille livres sterling d'amende. Il concluait sur cette surprenante réflexion : *« Pendant qu'on réclame, en France, contre les restrictions légales imposées à la profession pharmaceutique, vice versa, dit le British medical journal, on crie, en Angleterre, contre la liberté de la pharmacie qui cause presque chaque jour un nouvel empoisonnement »*[105]. Le Parlement anglais adopta une nouvelle loi en 1868 dans le but de réglementer la vente des poisons intitulée « An act to regulate the sale of poisons, and alter and amend the Pharmacy act », ce qui réjouit le professeur français Guilbourt : *« Tout ce que nous pouvons dire, c'est qu'en Angleterre on est si peu satisfait de ce système de liberté, qu'il est fortement question d'y rendre le diplôme de pharmacien obligatoire, comme en France »*[106]. C'est en référence à cette riche actualité juridico-pharmaceutique anglaise que les « libéraux » revendiquaient cette liberté sous la garantie d'un diplôme permettant d'exercer la pharmacie comme un simple

[105] *L'Union Pharmaceutique*. Paris: 1866, 04, p126
[106] *L'Union Pharmaceutique*. Paris: 1866, 04, p126

commerce. En d'autres termes, l'approche commerciale et concurrentielle restait libre, tout en protégeant le patient de l'ignorance dans un système d'équilibre entre l'offre et la demande. Dans ce cadre libéral, le pharmacien était autorisé à élargir son commerce au-delà de celui réglementé du médicament. La parapharmacie était née, source de revenus complémentaires, et certains pharmaciens, particulièrement ceux de 1re classe, s'y engagèrent pour vendre aux côtés des médicaments des aliments naturels, des appareils de prothèse ainsi que divers articles relevant de la parfumerie, de la photographie et de l'optique. Ces officines qui associèrent la pharmacie à la parapharmacie furent appelées les pharmacies commerciales et représentées par le Syndicat des grandes pharmacies de France (G.P.C.) pour celles localisées à Paris, et le Syndicat des grandes pharmacies françaises pour celles situées en province (G.P.P.).

3.1.5. Les pharmaciens conservateurs

Au centre gauche, par opposition au principe de liberté relative, une majorité de pharmaciens défendaient les traditions ancestrales de la pharmacie ainsi que la loi de Germinal qui permit historiquement à la pharmacie de devenir une profession scientifique. Ces pharmaciens étaient principalement pourvus du diplôme de 2ème classe et titulaires de petites officines de province ou de campagne, sans employés et sans grands revenus. Ils considéraient la pharmacie comme une profession individuelle et la paillasse de l'officine comme le berceau de l'art pharmaceutique. Ils furent surnommés les « traditionalistes » ou « conservateurs », soutenus dans leur démarche par l'École de pharmacie de Paris dont le directeur Bussy démontra, en 1864, que l'obtention de médailles à l'exposition universelle à Londres n'était pas une référence scientifique absolue, seule l'était l'Académie française de médecine: *« C'est que M. Menier, traitant les affaires bien plus en dehors de la pharmacie qu'avec elle, ne voyant notre profession qu'en négociant, n'a vu de nous que le côté commercial et a oublié complètement le côté moral et intellectuel, qui, parmi nous, prime assurément le premier »*[107].

Ces pharmaciens traditionalistes demandaient l'intervention d'un État protecteur, l'interdiction de la spécialité pharmaceutique et une consommation restreinte des préparations magistrales tout en prônant la prévention des maladies : *« La pharmacie doit être limitée, les besoins qu'elle a mission de servir étant et devant être limités »*[108]. Pour cela, ils réclamaient non seulement une limitation des pharmacies sur le territoire comme pierre angulaire d'une législation, car *« si la concurrence vivifie l'industrie et le commerce, elle tue la pharmacie »*[109], mais aussi une juste répartition de celles-ci pour garantir équitablement l'accessibilité des soins, aussi bien dans les villes que dans les

---

[107] *L'Union Pharmaceutique*. Paris: 1863, 03, p70
[108] *L'Union Pharmaceutique*. Paris: 1865, 03, p68
[109] *Bulletin de la Fédération des Pharmaciens du Midi*, 1910, p25-52

campagnes. Ils revendiquèrent en outre un tarif minimal obligatoire, à l'image des systèmes autrichien, allemand, russe, scandinave, suisse et hollandais. Cette question du tarif obligatoire s'opposa frontalement aux idées libérales car, pour les conservateurs, les prix ne devaient en aucun cas s'indexer sur l'offre et la demande mais être à la hauteur des études scientifiques, de l'indépendance professionnelle et de la responsabilité encourue en cas d'erreur de délivrance[110]. En définitive, ces conservateurs ne demandaient pas de changement majeur à la législation en vigueur, seuls quelques renforcements y étaient nécessaires : l'interdiction des spécialités pharmaceutiques, une limitation et une répartition territoriales des pharmacies, un tarif officiel[111], le maintien du Codex comme référence légale et enfin l'établissement de chambres syndicales électives pour conseiller les autorités sur toutes questions législatives et déontologiques. Cela faisait peu et beaucoup à la fois mais ce programme protégeait la pharmacie traditionnelle et scientifique, repoussant la concurrence et la recherche systématique de profits comme le réclamait M. Mouliets : *« Le pharmacien valait, à mon sens, et ne vaudra que par son laboratoire de bon praticien »*[112]. En contrepartie de cette approche, ces pharmaciens conservateurs décidèrent de s'aider mutuellement et développèrent des institutions basées sur une autre idéologie naissante du 19ème siècle : le mutualisme. Cette doctrine économique, système égalitaire par définition, se devait d'imposer aux pharmaciens les mêmes devoirs pour bénéficier des mêmes droits. Cette doctrine puisait ses origines dans les propos philosophiques de M. Joseph Proudhon, surnommé *« un petit bourgeois »*[113] par Karl Marx. Prévoyant les futures luttes entre le capital et le travail, il voulait reconstituer une nouvelle classe moyenne entre la bourgeoisie et le prolétariat, en référence à celle qui avait disparu à Rome, causant la chute de l'Empire romain. Ces idées de mutualité furent reprises par les Syndicats départementaux pharmaceutiques (S.D.P.) et l'Association générale des Syndicats pharmaceutiques de France (A.G.) qui fondèrent, avec

---

[110] La France fut soumise à l'influence de deux nations qui appliquèrent des approches idéologiques opposées. L'Angleterre appliquait un libre exercice absolu de la pharmacie sans aucune restriction alors que l'Allemagne s'était positionnée sur une limitation du nombre de pharmacies, un niveau d'instruction pratique et scientifique, un prix régulé ainsi qu'un pharmacien au rôle d'officier ministériel. C'est entre ces deux modèles, vaste terre-plein central idéologique, que la France va elle-même faire évoluer sa législation grâce à cette opposition entre conservateurs et libéraux: « La France se rapproche de la liberté anglaise par l'absence de limitation du nombre et de la taxe ; elle tient à l'Allemagne par les obligations scientifiques et l'impossibilité du cumul ».

[111] Le tarif officiel était une des revendications des conservateurs pour limiter la concurrence qui en régime de liberté d'exercice pouvait aboutir à une course aux rabais et aux fraudes. Il permettait aux pharmacies traditionnelles de s'assurer d'un bénéfice minimum, d'une protection contre une exploitation commerciale excessive de la pharmacie ainsi que d'un maintien d'un exercice scientifique.

[112] *Bulletin de la Fédération des Pharmaciens du Midi*, 1910, p25-52

[113] *Bulletin de la Fédération des Pharmaciens du Midi*, 1904, p299

plus ou moins de succès, diverses assurances mutuelles professionnelles pour constituer un capital financier destiné à porter secours aux plus démunis.

Cartographie des Syndicats Pharmaceutiques

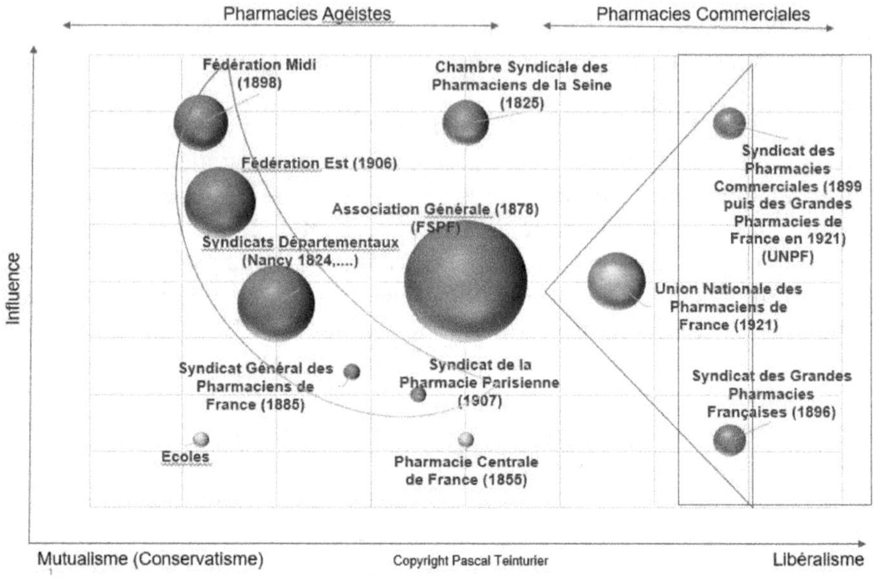

M. Arthur Mangin, en 1864, membre de la Société d'économie politique, commentait ce multipartisme émergeant : *« Les pharmaciens ne sont nullement d'accord sur le régime le plus favorable à l'exercice de leur industrie. Les uns veulent rester où ils sont ; les autres, marcher en avant ; d'autres, retourner en arrière. Ceux-ci veulent être traités comme des savants ; ceux-là comme des commerçants. Plusieurs aspirent à la dignité de fonctionnaire public. Il en est aussi qui s'accommoderaient d'une position mixte, dont toutefois ils ne se font pas une idée bien claire »*[114]. Cette confrontation d'idées aboutit à une réelle divergence idéologique sur les actions à entreprendre et les pharmaciens trouvèrent une première solution en se syndicalisant dans le but de chercher une convergence de vue. En 1908, 55% d'entre eux se regroupèrent sous forme de société puis de syndicat sous la loi du 21 mars 1884. Ce taux de syndicalisation était deux fois et demie plus élevé que celui existant dans le monde ouvrier et commerçant : *« Le syndicalisme répond à une tendance générale qui pousse des individus placés dans la même situation économique et sociale à se grouper afin de se prêter*

[114] Mangin A. *De la liberté de la Pharmacie*. Pais : Éd. F. Savy, 1864, p20

une aide mutuelle et d'améliorer en commun leur condition »[115]. Cette proportion varia selon les départements, la plus basse se situant à 40% mais la plus haute à 84% dans le Lot-et-Garonne, département qui symbolisera un activisme revendicatif, à la hauteur de la ferveur méridionale.

[115] Poplawski R. *Traité de droit pharmaceutique*. Paris: Lib de la Cour de cassation, 1950, p139

3.2. Les Sociétés pharmaceutiques départementales

3.2.1. Des statuts communs pour l'entraide et la défense

Pour appliquer leur programme, les pharmaciens conservateurs se rassemblèrent par département géographique au sein de sociétés qui prirent diverses appellations : Société libre des pharmaciens, Cercle pharmaceutique, Société des pharmaciens, Chambre syndicale... Malgré cette différence apparente, elles possédaient néanmoins des statuts similaires et répondaient à des missions conservatrices dont trois constituaient l'épine dorsale : l'application de la loi de Germinal, le maintien des liens de confraternité et la mise en place de secours mutuels au bénéfice des pharmaciens en difficulté. C'est en raison de ce programme commun qu'elles prirent toutes, malgré leur appellation spécifique, le nom générique de Sociétés pharmaceutiques départementales ou encore de Sociétés de pharmaciens ou encore plus simplement Société suivie du nom du département. Même si elle fut formulée différemment, cette ligne directrice en trois points se retrouva systématiquement dans les statuts comme ceux de la Société du Puy-de-Dôme, fondée en 1867 : « Établir et resserrer des liens de bonne confraternité entre tous les sociétaires ; de s'occuper des intérêts généraux de la pharmacie au point de vue professionnel ; d'établir un fonds de réserve pour les secours mutuels » ou de Boulogne-sur-Mer, créée en 1880 : « La société a pour objet de traiter des questions scientifiques et de s'occuper de tout ce qui touche à l'intérêt, au droit et à la dignité professionnels. Elle a surtout pour but d'entretenir et de développer entre ses membres les liens de bonne confraternité et de mettre les pharmaciens à même de se prêter aide et conseils». Ces sociétés regroupaient principalement les petites pharmacies de province et des campagnes, employant peu d'employés et comptant des ressources financières insuffisantes pour investir dans les technologies industrielles. C'est donc dans ce berceau provincial et traditionaliste que les pharmaciens exprimèrent le besoin vertueux de s'entraider par des liens de confraternité et de mutualité. Indépendantes de toute tutelle étatique, ces sociétés rassemblèrent chacune entre trente et cent membres, de telle sorte qu'en 1900, une centaine de sociétés fut recensée rassemblant plus de huit mille pharmaciens sur les onze mille exerçants.

En 1884, une nouvelle loi autorisa les sociétés à se transformer en syndicats afin de mieux défendre leurs intérêts professionnels. Après quelques hésitations, les sociétés départementales changèrent leurs statuts pour bénéficier des droits étendus inscrits dans cette loi notamment celui d'ester en justice permettant ainsi d'intervenir collégialement dans les procès pour ne pas laisser seul un pharmacien-plaignant en citation directe. La première à se transformer, bien qu'elle portât déjà le terme de syndicat avant la loi de 1884 ce qui augurait déjà d'un certain activisme, fut la Chambre syndicale des pharmaciens de 1re classe du département de la Seine, suivie par les Sociétés de Corrèze, Deux-Sèvres, Indre, Seine-et-Marne et Rhône. Grâce à ces nouvelles dispositions législatives, les sociétés devenues syndicats multiplièrent les poursuites pour exercice illégal auprès des tribunaux et purent, à la requête des parquets ou sur plainte de parties lésées, intervenir comme partie civile. Dans ce sillage tracé, de nombreuses autres sociétés changèrent leurs statuts pour porter le nom de syndicat à la place de société : Syndicat de l'Orne et de la Sarthe, Association syndicale des pharmaciens de l'arrondissement de Valenciennes, Syndicat de la Charente-Inférieure, de l'Aisne, du Cher, de la Loire-Inférieure, de Saône et Loire... Cette transformation fut d'autant plus rapide que les formalités étaient toutes simples : la rédaction des statuts était libre et le nom donné au syndicat restait à la discrétion des requérants. Il suffisait alors de déposer deux exemplaires des statuts certifiés au bas de page par la signature du nouveau président et secrétaire auprès de la mairie, accompagnés d'une liste des membres du bureau sans même devoir dissoudre la société antérieure pour la reconstituer en syndicat. Les pharmaciens étaient donc maintenant armés pour défendre leurs idées conservatrices.

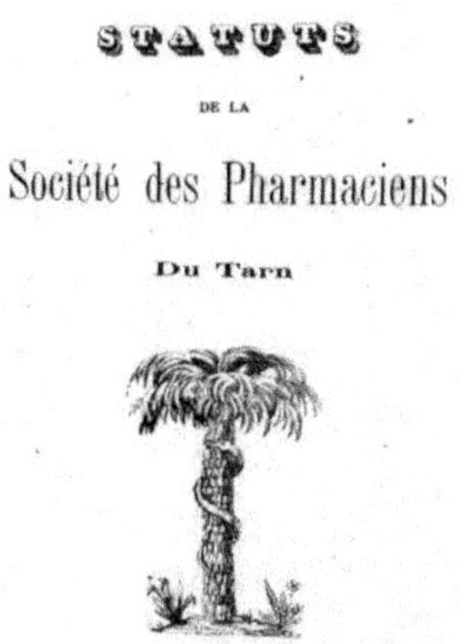

3.2.2. Les principales Sociétés qui ont marqué l'histoire

La toute première société créée fut celle des pharmaciens de la Seine-Inférieure à Rouen. Elle resta toutefois un cas particulier car elle résultait d'une initiative préfectorale. En effet, lors du rétablissement du Collège de pharmacie de Paris en avril 1791, le préfet Beugnot rendit un arrêté qui étendit dans le département de Seine-Inférieure les mêmes statuts et règlements que ceux de Paris. Pourvue de pouvoirs officiels, cette société pourchassa l'exercice illégal sous toutes ses formes et poursuivit les contrevenants devant les tribunaux avec un record de soixante-quatorze contraventions dans l'année 1850. En 1810, elle publia un mémoire intitulé « Réflexions sur la police de la pharmacie » dans lequel elle réclamait déjà une limitation du nombre des officines : *« La Société de Rouen se résume en disant que limiter le nombre des pharmaciens, en se réglant sur la population, ainsi qu'on le fait pour les notaires, les avoués, les huissiers-priseurs, etc., c'est un acte de justice plus de savoir, de probité et d'exactitude »*[116]. Quant à la première société résultant

[116] *Bulletin de Pharmacie.* 1810, 02, p20

d'une initiative des pharmaciens, elle fut fondée dans le département de la Seine. Dès 1819, les pharmaciens de ce département avaient pris l'habitude de se rencontrer trimestriellement lors de dîners, appelés les « Banquets d'union », tenus soit au Palais Royal, soit au pavillon Henri IV à Saint Germain-en-Laye, puis au Véfour. L'admission, héritage des traditions des apothicaires, y était sélective et le candidat pharmacien devait d'abord être proposé par un des membres puis réunir les deux-tiers des suffrages au scrutin secret. La nouvelle société fut officiellement fondée, en 1825, avec comme premier président Pelletier sous le nom de Société de secours et de prévoyance des pharmaciens de 1ère classe de la Seine. Alors surnommée « La Prévoyance », elle s'installa au n°5, rue des Grands-Augustins, à Paris et recensa quatre-vingt-dix membres puis, rapidement, la quasi-totalité des pharmaciens du département y compris les professeurs de l'École pour atteindre, un siècle plus tard, mille-cent-quarante adhérents. Cela en fit la plus importante, la plus ancienne et la plus influente de France. Comme son nom l'indiquait, elle créa une caisse de secours mutuels et de prévoyance octroyant des aides pécuniaires aux sociétaires en difficulté ainsi qu'à leurs veuves et orphelins[117]. Par la suite, son nom évolua en Chambre syndicale des pharmaciens de 1ère classe du département de la Seine puis en abrégé en Chambre syndicale de la Seine. Son influence fut si importante, aussi bien dans le département de la Seine qu'en France, qu'elle contribua activement à construire la jurisprudence complémentaire à la loi de Germinal. Elle devint donc le référent de tous les pharmaciens de France[118].

Aux côtés de la Chambre syndicale des pharmaciens de la Seine, une multitude de syndicats annexes se créèrent au fil du temps. Parmi ceux-ci, certains méritent d'être cités dont celui des pharmaciens d'Asnières-et-de-la-Banlieue-Ouest-de-Paris. Ce dernier avait à sa tête un président emblématique, en la personne de M. Léo-Gabriel Toraude, propriétaire d'une pharmacie à Paris puis à Asnières. En 1915, il acquit le Laboratoire pharmaceutique du radium et en 1918, il créa sa propre société chimique au n°22, rue de la Sorbonne, dans le quartier de la montagne Sainte-Geneviève, dans le 5ème arrondissement de Paris. Membre de la Société des experts-chimistes de France, de l'Association française pour l'avancement des sciences et de la Société de chimie biologique, il était connu pour être affable, généreux, désintéressé et idéaliste. Il était également membre de la Société des gens de lettres et de la Société des auteurs et compositeurs de musique et

---

117 Le bulletin mensuel de la Chambre syndicale des pharmaciens de la Seine débutait systématiquement par une rubrique « Avantages offerts » : « La Chambre syndicale protège ses membres contre le tort que leur cause l'exercice illégal de la profession et assure la défense de leurs intérêts moraux et matériels. Elle les conseille et, chaque fois que cela est possible, leur donne tout son concours, pour l'heureuse solution de leurs difficultés personnelles. Elle leur procure des avantages importants, au point de vue de leurs assurances, notamment par des services professionnels ».

118 Elle fut considérée comme « un modèle de discipline syndicale »

publia divers ouvrages dont « Les Galéniennes », ouvrage poétique et illustratif sur la pharmacie. Le Syndicat d'Asnières auquel il appartenait fonda, en 1907, la centrale d'achat et de répartition de médicaments qui deviendra plus tard la Société coopérative Ile-de-France-pharmaceutique (I.F.P.) couvrant la banlieue de Paris jusqu'à la Bourgogne et la Champagne. Dans Paris intramuros, chaque arrondissement possédait sa société à qui était donné un nom distinctif tel que L'Étoile, La Seine ou la Régalia. En 1907, ces sociétés d'arrondissement se réunirent sous forme d'association, le Conseil général des sociétés d'arrondissement de Paris, qui deviendra en 1906 le Syndicat de la pharmacie parisienne, sis au n°324 de la rue Saint-Martin, à Paris 3ème. Ce dernier syndicat publia un bulletin mensuel, le Journal des pharmaciens dont le siège fut localisé au n°6, rue Git-Le-Cœur, à Paris 6ème. Sa faible représentativité l'obligea à collaborer avec la Chambre syndicale des pharmaciens de la Seine en lui transmettant les affaires relatives à la défense professionnelle nécessitant une action judiciaire, malgré les réticences de cette dernière qui accusait le Syndicat de la pharmacie parisienne de fractionner le mouvement associatif et syndical dans Paris.

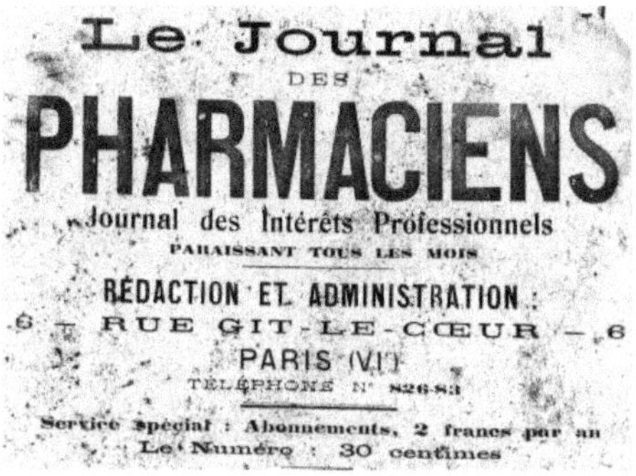

De toutes ces sociétés parisiennes, seule la Société d'arrondissement du 11ème, connue sous le nom de Société confraternelle et amicale des pharmaciens du 11ème arrondissement, aura une destinée nationale. Portant la devise qui révélait à elle seule son activisme syndical : « L'union fait la force ; malheur à l'isolé », cette société se développa grâce à l'activisme de son président, M. Borson. Celui-ci eut le mérite de la transformer en une véritable structure nationale sous le nom du Syndicat général des pharmaciens de France. Le syndicat, surnommé le S.G.P.F., resta très proche idéologiquement de la Chambre syndicale de la Seine. Ces deux entités échangèrent leur bulletin respectif comme signe d'entente même si elles s'affrontèrent régulièrement dans l'action et le verbe pour accroître leur

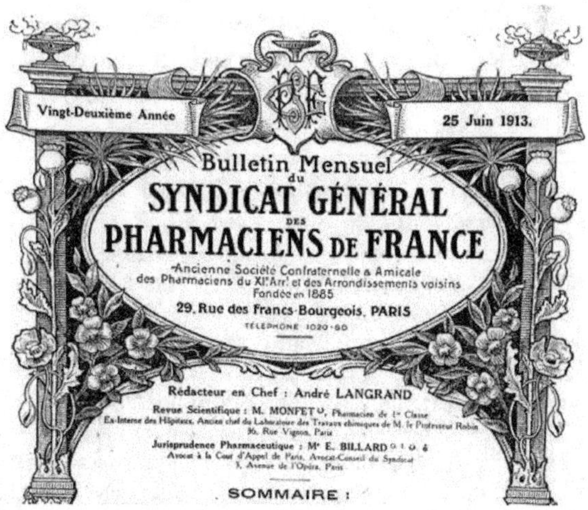

nombre d'adhérents et assoir leur influence[119].

En province, une centaine de sociétés départementales apparurent d'une façon analogue. Parmi ces sociétés provinciales, nous en citerons quelques-unes pour leur ancienneté comme la Société libre des pharmaciens de Nancy fondée en 1824, le Cercle pharmaceutique du Haut-Rhin et la Société des pharmaciens de Strasbourg en 1839, la Société de pharmacie du Bas-Rhin en 1844, la Société d'émulation et de prévoyance des pharmaciens de la Haute-Garonne en 1849, le Cercle pharmaceutique de la Marne en 1951... D'autres se distinguèrent par des initiatives originales. À titre d'exemple, la Société des pharmaciens du Loiret, fondée en 1877, rédigea en 1885 à l'attention des pharmaciens d'Orléans un recueil listant des formules galéniques issues de leur pratique quotidienne associées à des informations pratiques comme les doses maximales, indications thérapeutiques, tables de solubilité et de tarification. Distribué à plus de trois-mille exemplaires lors de sa première édition, ce recueil intitulé Le Formulaire des pharmaciens français, ou F.P.F., devint une véritable référence nationale du traditionalisme en promouvant la préparation magistrale au détriment de la spécialité pharmaceutique : *« Prescrivez les préparations de notre Formulaire, elles équivalent à celles de X ou de Z ; vous connaissez leur composition intégrale et votre ordonnance peut être exécutée dans toutes les pharmacies »*[120]. Face à un indiscutable succès, le formulaire fut réédité chaque année avec de nouvelles formules, toutes siglées par les trois lettres F.P.F. pour mieux les identifier comme référence galénique, à plus de quatorze-mille exemplaires diffusés sur l'ensemble du territoire français[121].

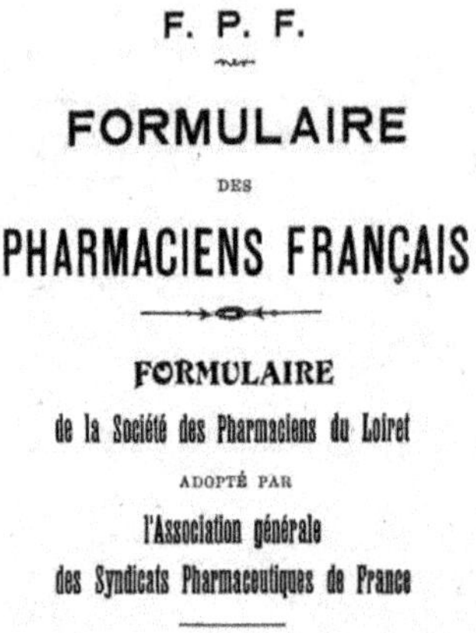
F. P. F.

FORMULAIRE

DES

PHARMACIENS FRANÇAIS

FORMULAIRE

de la Société des Pharmaciens du Loiret

ADOPTÉ PAR

l'Association générale

des Syndicats Pharmaceutiques de France

[119] M. Cantin, qui deviendra le président du Syndicat général des pharmaciens de France reconnut toutefois, en 1911, l'antériorité et la légitimité de la Chambre syndicale de la Seine : « Votre Chambre syndicale est la doyenne de nos sociétés ; elle est également une de celles où l'activité est la plus grande et le labeur le plus fécond. Dans ses rangs figurent, en effet, les défenseurs les plus vaillants et les plus fermes de notre chère profession. Aussi la trouve-t-on toujours à l'avant-garde de nos revendications professionnelles. On a dit de Paris qu'il était le cerveau, non seulement de la France, mais du monde. Il n'est pas étonnant que votre Chambre syndicale, qui n'est qu'un de ses reflets innombrables, ait la noble ambition de tenir sur les sommets le flambeau de la pharmacie ».

[120] *Bulletin de l'Association Générale des Pharmaciens de France*, 1910, 12, p360

[121] La première édition parue initialement sous le titre Formulaire du Loiret par la Société des pharmaciens du Loiret. Ce titre changea à la huitième édition, en 1899, en Formulaire des pharmaciens français suite à la reprise de cet ouvrage par l'Association générale pour en faire une référence nationale et non plus locale. Son succès tint principalement au fait qu'il s'adressa tout autant aux médecins prescripteurs qu'aux pharmaciens dispensateurs : « L'Association

Pour mieux échanger et diffuser cette idéologie conservatrice, ces sociétés se réunirent lors de congrès annuels sous l'égide de deux personnes, M. Viguier, président de la Société pharmaceutique d'émulation et de prévoyance de l'Est et de M. Perrens, membre de la Société de Bordeaux, deux régions de l'Est et du Sud-Ouest qui prendront ultérieurement la tête du mouvement conservateur en France[122]. Le premier congrès eut lieu en 1858 à Rouen, ville symbolique qui vit la création de la toute première société pharmaceutique départementale. Les congrès suivants furent l'occasion d'aborder divers majeurs, notamment celui du Mans qui aborda l'épineux sujet de la division des pharmaciens en deux classes, celui de Marseille au cours duquel fut émise la nécessité d'une réforme de l'inspection et de la création de cellules disciplinaires, celui de Rennes proposa la fondation de caisses de retraite sur un modèle déjà existant en Gironde. Mais c'est ceux de Nantes, en 1870, et de Clermont-Ferrand, en 1876, qui furent le déclencheur d'une volonté d'un rassemblement structuré à l'échelle nationale. Cette idée d'un mouvement national prenait ses origines dans l'initiative prise par les pharmaciens marseillais qui avaient, dès 1875, créé un premier rassemblement régional sous la forme d'une fédération de sociétés appelée la Fédération du Sud-Est. Cette dernière couvrit une vaste zone d'influence géographique incluant les villes de Nice à Alger en passant par Marseille, Montpellier et Narbonne. Elle fut incarnée par son premier président charismatique, M. Henry Fortuné, pharmacien à Béziers et président du Syndicat de l'Hérault. Dans son sillage, la Fédération du Sud-Ouest-et-du-Centre sera créée un an plus tard, en 1876, en réunissant quinze sociétés et six-cents pharmaciens installés dans les départements allant du Cantal jusqu'aux Basses-Pyrénées en passant par les Landes, le Lot et le Lot-et-Garonne. Elle fut présidée successivement par trois personnes tout autant charismatiques : MM. Boutes, Mouliets et Garnal. Ce dernier était le président

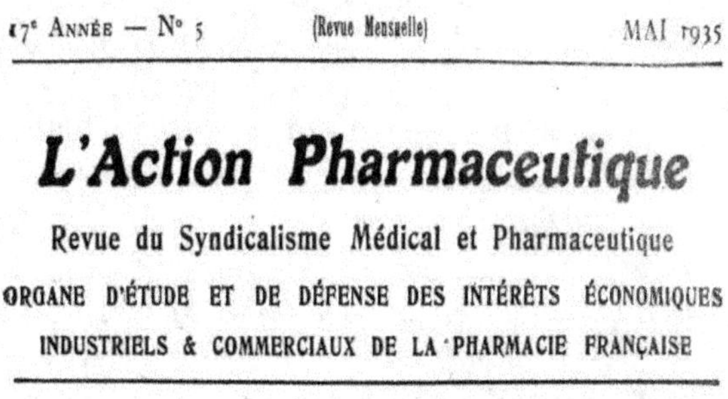
17e Année — N° 5 (Revue Mensuelle) MAI 1935

L'Action Pharmaceutique

Revue du Syndicalisme Médical et Pharmaceutique

ORGANE D'ÉTUDE ET DE DÉFENSE DES INTÉRÊTS ÉCONOMIQUES
INDUSTRIELS & COMMERCIAUX DE LA PHARMACIE FRANÇAISE

générale espère ramener médecins et pharmaciens à une conception plus exacte de leur devoir social respectif, devoir que l'on peut résumer en deux mots : obligation pour le médecin de formuler des préparations dont il connait la composition ; obligation pour le pharmacien de préparer consciencieusement le médicament prescrit avec toute la précision désirable ».

[122] M. Fumouze en 1863 disait de ces congrès : « Les congrès pharmaceutiques ont ce résultat immédiat, de mettre en contact les délégués de la grande famille, et d'en unir plus étroitement tous les membres, en divulguant ce principe qui a fait la force de notre société : « Union de toute la pharmacie contre les parasites qui l'entourent et la dépouillent, respect absolu à tous les errements honnêtes dans l'exercice professionnel »..

du Syndicat des pharmaciens du Lot ; il créa, en 1918, un journal syndical des plus revendicatifs L'Action pharmaceutique et s'employa avec ténacité et courage à défendre la pharmacie traditionnelle en élaborant à lui seul un véritable programme basé sur la solidarité professionnelle, une adhésion syndicale obligatoire, une limitation territoriale des pharmacies et une transformation de l'enseignement professionnel. Il n'hésita pas non plus, avec son franc-parler, à dénoncer tous les abus et insuffisances, y compris celles de son propre clan conservateur. M. Boutes, pharmacien de Muret, devint le président de la Fédération du Sud-Ouest-et-du-Centre en 1904 et alloua toute son énergie à défendre la cause des plus petites pharmacies et de la préparation magistrale : *« Retenez que nous sommes huit-mille prolétaires, le mot est de l'ex-député Delaunay, qui végétons, qui pâtissons, qui ne retirons pas des services que nous rendons le traitement auquel nous avons droit »*[123]. Quant à M. Mouliets, pharmacien à La Teste, il avait préalablement créé le Syndicat des pharmaciens du Bassin d'Arcachon ce qui était déjà une performance en soi compte tenu qu'Arcachon était plus voué à être une station balnéaire qu'une place forte du syndicalisme. Il entraîna son petit syndicat dans la puissante Fédération du Sud-Ouest-et-du-Centre en 1907, avant d'en devenir le président trois ans plus tard. Sa forte personnalité lui permit d'insuffler une nouvelle dynamique syndicale grâce à une ferveur toute méridionale qui mériterait de figurer, encore de nos jours, dans tous les manuels d'enseignement : *« Travail, volonté, probité, voilà, messieurs, la trilogie vieille comme le monde qui doit encore aujourd'hui guider notre conduite »*[124]. M. Mouliets critiqua ouvertement le libéralisme et l'existence de la spécialité pharmaceutique, tout en réclamant un esprit de corps rappelant celui des corporations d'apothicaires : *« L'esprit d'opposition est un esprit systématique, anti-solidariste et dangereux ; au contraire, l'esprit de critique est un esprit raisonné, utilitaire et fraternel, qui ne cherche qu'à éviter ce qui est mal et à perfectionner ce qui est bien. La critique s'attache surtout à ce qui est obscur pour le rendre lucide et ceux-là seuls en peuvent être indisposés qui ont mauvais caractère ou qu'un intérêt pousse à chasser la clarté »*. Il conclut sur cette leçon de moralité : *« Le grand facteur de nos organisations, c'est par conséquent l'amitié vraie, loyale, qu'il ne faut pas confondre avec l'esprit de camaraderie, cousin germain de l'esprit de chapelle »*. Ces deux fédérations méridionales, de par leurs valeurs communes, leurs racines géographiques et la propension communicative toute méridionale de leurs présidents respectifs, étaient faites pour se rapprocher. Ce qui fut fait le 30 octobre 1898, à Carcassonne, pour fonder une puissante Fédération des pharmaciens du Midi, encore appelée la Fédération des sociétés de pharmacie du Midi qui prendra, en 1906, le nom d'Union des fédérations des sociétés et syndicats pharmaceutiques du Midi. Surnommée familièrement la

---

123 *Bulletin de la Fédération des Pharmaciens du Midi*, 1910, p15-335

124 *Bulletin de la Fédération des Pharmaciens du Midi*, 1910, p15-335

« Fédération du Midi », ce qui était plus pratique à formuler, elle était dirigée par un comité exécutif ayant autorité sur les deux fédérations constituantes : *« Il importe aussi de ne pas perdre de vue que le bureau de la Fédération du Midi, de par les statuts, est un comité exécutif qui, s'il a pour mission d'exécuter les décisions arrêtées par les Assemblées générales, doit être aussi la sentinelle qui veille sans répit, une sentinelle qui a le pouvoir de décider, de provoquer l'action, d'engager même des dépenses s'il y a lieu »*[125]. M. Boutes en fut un des présidents et mena une féroce lutte syndicale en faveur d'un strict conservatisme des traditions, aidé en cela par les professeurs des Écoles, défenseurs de la pharmacie scientifique et traditionnelle : *« J'ai plus que jamais confiance dans nos maitres des Écoles, dans leurs sentiments de véritable équité. L'inspection ne sera pas entre leurs mains un moyen d'opprimante tutelle, mais plutôt l'occasion d'une douce et confraternelle collaboration pour le relèvement moral et matériel de la pharmacie française. Comme l'a si bien dit le professeur Sigalas, « ils resteront nos guides, nos conseillers scientifiques, nos amis », et par conséquent, nos défenseurs ! »*[126]. Les professeurs des Écoles élaborèrent dans le sillage de la Fédération du Midi un référentiel de la pharmacie traditionnelle surnommé le « projet des Écoles » vantant un exercice personnel sous le diplôme de pharmacien, un commerce exclusif de la préparation magistrale, une indivisibilité du capital de l'officine et de l'exercice professionnel, une responsabilité devant les tribunaux de toutes erreurs et accidents, ainsi que l'interdiction de toute publicité. Malgré sa forte influence, la Fédération du Midi eut toutefois une courte existence car elle disparut dans les ténèbres de la première guerre mondiale pour ne plus réapparaître, malgré un intérêt réciproque de la Fédération du Sud-Ouest et de sa consœur du Sud-Est[127]. Les Fédérations du Sud-Est et du Sud-Ouest-et-du-Centre seront suivies par la création de celles de la Normandie en 1903, de l'Ouest en 1904, de l'Est en 1905 et de l'Eure-et-de-Seine-Inférieure ainsi que de la Picardie-Champagne en 1911 pour arriver à un total de sept. Si celle du

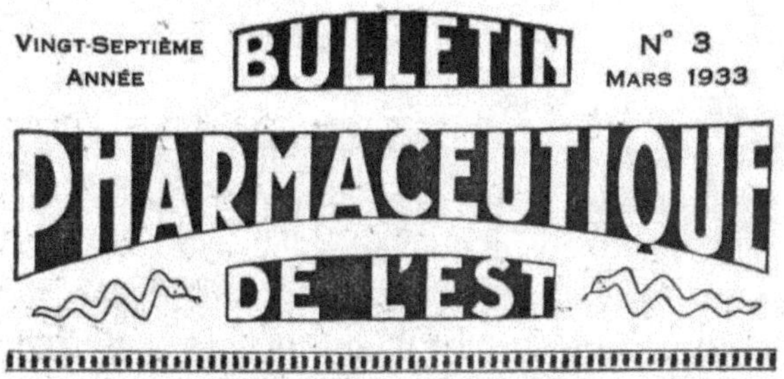

[125] *Bulletin de la Fédération des Pharmaciens du Midi*, 1906, p178

[126] *Bulletin de la Fédération des Pharmaciens du Midi*, 1910, p59

[127] La Fédération du Sud-Est cessa ses activités en juillet 1914 pour les reprendre en juillet 1919. Au cours de sa première assemblée fédérale d'après-guerre organisée à Toulon, le sort de l'Union des fédérations pharmaceutiques du Midi fut évoqué avec ferveur pour une reconstitution. La même intention fut exprimée à l'assemblée générale de la Fédération du Sud-Ouest-et-du-Centre tenue à Toulouse la même année, en 1919. Mais si le principe fut acté par les deux fédérations, les pourparlers pour établir une unité de direction n'aboutirent pas.

Midi fut la plus militante, la plus importante en nombre d'adhérents fut celle de l'Est incluant vingt-trois sociétés et couvrant une zone géographique allant du Haut-Rhin jusqu'à la Savoie en passant par la Loire.

Toutes étaient structurées de la même façon ; un conseil fédéral constituait l'organe de gouvernance et regroupait un délégué de chaque société adhérente, un secrétaire général faisant fonction de trésorier ainsi qu'un président. Aux côtés de ce conseil, diverses sections de travail permettaient l'étude des sujets d'actualité professionnelle. Lorsqu'une société affiliée à la Fédération désirait examiner, étudier ou appuyer une question, cette question était d'abord soumise à l'examen de la section concernée puis au conseil qui, si la question était déclarée d'intérêt général, faisait les démarches auprès des pouvoirs publics. Chaque fédération avait des statuts équivalents qui rappelait les missions des sociétés départementales : « La Fédération normande a pour but de resserrer les liens de bonne confraternité entre les pharmaciens et de leur permettre de se prêter une mutuelle assistance en vue de faire triompher les revendications professionnelles ». Mais à la différence des syndicats, les fédérations n'étaient pourvues ni de personnalité civile, ni de capacité juridique. En conséquence, elles ne pouvaient pas ester en justice et les syndicats ne pouvaient défendre que les intérêts généraux et collectifs de la profession selon la loi de 1884.

3.2.3. Un maillage syndical à trois échelons

Si l'idée d'une structure nationale continuait son chemin en parallèle de l'instauration de fédérations régionales, il manquait aux pharmaciens une représentation locale car, si un pharmacien pouvait adhérer à des idées collectives, il n'en restait pas moins que, dans la pratique quotidienne, une indiscipline régnait sur le terrain et contrariait l'application des directives syndicales départementales et fédérales : ventes de spécialités pharmaceutiques, non-respect des horaires d'ouverture des officines, repos hebdomadaire bafoué, entente sur les tarifs accordés aux assurances, application de rabais sur le tarif minimum agréé… L'idée fut donc de mettre en place des contrats locaux pour imposer une discipline au plus proche du terrain et éviter la défection d'un pharmacien à ses devoirs syndicaux. Il fut inséré dans ces contrats une clause contractuelle en cas d'infraction : *« Il a été convenu ce qui suit : pour la défense de leurs intérêts commerciaux réciproques et pour éviter une concurrence déloyale néfaste, les soussignés prennent les uns à l'égard des autres les engagements suivants : […] Toute infraction à ces engagements par l'un des contractants constituera un acte de concurrence déloyale et l'obligera à payer à ses cocontractants, à titre de dommages-intérêts et comme clause pénale, une somme de xx pour chaque infraction constatée. À défaut par l'auteur de l'infraction de verser l'indemnité ci-dessus stipulée, après mise en demeure par lettre recommandée, le recouvrement en sera opéré au moyen de formules devant le tribunal de commerce... »*. Ces contrats furent mis en place dans le cadre d'associations locales libres regroupant les pharmacies d'un même canton, arrondissement ou quartier et dont la création venait d'être facilitée par la nouvelle loi de 1901 sur les associations à but non lucratif. Le premier à les mettre en œuvre fut le Syndicat des pharmaciens du Nord-de-la-France sous l'influence de son président Decramer suivi par le Syndicat des pharmaciens d'Arcachon de M. Mouliets. Ce dernier vantait alors une telle association locale pour les pharmaciens : *« C'est donc un contrat que nous proposons à nos confrères de même localité, pour établir entre eux, l'entente valant toujours mieux que la guerre, un lien de tout repos parce que fondé sur des engagements précis et synallagmatiques, contrat bilatéral qui, forcément, ramènera la confiance en permettant à chacun de dormir sur ses deux oreilles ! »*[128]. Ces associations se nommèrent sous diverses appellations telles que Société amicale des pharmaciens de l'Etoile, Société amicale des pharmaciens des 18ème et 19ème arrondissements de Paris, l'Union amicale pharmaceutique ou encore l'Union confraternelle des pharmaciens de La Teste ; elles prirent une telle ampleur qu'elles furent connues sous le nom de leurs initiateurs, à savoir les systèmes Decramer et Mouliets.

3.2.4. Le financement des retraites comme préoccupation commune

Ce maillage territorial à trois échelons permit finalement de maintenir une ligne directrice syndicale cohérente sur l'ensemble du territoire, et ceci de la plus petite localité jusqu'à la plus grande ville de province. Les Syndicats départementaux qui en furent la pièce centrale et le pivot en raison de leur capacité juridique, mirent en outre à leur profit l'article 6 de la loi de 1884 qui leur donna officiellement le droit de constituer des Sociétés de secours mutuels. Le besoin de se pourvoir d'une caisse de secours et de retraites était en effet un véritable enjeu et la question des retraites toujours une préoccupation[129] majeure, ceci d'autant plus depuis la concurrence effrénée que se livraient les officines, comme le rappela M. Mouliets : *« Je ne vous ferai pas l'injure de vous demander comment vous aurez songé à résoudre, pour vous-mêmes, la solution du problème qui préoccupe aujourd'hui, à juste titre, tous les peuples civilisés ; j'ai nommé la retraite et mieux le repos »*[130]. Car la situation économique des trois quarts des pharmaciens était devenue jour après jour préoccupante et c'est pour cette raison que les syndicats

---

[128] *Bulletin de la Fédération des Pharmaciens du Midi*, 1907, p316

[129] Le financement des retraites par le capital restait une préoccupation majeure des pharmaciens et le maintien de la valeur des officines en était le pivot. En conséquence, la guerre des prix représentait une réelle menace selon un pharmacien de Paris : « Malgré la concurrence acharnée des grandes pharmacies et celle des détaillants entre eux, et celle-ci n'est peut-être pas moins funeste que celle-là, les pharmaciens joignent les deux bouts. Enfin viendra le jour où beaucoup devront prendre sur le capital ; à ce moment, bon gré mal gré, ils se réveilleront et seront forcés de réagir ».

[130] *Bulletin de la Fédération des Pharmaciens du Midi*, 1910, p17

fondèrent chacun à leur tour leur propre société de secours et de retraite comme celui, par exemple, de la Gironde à l'origine de la Caisse de secours mutuels départementale et de retraite de Bordeaux. Il en fut de même avec la Société des pharmaciens du Sud-Ouest qui fonda, en 1905, l'Union mutuelle des pharmaciens du Sud-Ouest, œuvre de secours et de retraite. En 1907, le Syndicat des pharmaciens des Landes créa sa société de secours mutuels pour couvrir les frais en cas d'incapacité de travail ou de décès à travers l'établissement d'un fond de retraites. Quant au président du Syndicat des pharmaciens de Seine-et-Oise, M. Denize, pharmacien à Étampes, dont il fut dit de lui : *« Denize n'avait que l'ambition de sauvegarder les intérêts des petits, des petits pharmaciens et du public* », il créa l'Association confraternelle des pharmaciens français en vue de garantir une retraite et une prise en charge des frais de maladie grâce à une structure conjointe de production et de vente de remèdes. Malheureusement, toutes ces sociétés de secours mutuels furent limitées dans leur développement et ceci principalement en raison de l'interdiction qui leur était faite, jusqu'en 1898, de regrouper plus de cinq-cents adhérents ce qui restreignait *de facto* les chances de constituer un fonds de roulement suffisant. Alors en concurrence directe avec les grandes compagnies d'assurance, la plupart d'entre elles n'eurent qu'un succès mitigé, ce qui amena rapidement à la conclusion que les Sociétés départementales pharmaceutiques ne possédaient pas la puissance financière suffisante pour garantir à leurs adhérents à la fois une assurance-vie et une assurance-retraite. La double leçon qui s'en dégagea est qu'il fallait non seulement une structure nationale ralliant un plus grand nombre d'adhérents mais aussi une source annexe de capitalisation.

3.3. L'Association générale des pharmaciens de France

3.3.1. La première association pharmaceutique nationale

L'idée de rassembler les sociétés départementales et régionales au sein d'une vaste structure nationale émise lors des congrès de Nantes, en 1870, puis de Clermont-Ferrand, en 1876, fut finalement reprise par la Chambre syndicale des pharmaciens de la Seine, représentée par MM. Genevoix et Crinon. Pour cela, ils créèrent, en 1878, la première union des Sociétés pharmaceutique de France à des fins syndicales[131] : l'Union des sociétés pharmaceutiques de France. Devenue par la suite l'Association générale des pharmaciens de France, surnommée l'Association générale ou encore l'A.G. par abréviation[132], elle regroupa les deux tiers des sociétés pharmaceutiques départementales. Son siège fut installé au domicile personnel de son secrétaire général, Caliste Crinon, et eut pour devise « Dignité, dévouement, abnégation ». Puis, sous la présidence de Victor Rièthe, l'association déménagea, vingt-deux ans après sa création, dans les locaux de la Chambre syndicale des pharmaciens de la Seine au n°5, de la rue des Grands-Augustins. Ce regroupement géographique, anodin par lui-même, révélait déjà une certaine influence idéologique de la Chambre syndicale des pharmaciens de la Seine sur sa grande sœur. En 1905, l'A.G. acquit ses propres locaux en achetant un immeuble au n°13, de la rue Ballu qui sera surnommé par la suite la Maison des pharmaciens par similitude à la Maison de Paris de la Pharmacie centrale de France de M. Dorvault[133].

La figure emblématique de l'A.G. fut incontestablement celle de son fondateur, M. Crinon, secrétaire général pendant plus d'un quart de siècle. Pharmacien de première classe, ses larges compétences étaient reconnues de tous : *« Compétence universelle, une puissance de travail merveilleuse, une droiture exemplaire, une serviabilité et un dévouement sans bornes ».* Il

[131] Au moment de la création de l'A.G., la plupart des sociétés départementales étaient aussi des sociétés savantes. En 1876, le professeur Bussy, pour poursuivre les travaux scientifiques en parallèle de la toute nouvelle A.G. à connotation plus syndicale, créa une nouvelle Union scientifique des pharmaciens français. Mais cette union vécut seulement quelques années et cette courte expérience fut expliquée par certains pharmaciens par l'absence de bulletin périodique, véritable et seul organe de publication à cette époque.

[132] Cette association porta plusieurs noms : Association générale des pharmaciens de France, elle s'appela aussi Union des sociétés pharmaceutiques de France. Puis, à partir d'août 1911, elle changea de nom pour améliorer la collaboration ente l'A.G. et les syndicats départementaux : Association générale des syndicats pharmaceutiques de France suivie du sous-titre de Fédération nationale fondée en 1878, puis Fédération nationale des syndicats pharmaceutiques de France.

[133] Les locaux du 13, rue Ballu, accueillent de nos jours la Fédération des syndicats pharmaceutiques de France (F.S.P.F.)

occupa en parallèle de nombreuses autres fonctions, confirmant son dévouement pour la pharmacie et sa volonté de vulgariser les progrès scientifiques en dirigeant durant de longues années le Répertoire de pharmacie et en collaborant à la Revue des médicaments, ainsi qu'au Journal de chimie médicale et à l'Union pharmaceutique. À ses côtés, M. Genevoix, exerça la première présidence de 1878 à 1883 avec tout autant de qualités : habile, énergique, praticien instruit, orateur éloquent, littérateur distingué, poète distingué et journaliste de premier ordre. Après onze ans d'exercice, M. Genevoix céda la présidence au profit de M. Victor Rièthe. Pourvu d'un caractère bien trempé associé à des qualités de loyauté, de droiture et de générosité ainsi qu'à des facilités exceptionnelles d'écrivain et d'orateur, ce dernier exprima un enthousiasme à défendre les idées conservatrices de l'A.G. et marqua de son empreinte la vie de l'association : *« Tous ceux qui approchaient Victor Rièthe étaient de suite séduits par sa vive intelligence, son commerce agréable, sa parole élégante et facile, cette attitude si caractéristique qui commande la sympathie »*. Pour compléter cette revue des principaux dirigeants, il faut également citer M. Armand Fumouze qui fut le trésorier de l'A.G. pendant vingt-six ans, ainsi que de nombreux autres pharmaciens agéistes qui occupèrent en parallèle les plus hautes fonctions au Parlement dont le député du Rhône, Cazeneuve, qui créa en 1906 un original groupe pharmaceutique parlementaire et le député de la Loire, Morel, pharmacien à Charlieu, qui devint ministre des Colonies en 1910. En 1910, il y eut ainsi jusqu'à vingt pharmaciens-députés. Il en fut de même au Sénat où il n'y eut pas moins de cinq pharmaciens-sénateurs dont le plus connu fut M. Duval, pharmacien à Saint-Julien pendant dix-huit ans ; il fut maire avant de devenir député en 1883 puis sénateur de Haute-Savoie en 1898. Cette large représentativité parlementaire permit à l'A.G. de porter jusqu'aux plus hautes fonctions de l'État ses idées conservatrices en faveur d'un exercice traditionnel de la pharmacie.

3.3.2. Un rôle de représentativité syndicale

Cinquante ans après sa création, en 1928, plus des quatre cinquièmes des pharmaciens adhéraient à l'Association générale des syndicats pharmaceutiques de France, d'Algérie et des colonies, par l'intermédiaire d'un réseau agrégé de quatre-vingt-neuf sociétés départementales devenues entretemps des syndicats (ces derniers étaient surnommés les Syndicats agrégés ou, plus simplement, les « Affiliés » ou encore plus fréquemment les « Agéistes »). Son conseil d'administration fut constitué de représentants issus de chacun des syndicats départementaux, à raison d'un conseiller par tranche de deux-cents membres adhérents, selon une règle d'allocation géographique pour maintenir une juste représentativité régionale. Pour cela, le territoire fut partagé en cinq régions selon une ligne Nord-Sud, se confondant avec le méridien de Paris, et une ligne Est-Ouest représentée par le 47ème parallèle de latitude Nord. Ces deux lignes séparaient ainsi quatre régions, auxquelles fut ajoutée la ville de Paris en tant que cinquième région. Ces cinq régions rassemblèrent un nombre équivalent de pharmaciens et donc de représentants au conseil d'administration, bien que celle du Sud-Est soit un peu plus importante en raison du rattachement de la Corse et de l'Algérie. En conséquence, chaque région avait chacune neuf conseillers au conseil d'administration de l'A.G., à l'exception de celle du Sud-Est qui en avait dix et celle du Sud-Ouest seulement huit. En 1884, la parution de la loi sur les syndicats amena l'A.G. à modifier ses propres statuts, au même titre que ses syndicats affiliés, pour se présenter elle-même sous une forme syndicale. Puis, la loi de 1920 autorisa la création d'union de syndicats ce qui permit de mettre en place une structure fédérale par l'intégration des fédérations conservatrices déjà existantes et initialement créées par les sociétés départementales. Au total, neuf fédérations s'inscrivirent dans cet échelon intermédiaire, trait d'union entre les syndicats départementaux et l'A.G. : Centre-Berry-Beauce, Centre-Ouest, Est, Nord, Normandie, Ouest, Picardie-Champagne, Sud-Est et Sud-Ouest-et-du-Centre, ces deux dernières représentant la défunte Fédération du Midi mais amenant avec elles leurs profondes convictions conservatrices au sein même de l'A.G.

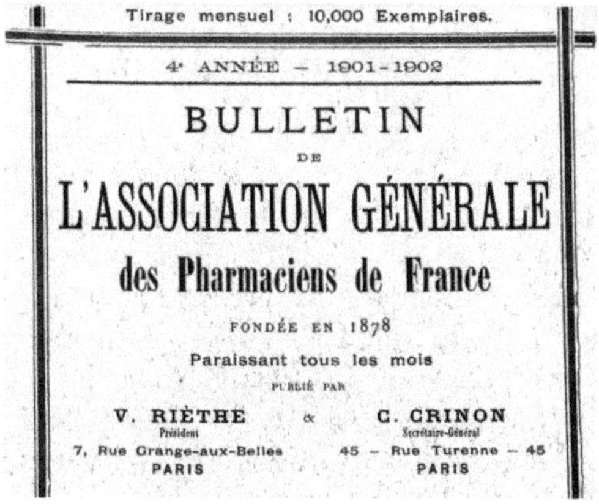
Tirage mensuel : 10,000 Exemplaires.

4e ANNÉE — 1901-1902

BULLETIN

DE

L'ASSOCIATION GÉNÉRALE

des Pharmaciens de France

FONDÉE EN 1878

Paraissant tous les mois

PUBLIÉ PAR

V. RIÈTHE, Président, 7, Rue Grange-aux-Belles, PARIS & C. CRINON, Secrétaire-Général, 45 — Rue Turenne — 45, PARIS

Si les syndicats départementaux eurent pour rôle de représenter les pharmaciens, l'Association générale en fit de même vis-à-vis des syndicats départementaux auprès des pouvoirs publics en agissant en leur nom. En d'autres termes, quand les droits individuels des pharmaciens s'affirmaient dans le droit collectif des syndicats départementaux, ceux individuels des syndicats l'étaient de la même façon dans celui collectif de l'Association générale. Représentant ainsi les syndicats départementaux, la base militante de l'A.G. défendit une idéologie conservatrice, hostile aux idées libérales et encore plus aux idées ultra-libérales. Défenseur des traditions d'honorabilité et de loyauté professionnelles, elle demanda la stricte application de la loi de Germinal ainsi qu'une interdiction des spécialités pharmaceutiques et de leur publicité, tout en préconisant une limitation territoriale des officines, associée à l'application d'un tarif officiel sur les seules préparations magistrales et officinales. Elle publia un bulletin mensuel intitulé le Bulletin de l'Association générale des pharmaciens de France[134].

---

[134] Le titre évoluera après la deuxième guerre mondiale pour devenir « Le pharmacien de

Le principe de fonctionnement de l'A.G. consistait en ce que chaque syndicat agéiste identifie des problématiques ou des sujets de réflexion afin de les partager au niveau fédéral. Si les sujets étaient alors reconnus comme d'intérêt commun, ils étaient transmis aux différentes commissions de l'A.G. : mutualité, finances, tarifs, affaires commerciales, législation ou jurisprudence, pour être soumis en dernière étape au conseil d'administration qui était chargé de trouver les solutions adéquates et d'agir auprès des autorités[135]. Pour son financement, l'A.G eut principalement recours à la gestion des bons d'alcool. En effet, à la demande du ministère des Finances, l'A.G. fut missionnée pour distribuer aux pharmaciens, au nom de l'État, les bons de cession d'alcool destinés à la préparation des médicaments, en échange d'une cotisation mensuelle d'un francs et vingt-cinq centimes. Ainsi, l'A.G. collectait un budget colossal estimé à près de cent-soixante-cinq mille francs par an[136]. En outre, à cette cotisation mensuelle, venait s'ajouter des contributions sur les achats d'alcool sous forme de mandat-poste ou de bon de poste, à raison d'un franc pour des quantités inférieures à vingt litres, d'un franc et cinquante centimes pour les quantités de vingt à cinquante litres et de deux francs pour les quantités supérieures à cinquante litres. Indirectement, cette gestion correspondait à un véritable financement par l'État, ce qui donnait à l'A.G. à la fois une notoriété, une reconnaissance et un caractère semi-officiel[137].

Si la volonté d'une associative nationale naquit dès 1870, lors du congrès de Nantes, la création d'un premier Congrès pharmaceutique international apparut dès 1865 à Brunswick aux États-Unis. Il regroupa pour la première fois des pharmaciens venus de France, d'Allemagne, d'Autriche, d'Angleterre, de Russie, du Danemark, de Finlande et de Suisse. D'autres suivirent par la suite : Paris en 1867, Vienne en 1869, Saint-Pétersbourg en 1874, Londres en 1881, Bruxelles en 1885, Chicago en 1893, Bruxelles en 1897, Paris en 1900 puis à nouveau Bruxelles en 1910. L'ordre du jour de ces congrès portait toujours sur des sujets scientifiques et commerciaux de la

---

France », journal toujours publié de nos jours

135 M. Rièthe, président de l'A.G., disait de ce fonctionnement vertical en 1905 : « Je considérais comme un critérium à rechercher pour nos organisations syndicales : initiatives individuelles de leurs membres, centralisation unique, rationnelle et disciplinée de l'action par leurs bureaux et par le conseil de l'Association générale, chargée de dégager et de faire aboutir les solutions préconisées par la majorité.

136 Outre la gestion des bons d'alcool permettant de collecter 165.000 francs annuellement, l'Association générale était aussi financée par une cotisation due par chaque syndicat départemental, cotisation correspondante à trois francs par pharmacien adhérent, soit approximativement 180.000 francs supplémentaires.

137 La gestion des bons d'alcool par l'Association générale fit l'objet de polémiques en raison d'une certaine opacité budgétaire. En 1908, la commission des finances demanda aux trésoriers de l'A.G. un bilan comptable séparé du « Compte de l'Alcool » en précisant le total des recettes et des dépenses jusqu'alors inconnu. Sans succès, l'approbation annuelle des comptes sans qu'aucun examen ne puisse être possible fut remontée au ministre des Finances compte tenu que cette gestion était avant tout un financement public d'une association syndicale.

profession. En exemple, celui de 1885 aborda le projet d'une pharmacopée internationale, l'analyse des eaux et la falsification des denrées alimentaires. Lors du 10ème congrès de 1910, sur proposition de la Société néerlandaise de pharmacie, le représentant du gouvernement des Pays-Bas, M. Van Ledden-Hulseboch, proposa l'intégration de ces congrès dans le cadre d'une nouvelle Fédération internationale pharmaceutique, surnommée la F.I.P., et confirma le choix de La Haye comme siège de cette fédération. La F.I.P fut officiellement fondée le 5 septembre 1910, mais n'entra en action qu'en 1918 à la fin de la première guerre mondiale. Elle regroupa finalement toutes les sociétés, unions, fédérations et associations nationales de plus de vingt pays issus d'Europe, d'Amérique du Nord et du Sud, d'Afrique et d'Océanie, soit plus de soixante-dix-mille membres. Elle se donna comme mission la protection des intérêts de la pharmacie et sa reconnaissance comme une profession savante. L'Association générale, représentante d'un nombre majoritaire de pharmaciens, fut reconnue, à ce titre, comme le seul membre officiel français.

3.3.3. Une recherche éperdue d'une retraite heureuse

Forte de cette représentativité, l'A.G. reprit certains projets en attente, notamment celui d'une institution nationale de prévoyance et de retraite. Elle créa à cet effet, en 1890, une première structure d'assurance : la Mutuelle des pharmaciens pour proposer une protection aux adhérents en cas d'erreurs de délivrance en pharmacie. Cette première assurance trouvait sa raison d'être suite à plusieurs procès qui avaient fait la une des journaux de la grande presse et avaient abouti aux premières pénalités financières des pharmaciens qui en étaient jusqu'alors exemptés. M. Barthet insistait sur le caractère indispensable pour la profession de cette toute nouvelle protection, compte tenu des risques encourus par les progrès considérables de la chimie : *« La situation particulière de la profession, par la nature et la multiplicité des risques spéciaux, renforce l'obligation que nous avons de rechercher, dans l'assurance, un abri et un refuge contre les responsabilités habituelles à toute exploitation et les risques spéciaux inhérents à l'exercice de notre profession »*[138]. La Mutuelle des pharmaciens compléta son offre dans un deuxième temps par une deuxième assurance afin de garantir la valeur des officines en cas de cession, suivie par une troisième en cas d'accidents de

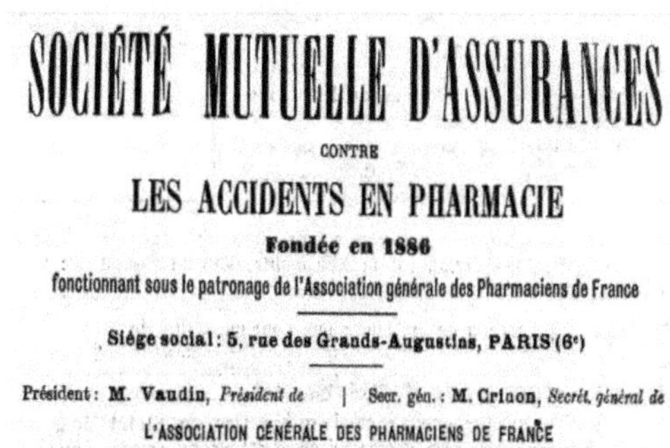

138 *Cent-vingt-cinquième anniversaire du Syndicat des Pharmaciens de la Seine-Inférieure.* Rouen : Imp. Lecerf, 1927, p66

travail, la Société mutuelle d'assurance contre les accidents en pharmacies. Grâce à ces trois prévoyances, la Mutuelle des pharmaciens devint la seule organisation professionnelle de son époque à proposer un tel éventail de garanties[139].

Pourtant, le bilan économique de la Mutuelle restait fragile. En 1905, la caisse ne regroupa que cinq-cent-vingt-cinq adhérents, bien loin de l'objectif initial de mille adhérents qui devait assurer son équilibre économique et donc, sa pérennité. Malgré une intense propagande relayée par les syndicats agéistes auprès de leurs adhérents, les résultats ne furent jamais à la hauteur des espérances car en concurrence directe avec les compagnies d'assurance privées et les sociétés de secours mutuels déjà très bien implantées[140]. Ce difficile démarrage n'empêcha pas la Mutuelle des pharmaciens de proposer une quatrième assurance, en 1905, pour les bris de glace et autres dégâts matériels, afin de répondre à un usage croissant de la miroiterie en officines ainsi qu'aux détériorations immobilières de plus en plus nombreuses causées par une circulation urbaine elle-même en pleine expansion. En dépit du bon sens économique, elle étendit son offre par des pensions viagères aux victimes de handicaps corporels ainsi que par des allocations en faveur des jeunes enfants, première ébauche de ce que seront les futures Allocations familiales. Enfin, elle créa une originale Association des pharmaciens pères de famille nombreuse ayant pour but de délivrer des bourses d'enseignement supérieur aux enfants de parents démunis. Malgré cette très large offre de garanties, le nombre d'adhérents restait bien trop insuffisant pour les financer. Son destin ne dépendit alors plus que de la générosité des pharmaciens les plus fortunés, en particulier M. Salmon, qui la maintint dans un état de survie artificielle à l'aide de subventions privées.

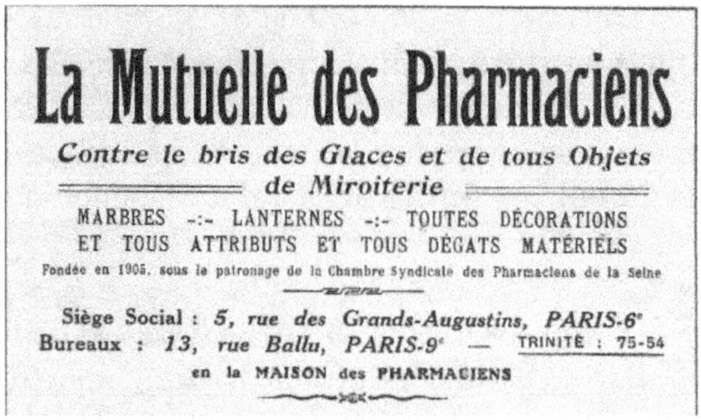

En parallèle, l'A.G. créa, en 1902, une deuxième structure mutualiste : la

[139] Elle fut toutefois concurrencée par sa consœur, le Syndicat général des pharmaciens de France issu du XIème arrondissement de Paris, qui offrit des assurances équivalentes.

[140] Le nombre d'adhérents n'évolua que légèrement dans le temps : 525 en 1905, 586 en 1907 et 678 en 1908. Ce nombre fut toutefois trop faible comparativement au nombre de pharmacies agéistes pouvant y adhérer, soit entre 7.000 et 8.000 prospects. Cet insuccès s'expliquait par le fait que la Mutuelle limitait sa responsabilité, en cas de sinistre, à la somme de 10.000 francs. Or, les compagnies d'assurance privées limitaient leur responsabilité à la même somme, ce qui amenait les pharmaciens à garder ces dernières comme premier assureur et à souscrire à la Mutuelle uniquement en cas de risques excédant les 10.000 francs. Du succès de cette assurance dépendait la création d'une deuxième assurance plus ambitieuse sur la maladie. Mais l'insuccès de la première empêcha la création de la deuxième qui restait la panacée de toute mutuelle avant que les Assurances sociales ne reprennent le flambeau de l'assurance.

Caisse mutuelle pharmaceutique de retraite[141], surnommée la C.M.P.R.. Située, elle aussi, dans les locaux mêmes de l'A.G., au n°5, rue des Grands Augustins, puis au n°13, rue Ballu, la C.M.P.R. ne devait sa naissance qu'à la forte volonté de son président Rièthe. Elle fonctionna sous le régime de la loi de 1898 régissant les sociétés de secours mutuels et proposa à chaque adhérent de cotiser pendant un minimum de quinze ans pour bénéficier d'une retraite annuelle. Les capitaux confiés furent placés, comme la loi le stipulait, dans des bons du Trésor, diverses valeurs garanties par l'État et en obligations soit auprès du Crédit foncier de France soit des Compagnies nationales de chemins de fer. Aidée par une active promotion des syndicats agéistes au moment de son lancement, les premières adhésions arrivèrent rapidement faisant fructifier le fonds de cette caisse jusqu'à la première guerre mondiale qui interrompit le rythme des adhésions. Puis, la concurrence des compagnies privées ainsi qu'une clause statutaire reversant à la C.M.P.R. les montants cotisés en cas de décès prématuré avant l'âge de cinquante-cinq ans au détriment de la famille du défunt freinèrent son développement. Après cinq années d'existence, les neuf dixièmes des affiliés ignoraient toujours l'existence de la C.M.P.R. et, en 1909, seuls quatre-vingts pharmaciens y adhérèrent. Comme pour la Mutuelle des pharmaciens, sa survie économique ne dépendit que des membres honoraires qui versèrent des dons, notamment le droguiste M. Darasse, le fabricant M. Salmon et le chimiste M. Poulenc. Une nouvelle campagne de promotion fut alors tentée pour relancer les adhésions mais la période d'après-guerre et les difficultés économiques qui s'en suivirent jusqu'en 1926 n'incitèrent pas les pharmaciens à investir dans une prévoyance aux résultats incertains. Le développement de la C.M.P.R. fut interrompu et tomba ensuite dans l'oubli avec seulement une centaine d'adhérents à son actif. En compensation, MM. Toraude et Salmon décidèrent, grâce à leur mécénat, d'ouvrir une maison de retraite pour les pharmaciens les plus démunis, dénommée la « Maison de Galien »[142]. M. Salmon finança personnellement l'achat de la maison, du domaine, du mobilier et de tous les frais adjacents pour les mettre en location au prix annuel d'un franc auprès de la Société immobilière de la maison de retraite du pharmacien qui avait été fondée en 1928 pour collecter les fonds nécessaires à ce projet : *« Un jour vint qui vit le geste décisif et c'est la Cooper de Salmon qui apporta le don splendide de la maison et de la propriété telles que vous les avez sous les yeux »*[143]. En mécène magnanime, M. Salmon déclara à ce moment : *« Je vous offre la maison, vous n'aurez donc aucune charge de loyer [...] Pour le reste, débrouillez-vous »*. Des subventions en provenance des syndicats départementaux vinrent

141 La devise de la Caisse mutuelle pharmaceutique de retraite était « Avec l'aide de tous, prépare ta retraite ».

142 Le château de Seine-Port est encore de nos jours une maison de retraite privée, mais sans lien avec la profession pharmaceutique.

143 *Annuaire Général de la Pharmacie française*. Paris : Poitiers, 1938, p19

compléter le financement et c'est ainsi que fut acheté le magnifique château de Seine-Port propice à *« éveiller une impression de paix, de calme et de sérénité »*. M. Toraude, au moment de son inauguration en 1937, décrivit cette splendide propriété comme une *« demeure seigneuriale entourée d'un grand parc planté de beaux arbres, avec de vastes pelouses en bordure de Seine et placée dans un site charmant à proximité de Paris »*. M. Colleson en devint le premier président avant que de nouveaux jours tragiques interrompent son fonctionnement mettant définitivement le sujet des retraites dans un état léthargique jusqu'à ce que les Assurances sociales prennent le relais. Ces dernières allèrent alors reprendre le flambeau de la solidarité au détriment d'une mutualité corporative qui eut le mérite de se porter à la pointe du progrès social mais qui ne vécut, comble de l'ironie, que grâce à la générosité de pharmaciens à idéologie libérale qui avaient investi au préalable dans les spécialités pharmaceutiques.

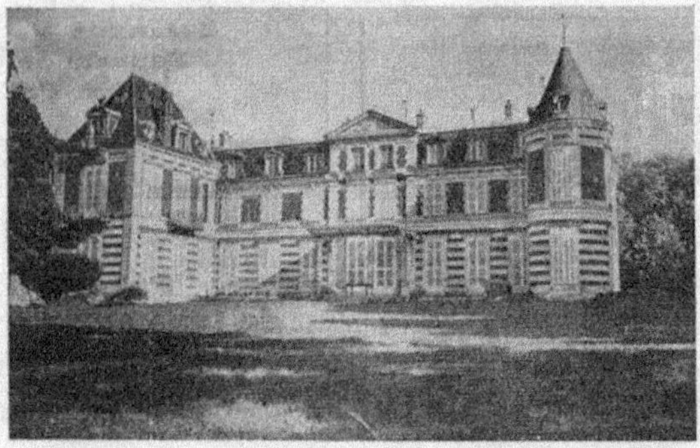

LA MAISON DE RETRAITE DU PHARMACIEN
(Façade donnant sur le parc)

3.4. Le schisme des Agéistes

3.4.1. Le facteur déclenchant d'une crise interne

En 1903, soit un siècle après la parution de la loi de Germinal, Placide-Alexandre Astier[144] déposa un projet de réforme législative sur l'exercice de la pharmacie avec son confrère Cruppi. À la différence des précédents projets, celui-ci était porteur de nombreux espoirs en raison des propositions concrètes qu'il comportait pour répondre aux difficultés de la profession. Toutefois, parmi toutes ces propositions, une d'entre elles provoqua une crispation collective dans les rangs de l'Association générale car elle octroyait, sans aucune concertation préalable, une existence à la spécialité pharmaceutique. La question était donc de comprendre pourquoi l'A.G., représentante d'un conservatisme, ne rejetait pas d'une seule voix ce projet à connotation libérale.

Pour tenter de l'expliquer, il est nécessaire de rappeler que l'Association générale représentait la frange conservatrice de la profession dont les plus influentes composantes étaient la Fédération de l'Est et la puissante Fédération du Midi. Les représentants charismatiques de cette dernière, MM. Fortuné, Boutes, Mouliets et Vaudin, s'irritaient particulièrement depuis de nombreuses années des différences de plus en plus criantes entre le succès des fabricants parisiens et les difficultés économiques des pharmacies provinciales. Ils s'en prenaient ouvertement aux dirigeants de l'A.G. et les accusaient de ne pas s'opposer suffisamment au développement de la spécialité pharmaceutique. M. Garnal, président du Syndicat du Lot, critiquait lui aussi avec son franc-parler habituel les dirigeants agéistes de ne pas avoir suffisamment une doctrine claire en phase avec la loi de Germinal, une âme conservatrice et une volonté qui puissent défendre l'art libéral de la pharmacie contre la commercialisation libérale de la pharmacie. Il prônait à ce titre une Association générale qui puisse être une seule maison de pharmaciens dans laquelle la *« liberté de la controverse »* prendrait le pas sur la *« contrainte du silence »* qui y régnait. Cette contestation interne entre la base militante et l'instance dirigeante se concrétisa lors du congrès annuel des Syndicats départementaux pharmaceutiques, tenu en 1898 dans les locaux de l'École de pharmacie de Paris. Les membres du bureau de ce congrès décidèrent de marquer l'opinion professionnelle en entrant en dissidence avec ceux du bureau de l'A.G. Ils s'érigèrent alors en commission permanente pour la défense des traditions et la stricte application de la loi de Germinal,

[144] Placide-Alexandre Astier (1856-1918), député et sénateur de l'Ardèche. Fabricant de la spécialité à succès « les Grains de Kola », président du jury international des produits chimiques et pharmaceutiques aux expositions de Londres, Bruxelles, Turin et Gand.

commission qui sera surnommée plus simplement le bureau du congrès de 1898. Celui-ci se positionna comme une structure parallèle au bureau de l'Association générale et le concurrença dans son rôle syndical auprès des autorités. Lorsque le projet de loi Astier-Cruppi arriva à la Chambre des députés, M. Fortuné accusa, au nom du bureau du congrès de 1898, ses rédacteurs d'avoir écrit une « loi contre la pharmacie », alors que son acolyte, M. Boutes, critiqua la position ambiguë du bureau de l'Association générale sur fond de rivalité entre Paris et la province : *« l'Association est imprégnée d'esprit parisien qui ne peut admettre, sans regimber, que la province pense, agisse, crée une œuvre utile. Les parisiens, c'est notoire, ont une tendance à vouloir tout absorber, tout monopoliser. Notre aimable et distingué confrère, aurait pu se souvenir que l'Association et la Société du Sud-Ouest sont en délicatesse, en position de divorce même, si je puis m'exprimer ainsi »*[145].

3.4.2. L'influence libérale de la Chambre syndicale de la Seine

Pour comprendre cette réaction hostile du bureau du congrès de 1898 envers celui de l'Association générale, il est nécessaire de mettre en relief les liens inextricables et historiques entre l'A.G. et la Chambre syndicale des pharmaciens de la Seine[146]. Cette dernière était une des plus anciennes sociétés pharmaceutiques départementales, fondée en 1825 par des pharmaciens de 1ère classe, ce qui explique le nom initial que portait ce syndicat : Chambre syndicale des pharmaciens de 1re classe du département de la Seine. À cette époque, le département de la Seine, alors identifié par le n°72 sur les 86 existants sur le territoire, couvrait à la fois Paris et un large cercle allant de Saint-Germain-en-Laye à l'ouest, Saint-Germain-les-Noyers à l'est, Longjumeau au sud et Montmorency à nord. Devançant de deux siècles le Grand-Paris du 21ème siècle, il accueillait, avec le département du Nord, les principales industries et pouvait s'enorgueillir d'avoir le plus haut revenu territorial du 19ème siècle. En toute logique, la quasi-totalité des fabricants de spécialités pharmaceutiques, dont le libéral M. Menier, y avait élu domicile et adhérait à la Chambre syndicale des pharmaciens de la Seine. Ils y occupèrent toutes les fonctions dirigeantes de cette chambre et en particulier la présidence. Parmi ces industriels, quatre auront une forte influence sur la profession.

M. François-Emile Genevoix, pharmacien, député et maire de Romainville, avait créé dans cette ville de la banlieue parisienne, en 1870, une maison de fabrication de spécialités pharmaceutiques reconnues : dragées

---

145 *Bulletin de la Fédération des Pharmaciens du Midi*, 1904, p237

146 M. Garnal, président conservateur du Syndicat des pharmaciens du Lot, disait que l'Association générale était dirigée par la Chambre syndicale des pharmaciens de la Seine qu'il décrivait comme étant « la pharmacie parisienne sous la tutelle des spécialistes et des hommes d'affaires ». Ce sur quoi il n'avait pas tout à fait tort malgré l'idéologie conservatisme qu'elle voulait afficher.

Boille, pilules et injections Genevoix, Méthylsantal Mothes. Convaincu aux idées libérales dès 1862, il prôna une forme de libéralisme pour la pharmacie[147] et défendit à ce titre l'existence de la spécialité pharmaceutique et de l'annonce publicitaire. M. Rièthe fut le directeur-gérant de la Société fédérale des pharmaciens de France située au n°11, rue Payenne, à Paris, maison commercialisant de nombreuses spécialités pharmaceutiques sous la marque Feder. S'appuyant sur une vaste usine située au n°125, avenue Saint-Germain, à Puteaux, M. Rièthe imposa la spécialité comme un élément fondamental de la profession pharmaceutique[148]. M. Armand Fumouze, quant à lui, était le fils du pharmacien Jean Fumouze, fondateur en 1804 des Établissements Fumouze. Il décria l'attitude trop conservatrice de certains pharmaciens au regard de la spécialité : *« Il y a d'abord les satisfaits, les parvenus, qui voudraient conserver leur opulente immobilité quand tout marche autour d'eux ; oublieux des commencements de leur carrière, auxquels ils doivent la position qu'ils occupent, ils renient toute participation au commerce, qu'ils déclarent indigne d'eux »*[149]. Son frère, M. Victor Fumouze, présida le premier congrès international de l'industrie et du commerce des spécialités pharmaceutiques lors de l'exposition universelle de Paris en 1900, ce qui lui permit de donner à la spécialité pharmaceutique une esquisse de reconnaissance officielle compte tenu qu'elle faisait l'objet alors d'une concorde nationale pour ses exportations, sources de devises[150] : *« La spécialité, ainsi comprise, est une ressource incontestable ouverte à toutes les*

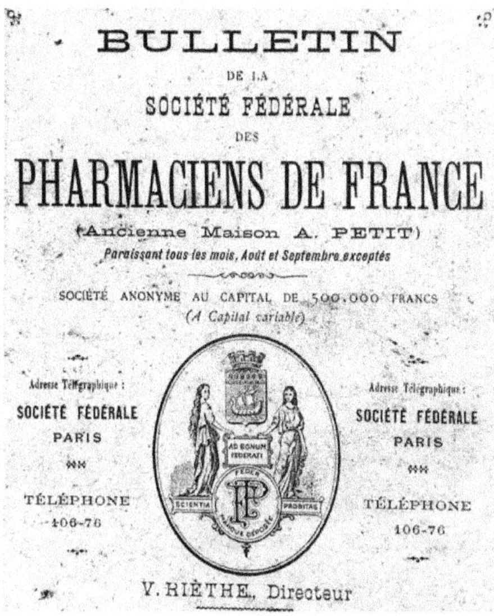

147 M. Genevoix était un libéral convaincu. Il dit en 1883 : « On ne passe pas d'un bond d'une période de réglementation à outrance à une période absolument contraire. Il faut une transition qui habitue le pays à la liberté sans faire courir de dangers à la santé publique, et cette transition, c'est celle de la liberté à peu près complète sous la garantie du diplôme ».

148 M. Rièthe, fabricant, affirma en 1901 que « la spécialité pharmaceutique ne constituait ni un problème d'hygiène publique, ni un problème professionnel, mais une question de bénéfice commercial et qu'il devait trouver sa solution intégrale dans une réglementation de la vente de la spécialité ». M. Cruppi acta cette position au nom de l'Association générale : « Nous donnons acte volontiers à l'Association générale des pharmaciens de France, de la déclaration de son président Rièthe, parce que sur une question capitale, elle met fin à la lutte qui menaçait d'entraver tout essai de législation en matière pharmaceutique ».

149 Mangin A. *De la liberté de la Pharmacie*. Pais : Éd. F. Savy, 1864, p14

150 M. Victor Fumouze se déclara lui-même comme un libéral : « Cet appel aux amis du libre exercice de la pharmacie, sous la garantie du diplôme, n'est pas un appel inutile ».

intelligences, favorable au progrès, comme je le comprends, sous la responsabilité du diplôme »[151]. Enfin, M. Crinon, fabricant des cachets d'hémoglobine, demanda, dès 1884, la reconnaissance de la spécialité comme une évolution inéluctable de la pratique pharmaceutique : *« La faveur du public pour les spécialités pharmaceutiques n'est que la conséquence de son goût pour les produits spécialisés en général. Je lutterais donc en vain et je puis vous affirmer que tous les efforts imaginables ne parviendront pas à anéantir ce que l'on appelle le spécialisme. Donc, la spécialité pharmaceutique doit être acceptée par nous, sinon avec enthousiasme du moins avec loyauté »*[152].

Ces dirigeants de la Chambre syndicale des pharmaciens de la Seine voulaient, pour défendre le statut de la spécialité pharmaceutique, élargir leur influence bien au-delà du seul département de la Seine. C'est la raison pour laquelle ils se firent élire aux plus hautes fonctions de l'Association générale dont les locaux étaient encore hébergés au domicile de M. Crinon puis dans ceux de la Chambre syndicale de la Seine. Arrivés à leurs fins, ils détournèrent progressivement l'A.G. de sa mission initiale de mutualité et de prévoyance pour la transformer en une puissante organisation syndicale à orientation libérale et contenir les ardeurs conservatrices de ses propres adhérents représentés par les syndicats départementaux qui luttaient contre la spécialité pharmaceutique[153]. Ainsi, M. Crinon, après avoir été au service de la Chambre syndicale des pharmaciens de la Seine en tant que secrétaire-adjoint en 1870, secrétaire général en 1872, vice-président en 1874 puis président en 1875, resta pendant quarante-et-un ans le secrétaire général de l'A.G. M. A. Fumouze exerça la fonction de trésorier de l'A.G. durant vingt-six ans simultanément avec les mêmes attributions à la Chambre syndicale des pharmaciens de la Seine. Il en fut de même pour MM. Genevoix[154] et Rièthe qui, après avoir été président de la Chambre syndicale des pharmaciens de la Seine, devinrent les présidents de l'A.G. Cette grande porosité dirigeante entre ces deux structures syndicales, favorisée par une extrême proximité

[151] *L'Évolution Pharmaceutique*. Paris: 1908, 01, p28

[152] *Répertoire de Pharmacie et Journal de Chimie Médicale*. Paris: 1884, 11, p530

[153] M. Collard, secrétaire de l'Association générale en 1906 l'avoua de lui-même : « C'est une association de prévoyance et de secours mutuels que la commission (i.e. commission du congrès de Nantes en 1870) avait projeté de créer ; mais la Chambre syndicale de la Seine, représentée par MM. Genevoix, Duroriez, Ferrand et Crinon, présenta un contre-projet dans lequel la bienfaisance envers les confrères malheureux et la protection efficace des intérêts de la profession étaient seules envisagées ».

[154] Emile Genevoix regretta cette partition de l'A.G. en deux clans, dès 1883 : « Il faut bien le dire d'ailleurs, la lutte avait été vive au sein de l'Association, les uns voulant tuer la spécialité, au risque de nous faire perdre 40.000.000 d'exportation, et persistant à qualifier de « secrets », s'ils ne sont pas inscrits au Codex, des remèdes dont on connait parfaitement la nature, et les autres défendant la spécialité, c'est-à-dire la liberté commerciale qui incite aux perfectionnements et aux découvertes. Ces derniers furent vainqueurs. Mais les premiers ne se tinrent point pour battus… »

géographique dans les mêmes locaux de la Chambre syndicale situés au n°5 de la rue des Grands-Augustins jusqu'en 1905, fit dire avec amertume au conservateur du Lot, M. Garnal : *« l'A.G. est dirigée, subjuguée par la Chambre syndicale des pharmaciens de la Seine. Parler des intérêts de la pharmacie et des droits des pharmaciens, c'est parler des intérêts et des droits de tous les pharmaciens »*[155], tout en précisant que cette même chambre syndicale était *« la pharmacie parisienne sous la tutelle des spécialistes et des hommes d'affaires »*. Cette opposition historique entre la Chambre syndicale de la Seine et les syndicats départementaux s'était révélée une première fois lors du congrès des sociétés pharmaceutiques départementales tenu à Bordeaux en 1859 au cours duquel ces dissensions s'étaient révélées au grand jour. Les sociétés de pharmaciens de Gironde et du Rhône, qui seront respectivement par la suite les chevilles militantes des Fédérations du Midi et de l'Est, firent voter, lors de ce congrès, la création de chambres déontologiques et disciplinaires, malgré une vive opposition de la Chambre syndicale des pharmaciens de la Seine. Jalouse que cette initiative lui ait échappé, cette dernière tenta au congrès suivant, qui se tint en 1860 à Reims, d'obtenir une meilleure représentativité électorale par l'instauration d'un vote proportionnel au nombre d'adhérents, en lieu et place d'une représentation unique par société. Mais la tentative échoua en raison de ce mécanisme électoral qui la défavorisait et elle ne cessera de revendiquer, lors des congrès suivants, une approche plus libérale, à l'instar de M. Marcotte, en 1861 : *« Notre drapeau porte pour devise : liberté et fraternité ! Nos adversaires demandent des restrictions et des entraves, en inscrivant sur leur bannière : défiance et répression ! Nous ne portons pas les mêmes couleurs ; nous marchons dans l'avenir, ils reculent dans le passé »*.

Pour toutes ces raisons, il devenait inévitable que la base adhérente de l'A.G., à l'idéologie conservatrice sous la forte influence de la Fédération du Midi, s'oppose ouvertement aux dirigeants de l'A.G. à l'idéologie libérale influencés eux-mêmes par ceux de la Chambre syndicale des pharmaciens de la Seine, pour aboutir à une profonde fracture, fracture somme toute symbolisée par cette opposition géographique et culturelle entre le Midi et Paris. C'est dans ce climat d'opposition qu'Astier et Cruppi persistèrent à déposer leur projet de loi et à faire reconnaître l'existence de la spécialité pharmaceutique : *« Ce qui fait l'avantage des spécialités, dit le député, c'est que le médecin, préoccupé de guérir le malade à qui il donne ses soins, trouve là un médicament dont il peut garantir la préparation sérieuse »*[156].

3.4.3. Une opposition conservatrice au sein de la Chambre de la Seine

Cette situation entre la base militante et l'instance dirigeante au sein même de l'A.G. n'était en fait que le reflet des propres dissensions silencieuses de

---

[155] *L'action Pharmaceutique*. Cahors: 1919, p93
[156] *Bulletin de la Fédération des Pharmaciens du Midi*, 1906, p368

plus longue date existant au sein même de la Chambre syndicale de la Seine. D'abord étouffées, ces divergences internes s'étaient révélées sur la place publique en 1863. La publication d'un mémoire à tendance ultra-libérale reprenant les arguments[157] de M. Emile-Justin Ménier lorsqu'il revint de sa visite à l'exposition universelle de Londres en 1862, confirma les fondations idéologiques de la Chambre syndicale de la Seine.

OBSERVATIONS

SUR

UN MÉMOIRE

PRÉSENTÉ

A M. LE MINISTRE DE L'AGRICULTURE
ET DU COMMERCE

Par la Société de Prévoyance entre les Pharmaciens du département
de la Seine

CONGRÈS GÉNÉRAL

DES

PHARMACIENS

DE FRANCE ET DE L'ÉTRANGER

TENU LES 4, 5 ET 6 JUILLET 1867

AU CONSERVATOIRE DES ARTS ET MÉTIERS, A PARIS

Un communiqué contradictoire, à tendance conservatrice[158], de cette même chambre fut édité et diffusé un an plus tard, en 1864, pour dénoncer, chapitre après chapitre, les arguments avancés par les ultra-libéraux. Cette première opposition révélée au grand jour se reproduit une deuxième fois lors du congrès national tenu du 4 au 6 juillet 1867 au conservatoire des Arts et Métiers de Paris. La Chambre syndicale de la Seine l'organisa dans son rôle de tutrice de la profession, congrès au cours duquel elle essaya d'imposer son programme libéral basé sur une liberté absolue sous la garantie du diplôme et de la responsabilité civile du pharmacien[159]. Alors que les deux tiers des

---

[157] *Mémoire présenté à M. le ministre de l'Agriculture et de Commerce*. 1863. Ce mémoire fut présenté le 13 avril 1863 lors d'une séance de la Société syndicale de la Seine au nom d'une commission composée de présidents honoraires. Ses rédacteurs revendiquaient une liberté absolue de l'exercice professionnel sous la garantie du diplôme et de la responsabilité civile du pharmacien.

[158] *Observations sur un mémoire présenté à M. le ministre de l'Agriculture et de Commerce*. Reims, 1864. Ces observations à tendance conservatrice furent rédigées par M. Guibourt, président honoraire de la Société de prévoyance, démontrant une fissure au sein de cette commission qui se présentait soi-disant comme représentative de l'ensemble des présidents honoraires. Le seul sujet qui fera consensus entre ultra-libéraux et conservateurs dans ces deux documents sera de dénoncer la « détresse de la Pharmacie » en raison de la « concurrence extra-légale des professions voisines » telles que les épiciers, herboristes, droguistes et communautés religieuses (établissements hospitaliers, religieux et de bienfaisance).

[159] Ce congrès fut organisé pour statuer sur deux grands courants d'idées : « Le libre exercice sous la garantie du diplôme, ou la limitation des pharmaciens avec un tarif légal et toute la réglementation qui accompagne le privilège et le monopole ».

départements de l'Empire ne comportaient pas encore de sociétés de pharmaciens, des pharmaciens provinciaux supportés par des adhérents conservateurs de la Chambre syndicale de la Seine tentèrent individuellement de prendre la parole pour s'y opposer dans un brouhaha indescriptible[160].

Mais comment alors expliquer l'existence de cette frange minoritaire et conservatrice au sein même de la Chambre syndicale des pharmaciens de 1re classe de la Seine, fief ultra-libéral des fabricants de spécialités pharmaceutiques ? S'il était logique que les pharmaciens de 1re classe soient de tendance libérale au vu de leurs études et privilèges, il n'en restait pas moins que certains d'entre eux gardaient des opinions conservatrices au même titre que certains pharmaciens de 2ème classe avaient des opinions libérales. Au-delà de cette raison, la frange conservatrice au sein de la Chambre syndicale de la Seine devenait de plus en plus importante au fil du temps à la suite des décrets de 1855, 1867 et 1873, supprimant progressivement les restrictions géographiques pour les pharmaciens de 2ème classe à exercer dans les trois départements de la Seine, de l'Hérault et du Bas-Rhin initialement réservés aux pharmaciens de 1ère classe. C'est la raison pour laquelle une première proposition fut émise en 1873 afin d'admettre des pharmaciens de 2ème classe au sein de la Chambre syndicale des pharmaciens de 1ère classe de la Seine. Mais celle-ci fut ajournée après un vote majoritaire. Cette proposition fut remise au vote en 1883, mais sans plus de succès. Consciente de cette opposition croissante en interne, la Chambre syndicale des pharmaciens de la Seine, même en tant que syndicat départemental, resta à tout jamais à l'écart des congrès annuels suivants des autres syndicats pharmaceutiques départementaux, malgré diverses tentatives de médiation, et ne s'agrégea jamais officiellement à l'Association générale malgré le fait qu'elle partage les mêmes locaux, rue des Grands Augustins, et les mêmes dirigeants. Mais cette proximité physique favorisa la duplication de ces luttes internes de la Chambre syndicale des pharmaciens de la Seine au sein même de l'A.G., dans laquelle une opposition similaire s'installa entre les représentants de la Chambre syndicale des pharmaciens de la Seine à tendance libérale et ceux de la Fédération du Midi à tendance conservatrice, amplifiée par un antagonisme entre Paris, la capitale, et le Midi, la province méridionale. M. Genevoix s'en fit l'écho lorsqu'il quitta la présidence : *« Elle (A.G.) a traversé des jours pénibles, ballottée entre des amis également dévoués à la pharmacie, mais d'un dévouement parfois contradictoire, oscillant entre libéralisme et protection. Elle eût pu mourir de ces divergences d'idées, cette chère Association : nous lui avons imposé le silence et l'ombre, la maintenant*

[160] Sur les trois journées organisées, un jour entier fut consacré à l'élection du président et des vice-présidents qui allèrent diriger les débats. Une grande agitation régna tout au long de ce congrès, chaque clan tentant d'imposer ces idées ultra-libérales ou conservatrices. Certains participants montèrent sur des pupitres pour exprimer leur désaccord, voire même, dix-sept d'entre eux quittèrent les bancs au milieu des applaudissements de ceux qui restaient.

humble, modeste, pauvre même, pour ne pas lui créer d'hostilités dangereuses autour de ses premiers pas »[161]. C'est ainsi que le projet de loi Astien-Cruppi révéla au grand jour ces dissensions entre une base adhérente conservatrice et une instance dirigeante libérale au sein de l'Association générale, dissensions qui n'étaient en fait que le propre reflet de celles qui rongeaient la Chambre syndicale de la Seine de plus longue date.

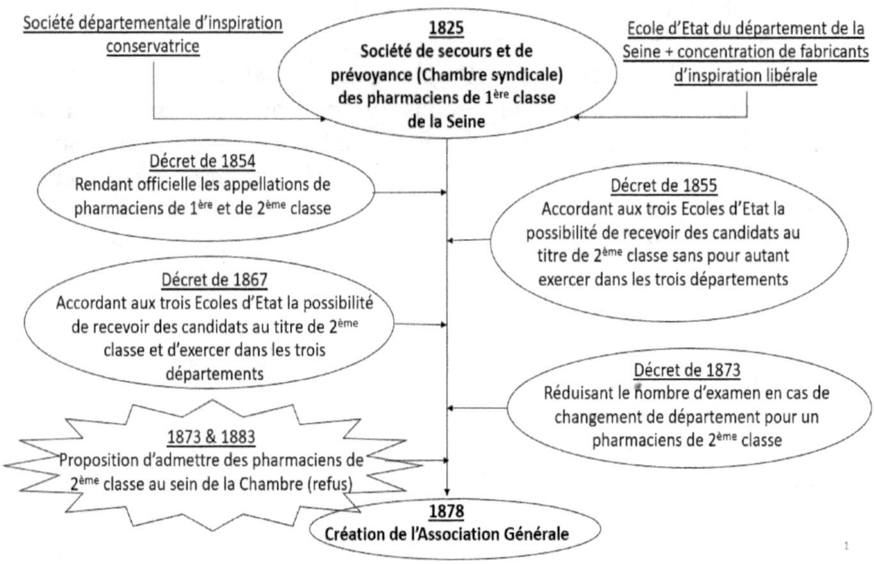

3.4.4. L'acte de dissidence de la Fédération du Midi

Pour lancer ouvertement les hostilités, M. Denize[162], en 1903, au nom du bureau du congrès[163] de 1898, demanda à l'Association générale d'adresser au

[161] Association générale des pharmaciens de France. *Cinquantenaire de l'Association Générale des Pharmaciens de France*. Paris: Éditions Émile Jammes, 1928, p13

[162] M. Camille Denize, pharmacien de 1ère classe, était reconnu pour son honnêteté intellectuelle et son désintéressement aux aspects matériels. Il s'efforça avec une fougue et une persistance rare de supprimer la spécialité pharmaceutique et voulut que la profession pharmaceutique soit pleinement détachée de toutes préoccupations commerciales : « C'était un remueur d'idées qu'aucun obstacle, aucun échec ne décourageait et, sans cesse, il revenait sur les projets qui lui étaient chus ». Cet acharnement à supprimer la spécialité lui porta toutefois préjudice au sein de la profession.

[163] Les membres du bureau, à tendance conservatrice, du congrès annuel des syndicats départementaux tenu à Paris en 1898 firent sécession du bureau de l'Association générale, à tendance libérale, pour défendre les idées ultra-conservatrices en association avec l'École de pharmacie. Ce bureau se fit appeler le bureau du congrès de 1898. Parmi ces membres, se trouvaient, entre autres, M. Denize, président du Syndicat des pharmaciens de Seine-et-Oise et

ministre de la Justice une missive de protestation à l'encontre du projet Astier-Cruppi, en rappelant l'illégalité de la publicité pharmaceutique formellement interdite par l'article 36 de la loi de Germinal. L'Association générale, alors sous l'influence libérale des fabricants Rièthe et Crinon, refusa et le bureau du congrès de 1898 prit l'initiative de le faire par lui-même sans en avertir le bureau de l'A.G. Le Garde des Sceaux, peu familier des affaires pharmaceutiques, y répondit favorablement sans en mesurer réellement les tenants et les aboutissants : *« Dans toute société organisée, et qui ne veut pas disparaître dans l'anarchie, toutes les lois, bonnes ou mauvaises, doivent, tant qu'elles ne sont pas modifiées, être obéies des citoyens, et c'est le devoir normal, régulier, du gouvernement de les faire observer »*[164]. Lorsque le bureau de l'A.G. du 24 mai 1904 en prit connaissance, son président, M. Rièthe, s'éleva avec force contre cette démarche individualiste faite en dépit de sa recommandation d'une discipline collective. Il demanda à ce que les pouvoirs du bureau du congrès de 1898 soient supprimés, les assimilant à *« une extension de pouvoirs difficiles à justifier »*. Mais MM. Boutès et Fortuné qui s'étaient ralliés à M. Denize au nom de la Fédération du Midi s'y opposèrent en répliquant que le congrès de 1900 n'avait en rien annulé les prérogatives du bureau du congrès de 1898 car celui de 1900 avait été avant tout un congrès international n'ayant nullement évoqué la question d'une nouvelle loi et du statut des fabricants : *« Il résulte que ce bureau n'avait à remettre ses pouvoirs ni au congrès international, ni à des confrères français, mais qu'il devait les conserver ; que le congrès de 1900 ne s'est occupé, au point de vue professionnel, que du stage, de la limitation et de l'inspection »*.

La situation resta figée jusqu'à ce qu'un deuxième incident survienne. La 8ème édition du formulaire des pharmaciens français (F.P.F.), publié par le Syndicat des pharmaciens du Loiret, ouvrage anti-spécialités par excellence, parut avec une préface justifiant aux médecins les raisons de la démarche du bureau du congrès de 1898 faite auprès du ministre de la Justice : *« La spécialité est prohibée ; elle n'est, le plus souvent, qu'une formule officinale ou magistrale, débaptisée, dénaturée et décolorée d'un nom qui ne permet pas de connaître son état civil ; nous vous offrons un formulaire qui n'a pas de prétentions, mais qui a le mérite d'être clair, net, et avant tout sincère... »*[165] Les dirigeants de l'A.G., MM. Rièthe et Crinon, nullement consultés préalablement à cette nouvelle démarche individuelle, en prirent ombrage et présentèrent leur démission. Quant à M. Astier, devant tant d'hostilités, il finit par retirer son projet.

M. Fortuné, président du Syndicat des pharmaciens de l'Hérault et de la Fédération du Midi. Ces derniers devinrent les présidents successifs du bureau du congrès de 1898.

[164] *Bulletin de la Fédération des Pharmaciens du Midi*, 1906, p79

[165] *Bulletin de la Fédération des Pharmaciens du Midi*, 1904, p280

3.4.5. La prise de pouvoir de la Fédération du Midi

À la suite de ces démissions, des élections furent organisées lors de la nouvelle assemblée générale de l'A.G. qui se tint à Lyon le 2 juillet 1905. Le choix de la ville n'était pas anodin car Lyon, accompagnée de Bordeaux, portait haut et fort la bannière historique du conservatisme. Deux candidats se présentèrent : le premier, M. Weil, soutenu par M. Crinon, représentait la Chambre syndicale des pharmaciens de la Seine et défendait le projet Astier-Cruppi qui intégrait la reconnaissance de la spécialité pharmaceutique. Le second, M. Vaudin, soutenu par la Fédération du Midi, se faisait l'avocat du bureau du congrès de 1898, fervent opposant à la spécialité[166]. Le vote, compte tenu de la majorité des adhérents issus des rangs des Fédérations conservatrices de l'Est et du Midi, devait revenir logiquement au candidat M. Vaudin. Pourtant, un nouveau coup de théâtre survint, dû à une volte-face de dernière minute du président de la Fédération de l'Est, M. Philippe, qui vota, contre toute attente et en dépit des consignes données au préalable par ses adhérents, en faveur de M. Weil. À la surprise générale, M. Weil fut élu comme nouveau président de l'Association générale. Ulcérées, reniant l'autorité morale de M. Weil et ayant le sentiment d'avoir été trompées, les Fédérations de l'Est et du Midi demandèrent une assemblée générale extraordinaire pour organiser une nouvelle élection. Leur demande fut rejetée par MM. Weil et Crinon, soutenus par le Dr H. Martin devenu entretemps président de la Chambre syndicale des pharmaciens de la Seine. Ce refus engendra la « révolte des Lyonnais » avec la démission de dix-sept conseillers conservateurs sur les trente-quatre alors en activité à l'Association générale. Devant une telle rébellion, M. Philippe démissionna lui aussi le 22 septembre 1905, non sans accuser au préalable ses confrères du Midi de vouloir s'octroyer *« le monopole du tapage et du bruit »* et de relater que *« dans un coin de la salle, des confrères du Midi chauffaient les Lyonnais »*[167]. Dans une ambiance électrique, M. Gamel, devenu le nouveau président de la Fédération du Midi et le vice-président de l'A.G., reprit en main les discussions : *« C'est depuis que les syndicats dits anti-spécialistes fréquentent régulièrement les réunions de l'Association générale, qu'ils ont pu contrebalancer l'influence des parisiens et faire constater leur propre majorité. S'ils étaient restés en*

---

[166] La position de M. Vaudin était quelque peu ambiguë. S'il avait rejoint les rangs des conservateurs, il était tout au moins considéré comme « un parisien de la rive gauche ». Cela ne l'empêcha pas de soutenir ses confrères du Sud de la France. Comble de l'ironie, il deviendra lui-même un spécialiste en 1910 en rachetant une société de spécialités pharmaceutiques à parts égales avec son gendre, M. Guilemin, sous le statut d'une société en nom collectif. Il se justifiera avec une certaine mauvaise foi auprès de ses confrères agéistes par l'absence de capitaux étrangers à la pharmacie dans cet investissement. Lors de sa présidence, l'A.G. sera fustigée pour avoir une « inégalité d'humeur assez fantastique » du fait que M. Vaudin s'escrima à protéger les intérêts du pharmacien-praticien (c'est-à-dire, exerçant par lui-même) tout en démontrant une certaine neutralité vis-à-vis des pharmacies commerciales.

[167] *La Pharmacie Française*. Paris : 1905, 10, p350.

dehors, rien n'y aurait était changé »[168]. MM. Weil et Crinon se retrouvèrent finalement contraints d'organiser une assemblée générale extraordinaire le 7 décembre 1905 qui vit M. Vaudin se faire enfin élire par 302 voix contre 216 aux dépens de son prédécesseur contesté. Ce vote ne mit pas pour autant fin à cet épisode sécessionniste car M. Crinon, dont la démission était toujours en suspens, fit l'objet de virulentes attaques de la part des conservateurs quelque peu revanchards et galvanisés par la récente victoire de leur représentant. M. Crinon, icône historique de l'A.G. qui conditionnait son avenir syndical à la suppression des pouvoirs du bureau du congrès de 1898, accusé de s'être opposé à l'intervention de ce même bureau auprès du Garde des Sceaux, se justifia comme il put : *« Le projet de loi Astier-Cruppi aurait amélioré notablement la situation [...] C'est à force de répéter constamment que ce projet était détestable que beaucoup ont cru qu'il était néfaste »*[169]. Dans une position devenue défensive, il se justifia à nouveau en invoquant les risques de rétorsion par la grande presse si la spécialité pharmaceutique venait à disparaître, cette dernière étant la principale source publicitaire des journaux, ce que confirmèrent ses détracteurs : *« Si brave dans les assemblées, M. Crinon, qui s'amuse de nos colères, a toujours frémi à l'idée de soulever les colères de la presse contre les pharmaciens ! »*. Soutenu par MM. Petit, Rièthe et Martin, M. Crinon fut finalement maintenu dans ses fonctions avec une courte majorité.

À l'issue de cette prise de pouvoir par les conservateurs, une trêve s'installa dans les rangs de l'A.G. entre les deux clans rivaux et les nouveaux dirigeants souhaitèrent apaiser les esprits comme le témoigna M. Langrand : *« Dans les milieux pharmaceutiques réputés les plus hostiles à la spécialité, on semble avoir, pour le moment, abandonné, ou à peu près, la thèse de sa suppression. Quelle est donc la cause de cette trêve ? Il faut la chercher simplement dans un désir d'apaisement, dans la lassitude produite par des luttes à peu près stériles, dans un besoin d'amélioration immédiate du sort de la pharmacie »*[170]. À cet effet, le bureau du congrès de 1898 mit fin à son existence en remettant[171] finalement ses pouvoirs en janvier 1906 à celui de l'A.G., cette dernière restant seule chargée de la mise au point d'un nouveau projet de loi à tendance conservatrice et de son adoption par les pouvoirs publics. À partir de cet épisode, les conservateurs régneront sur l'A.G. pendant plusieurs années, mettant à profit leur nouvelle suprématie pour contenir autant que possible la progression irréversible de la spécialité pharmaceutique défendue par les libéraux.

---

[168] *Bulletin de la Fédération des Pharmaciens du Midi*, 1904, p350

[169] *Bulletin de la Fédération des Pharmaciens du Midi*, 1904, p351-371

[170] *Bulletin de la Fédération des Pharmaciens du Midi*, 1906, p126

[171] En contrepartie, le bureau du congrès de 1898 demanda à celui de l'Association générale de reprendre les discussions pour réclamer une nouvelle loi et interdire la spécialité pharmaceutique. Dans l'attente ils réclamèrent la stricte application de la loi de Germinal interdisant la publicité, synonyme de déclin de la spécialité.

3.5. Le Syndicat des grandes pharmacies de France

3.5.1. La naissance d'un syndicat d'influence libérale

Alors que la Chambre syndicale des pharmaciens de la Seine et l'Association générale des syndicats pharmaceutiques de France cherchaient toutes les deux une solution à leurs propres dissensions internes, prises entre un libéralisme et un conservatisme si ce n'est entre un ultra-libéralisme et un ultra-conservatisme par leurs franges extrémistes, un groupe indépendant de pharmaciens du département de la Seine reprit à son compte certaines idées libérales présentées par la Chambre syndicale des pharmaciens de la Seine lors du Congrès national tenu en 1867. Ils définirent une nouvelle approche basée sur une responsabilité relative et non plus absolue du pharmacien, c'est-à-dire sous la garantie du diplôme et dans le strict respect de la loi de Germinal, combinée au développement de la spécialité pharmaceutique. Pour la mettre en œuvre, ils créèrent un nouveau syndicat dont les statuts furent déposés à la préfecture de la Seine le 19 avril 1899, sous le nom de Syndicat des pharmacies commerciales de France, situé au n°12, rue Richer, à Paris. Puis, ce syndicat occupa des locaux plus vastes au n°101, faubourg Saint-Denis, avant de déménager une nouvelle fois, en 1922, au n°17, rue Madrid. En 1907, un bulletin trimestriel fut créé, véritable organe de communication et de propagande, dont le titre fut l'Évolution pharmaceutique.

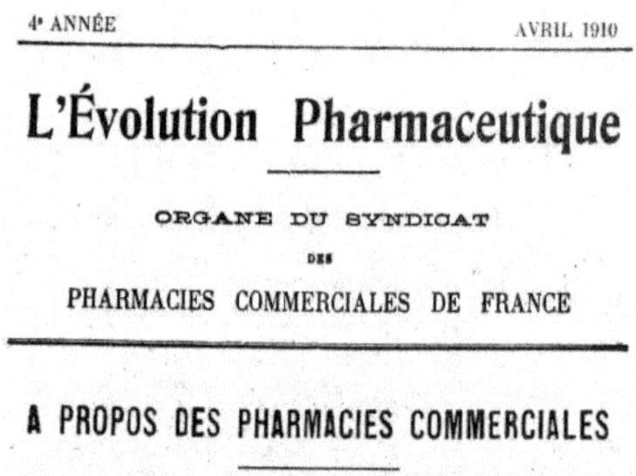
4ᵉ ANNÉE — AVRIL 1910

L'Évolution Pharmaceutique

ORGANE DU SYNDICAT DES PHARMACIES COMMERCIALES DE FRANCE

A PROPOS DES PHARMACIES COMMERCIALES

Paraissant trimestriellement, il permit de commenter les différentes mesures et projets législatifs, administratifs et fiscaux ainsi que de se confronter aux syndicats conservateurs, la loi permettant un droit de réponse dans les journaux d'opposition.

Malgré une présence nationale, beaucoup de pharmaciens persistaient à appeler ce syndicat « les Parisiens » ou le « Syndicat de Paris ». Il est vrai que le siège social se situait à Paris et comme le disait son premier président, M. Mille, Paris restait la ville Lumière et le centre des affaires vers qui tout converge. Mais sur le plan arithmétique, seulement le tiers des neuf membres du conseil d'administration était parisien ce qui représentait une minorité de votes. Pour modifier cette image, le syndicat, en 1923, changea ses statuts pour porter à huit le nombre des vice-présidents dont deux pour

Paris et six pour la province. Puis des succursales syndicales se constituèrent à Marseille, Bordeaux, Nantes, Arras, Lyon, Nancy, Lille, Rouen, renforçant ainsi cette couverture nationale. Les droits d'entrée étaient relativement modestes, de cinquante francs par an, mais les conditions d'accès restaient très sélectives basées sur une enquête pour vérifier tout autant la probité professionnelle du candidat que son adhésion aux idées syndicales. L'article 4 des statuts imposa en outre l'interdiction d'adhérer simultanément à un autre syndicat, entre autres à la Chambre syndicale des pharmaciens de la Seine, ce qui limita mathématiquement le nombre des adhérents. En 1910, le syndicat recensa cinquante-cinq membres puis cent-trente, vingt ans plus tard, ce qui le rendait minoritaire mais puissant par le chiffre d'affaires qu'il représentait.

3.5.2. Les premiers présidents du Syndicat

Le premier président, M. Arthur Mille, pharmacien diplômé en 1881, avait exercé au préalable dans diverses pharmacies situées à Angers, Reims et Vichy avant de s'installer à Paris en reprenant, en 1905, la pharmacie du Docteur Louis Gustin au n°25-27 de la rue Drouot à Paris[172]. Pourvu d'un esprit aiguisé d'entrepreneur, M. Mille s'appropria rapidement les nouvelles méthodes commerciales de ses prédécesseurs de la rue Drouot, tout en continuant à gérer sa société Mille et Cie, fabriquant et commercialisant des spécialités pharmaceutiques à son nom : les pastilles Mille, le drink Mille, le topique Mille contre les engelures et des eaux de la source de Griffon et du Trianon dont il était propriétaire à Vichy. C'est en raison de sa double activité, fabricant et détaillant, qu'il prit les rênes du syndicat nouvellement créé en lui inspirant le nom de « commercial » qui avait déjà fait la renommée de la pharmacie de la rue Drouot. Il installa le syndicat, en 1900, dans les locaux mêmes de sa société Mille et Cie, au n°12, rue Richer, et contribua activement à son développement pendant quatorze ans, luttant avec foi et sans répit face à ses adversaires conservateurs[173]. Considéré comme

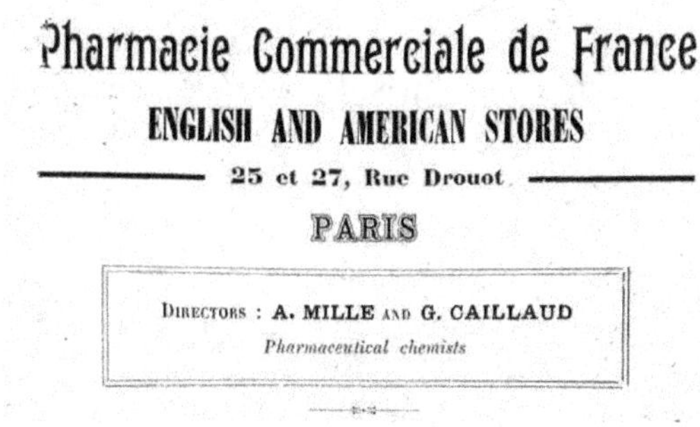

[172] Le docteur Gustin avait acquis lui-même cette pharmacie en 1865 en raison de la proximité de son cabinet médical, situé dans la même rue. M. Petithuguenin, successeur du docteur Gustin, la rendit ensuite célèbre en pratiquant pour la première fois à Paris, en 1888, des rabais sur les spécialités pharmaceutiques, épisode qui fut à l'origine de l'appellation de la pharmacie sous le terme de « Pharmacie commerciale ».

[173] M. Bailly dit de lui : « Tous les anciens du syndicat savent avec quelle ardeur il mena la bataille, indifférent aux attaques et toujours prêt à la riposte. Il fut réellement « The right man in the right place ».

un homme actif[174], meneur d'hommes, empreint de bonhomie, alliant ardeur naturelle et prudence de parfait administrateur, entreprenant et audacieux, M. Mille consacra une partie de ses activités à défendre ses idées. En 1910, il continua son développement commercial en fondant avec son associé, M. Caillaud, pharmacien et directeur du laboratoire d'analyse de la pharmacie de la rue Drouot, les laboratoires du Dr Gustin qu'il installa au n°111 de la rue du Mont-Cenis, à Paris, dans un premier temps puis au n°74, rue Championnet, pour y commercialiser avec succès diverses spécialités dont les célèbres lithinés du Dr Gustin et dépuratif du Dr Gustin. En 1914, il céda sa pharmacie de la rue Drouot pour se concentrer sur le commerce des spécialités jusqu'à sa retraite, en 1938. Ne pouvant plus être que membre honoraire du syndicat, il laissa alors la présidence au profit du Docteur Berthe.

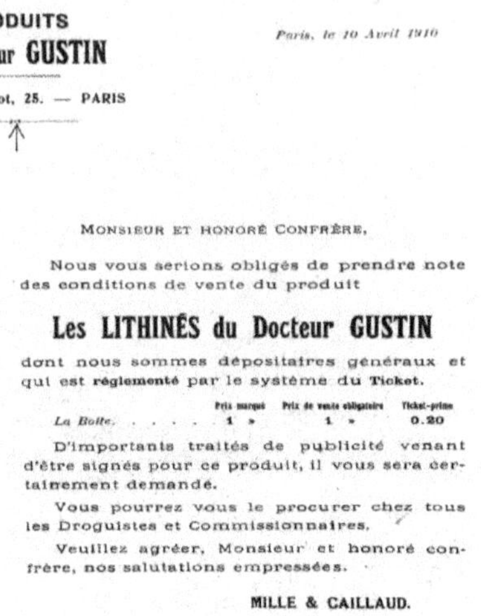

PRODUITS
du Docteur GUSTIN
25, rue Drouot, 25. — PARIS

Paris, le 10 Avril 1910

MONSIEUR ET HONORÉ CONFRÈRE,

Nous vous serions obligés de prendre note des conditions de vente du produit

Les LITHINÉS du Docteur GUSTIN

dont nous sommes dépositaires généraux et qui est **réglementé** par le système du **Ticket**.

	Prix marqué	Prix de vente obligatoire	Ticket-prime
La Boîte	1 »	1 »	0.20

D'importants traités de publicité venant d'être signés pour ce produit, il vous sera certainement demandé.

Vous pourrez vous le procurer chez tous les Droguistes et Commissionnaires.

Veuillez agréer, Monsieur et honoré confrère, nos salutations empressées.

MILLE & CAILLAUD.

M. Berthe, docteur en médecine et pharmacien de 1re classe, ancien interne des hôpitaux de Paris, tenait une pharmacie commerciale, rue Saint Antoine, à Paris 4ème, d'ailleurs toute proche, ironie de l'histoire, de la Pharmacie centrale de France considérée comme un des fiefs du conservatisme pharmaceutique. La première partie de sa présidence s'écoula sous le régime de l'union sacrée imposée par la première guerre mondiale. L'armistice signé, M. Berthe reprit le chemin des revendications syndicales. Habile manœuvrier et fin diplomate, il utilisa sa verve satirique pour développer et asseoir le syndicat dans ses idées libérales par le biais du bulletin trimestriel, l'Évolution pharmaceutique, surnommé le *« sel du Syndicat »*[175], dans lequel il écrivit de nombreux éditoriaux ainsi que des articles scientifiques. Ses rédactions permirent à ce journal de pouvoir être diffusé tout autant dans le corps pharmaceutique que

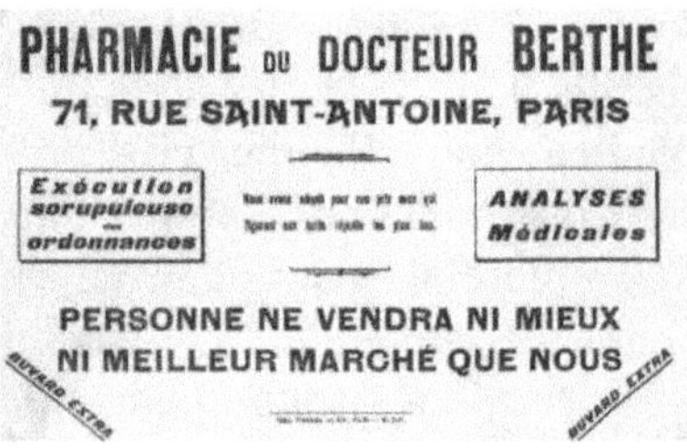

[174] Arthur Mille fut député de l'Allier, dans la circonscription de Moulins de 1909 à 1914, sous la bannière de la section française de l'internationale ouvrière (SFIO), parti surnommé le « Parti socialiste unifié ». Il présenta un projet de loi sur l'interdiction de la vente et consommation de l'opium dans les fumeries qui faisaient fureur à cette époque. Il fut également membre exécutif du Grand Orient de France pendant dix-huit ans, record de longévité.

[175] *L'Évolution Pharmaceutique*. Paris : 1924, 06, p2

médical et de se différencier de tous les autres journaux pharmaceutiques. Le succès de l'Évolution pharmaceutique dépendit alors principalement de M. Mille, doté d'une plume alerte de pamphlétaire, et de M. Berthe, pourvu de qualités de parfait journaliste, combinées à un certain humour particulier qui donnait aux plus arides questions une physionomie amusante. Ce qui lui permit de se lier d'amitié avec M. Toraude, homme de lettres par excellence, qui le parraina pour son admission à l'Association française pour l'avancement des sciences en 1913. M. Berthe quitta la présidence syndicale pour motifs personnels, en 1921, au profit de M. Bailly.

M. Bailly, fils d'un farinier auvergnat, avait acheté en 1901, à l'âge de vingt ans, une modeste pharmacie fondée en 1870 au n°15, rue de Rome, à Paris 8ème. Il l'agrandit petit à petit avec la collaboration de son frère en rachetant tous les immeubles avoisinants pour la transformer en un exemple absolu de pharmacie commerciale, M. Bailly mit à la disposition du public plus de trente-mille spécialités pharmaceutiques, sur une surface de mille-deux-cents mètres-carrés, rivalisant ainsi avec l'offre des plus grands droguistes. Le fonctionnement reposait sur une stricte organisation dichotomique : technique et commerciale, elle-même coordonnée par une

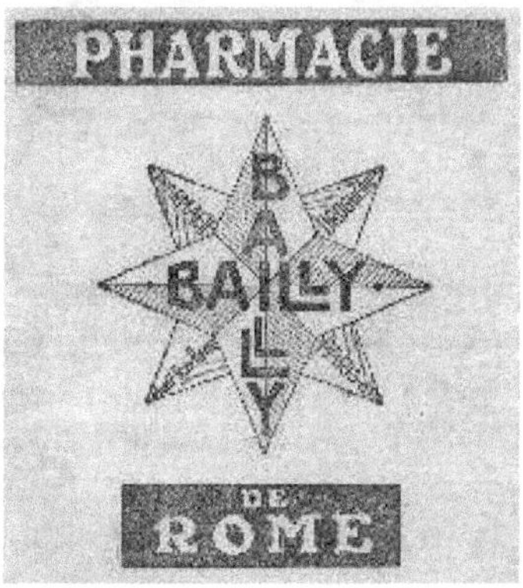

administration centrale. Ces deux services possédaient leur propre autonomie et se voyaient affecter un personnel, une administration et une comptabilité propres. La qualification des employés était la clé de la réussite ; formé et éduqué, chaque collaborateur occupait une fonction bien précise selon son expérience, ses aptitudes et ses qualités professionnelles. Le service technique comprenait toutes les opérations, des achats jusqu'à la vente au détail, alors que le service commercial incluait les activités d'exportation et de publicité. M. Bailly apportait un grand intérêt à l'exportation de ses spécialités pharmaceutiques, alors appréciées dans le monde entier pour leur bonne présentation et leur qualité indéniable, et c'est la raison pour laquelle il inaugura, en 1906, une usine de production à Nogent-sur-Marne au n°2, rue Hoche, pour y fabriquer le Pulmosérum, l'Opobyl, le Forxol, le Phaguryl et le Theïnol. Combinant productivité et qualité, l'usine acquit une grande renommée pour ses dosages rigoureux, sa constance dans la qualité de ses produits et une capacité à réaliser des formules difficiles à exécuter. Quant aux achats, ils furent centralisés rue de Rome où les matières actives étaient toutes réceptionnées puis dirigées soit vers l'usine soit vers le laboratoire de préparation de la pharmacie. Les autres ingrédients, achetés en grand volume à un prix négocié, arrivaient directement à l'usine souvent par wagons complets grâce à une connexion ferroviaire. La séparation des activités de préparation, entre l'usine de Nogent et la pharmacie de la rue de

Rome, dépendait des moyens mécaniques requis : les mélanges en grande quantité, les triturations et les nouvelles technologies étaient réservés à l'usine ce qui permettait d'abaisser le prix de la main-d'œuvre et des amortissements, diminuant d'autant les prix de revient. Ami proche de M. Vincent, président de la commission d'hygiène à la Chambre des députés, M. Bailly mit à profit son intelligence des affaires pour développer le Syndicat comme il le fit pour la pharmacie de Rome. C'est d'abord lui qui décida de déménager le syndicat, en 1922, du faubourg Saint-Denis à la rue de Madrid, toute proche et perpendiculaire à la rue de Rome, pour mieux se rendre disponible. Sa grande force résidait dans un calme imperturbable, une tranquille audace et une sagesse associés à une autorité morale incontestable. Parlant peu, tout ce qu'il disait était considéré comme simple, net, précis et toujours empreint du plus large bon sens. Malheureusement, il décéda trop prématurément pour poursuivre son œuvre, en 1930, causant dans le monde pharmaceutique une profonde émotion.

Aux côtés de ces trois premiers présidents, certains des vice-présidents marquèrent également la vie du syndicat ; M. Guedeney fut titulaire de la Pharmacie commerciale de l'Époque à Paris, autre exemple remarquable du concept commercial, et M. Mougin de la Pharmacie européenne, située au n°25 et 27, boulevard Beaumarchais, avant que ce dernier ne devienne, en 1912, maire-adjoint du 4ème arrondissement de Paris, fief historique des droguistes, aux côtés du maire Dardanne, lui aussi pharmacien.

3.5.3. Un exercice libre sous la seule responsabilité du diplôme

L'appellation de Syndicat des pharmacies commerciales n'était pas anodine et annonçait une approche innovante basée sur une combinaison scientifique et commerciale de la profession. Autrement dit, ce nouveau concept commercial[176] reposait sur un exercice libre de la profession[177], sous la garantie du diplôme et dans le respect de la loi de Germinal, mais guidé par une concurrence sans la moindre entrave commerciale. Opérationnellement, les pharmacies commerciales appliquaient une politique de prix réduit afin d'augmenter leur rotation et bénéficier ainsi d'un effet de volume. De ce fait, l'attractivité des prix appelait la demande du public qui retrouvait, selon un cercle économique vertueux, des offres tarifaires de plus en plus avantageuses.

---

[176] Les pharmacies commerciales se déclarèrent dès leur création comme étant des commerçants, en référence à la politique tarifaire de la pharmacie commerciale de la rue Drouot (Pharmacie du Dr Gustin). D'où leur nom.

[177] Le principe du libre exercice sous la garantie du diplôme permettait la vente de spécialités pharmaceutiques sous la responsabilité du pharmacien et sans ordonnance, à l'origine de la parapharmacie qui fut révolutionnaire à cette époque. Pour rappel, cette idéologie reprenait en partie le programme présenté par la frange majoritaire libérale de la Chambre syndicale des pharmaciens de la Seine lors du congrès national tenu du 4 au 6 juillet 1867 au Conservatoire des Arts et Métiers de Paris, congrès au cours duquel une liberté absolue sous la garantie du diplôme et de la responsabilité civile du pharmacien fut présentée.

Pour amorcer ce cercle, le syndicat mit en place, en 1906, une ingénieuse et innovante centrale d'achat en commun[178], le Comptoir pharmaceutique moderne, appelé aussi C.P.M., situé au 7, rue Jules César, dont le principe consistait à négocier les propositions tarifaires des fabricants et des droguistes sur une large gamme de produits tels que la pharmacie, l'orthopédie, l'optique, la parfumerie, l'hygiène dentaire et la photographie. Ceci permettait ensuite de contractualiser des conditions tarifaires très avantageuses. Une fois l'appel d'offres conclu, le syndicat adressait annuellement à ses adhérents la liste des fournisseurs agréés et chaque pharmacie achetait ensuite, pour son propre compte et sous sa responsabilité aux conditions négociées par le syndicat, ce qui permettait de contrecarrer l'interdiction faite aux syndicats professionnels de posséder leur propre capacité commerciale. Cette centrale d'achat en commun avait finalement pour avantage[179] que la plus petite des pharmacies adhérentes obtenait des fournisseurs agréés les mêmes conditions d'achat que l'ensemble de ses confrères. Pour optimiser encore plus ces conditions d'achat, certaines pharmacies commerciales se regroupèrent afin de consolider leur volume qui était alors livré chez l'une d'entre elles, cette dernière assurant par la suite la rétrocession à ses confrères. Cette pratique a d'ailleurs perduré jusqu'à aujourd'hui. Fortes de leur puissance d'achat, elles imposèrent en outre à leurs fournisseurs une cotisation obligatoire à des fins de référencement, accroissant d'autant les remises que nous appellerions de nos jours des marges-arrières. Cette ambitieuse politique d'achats, source principale du succès, fut couplée à une organisation structurée de chaque pharmacie

L'USINE DU SYNDICAT DES PHARMACIES COMMERCIALES

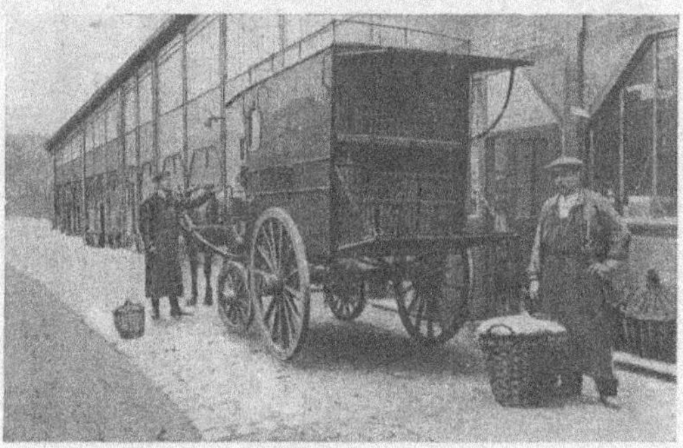

L'allee centrale. Façade sud.

[178] La centrale d'achat fut une des principales raisons du succès des pharmacies commerciales. Elle permit de commander directement aux producteurs des quantités importantes à des prix réduits sans subir la commission des intermédiaires, à l'origine de bénéfices importants. Si ce concept d'achat en commun était déjà pratiqué dans le commerce, il restait révolutionnaire dans le monde de la pharmacie. Cette politique d'achat permettait alors de proposer des prix de vente attractifs et d'augmenter le volume vendu selon un cercle vertueux. Tel était le nouveau modèle économique proposé.

[179] M. Fortuné, président du Syndicat conservateur des pharmaciens de l'Hérault le reconnaissait lui-même avec dépit : « Le rabaisien n'achète rien personnellement. C'est son syndicat qui fait les achats en bloc pour tous ses associés. Conscient de sa force, il obtient des prix ; au besoin, il impose les siens au fabricant, aux fournisseurs. Que peut, à côté du rabaisien, notre ami du syndicat régional ? L'organisation des rabaisiens a cet avantage, que le plus petit d'entre eux obtient, des fournisseurs agréés par le syndicat, sensiblement les mêmes conditions que tous ses autres confrères.

commerciale, fondée sur les principes industriels de productivité, d'organisation et de standardisation de Taylor et d'Enverson. Ce modèle était inspiré par les plus grosses pharmacies américaines, anglaises ou encore celles qui existaient avant-guerre à Moscou.

Pour accroître la rentabilité de ses membres et contrer les accusations de fraude lancées par les pharmacies agéistes qui ne comprenaient pas cette nouvelle politique tarifaire, de surcroît inaccessible pour elles, le Syndicat des pharmacies commerciales créa, en 1909, une filiale industrielle[180] : le Laboratoire galénique, société anonyme à capital variable, encore appelé le Labogal. Malgré un démarrage retardé de plus d'un an par des grèves répétées dans la quasi-totalité des corps de métiers, l'usine démarra réellement en 1910 au n°19 de la rue du Corbillon, à Saint-Denis, toute proche de l'usine de production de la Pharmacie centrale de France, dans la zone industrielle surnommée le « Manchester français ». Le Labogal fabriqua toutes sortes de médicaments garantissant, grâce à un laboratoire de contrôle richement équipé, une qualité en tout point conforme au Codex. Peu après le démarrage, deux incendies successifs en 1914 causèrent des difficultés financières retardant son expansion. Remboursé rapidement par les assurances La Mutuelle du Mans, l'établissement reprendra son développement et ses locaux d'origine deviendront trop exigus. Grâce à l'émission d'obligations, le Labogal déménagea alors dans un immeuble en location avec promesse de vente, tout proche du précédent, avec des possibilités d'extension sur un terrain de deux-mille-cinq-cents mètres-carrés situé au n°6, boulevard Félix Faure, à Saint-Denis. Finalement, bien que M. Mille puisse se réjouir de son œuvre, le Laboratoire galénique eut une courte existence car en 1930, il cessa d'exister en raison d'une concurrence de plus en plus accrue, mais aussi en raison du refus de la moitié des adhérents d'en devenir actionnaire.

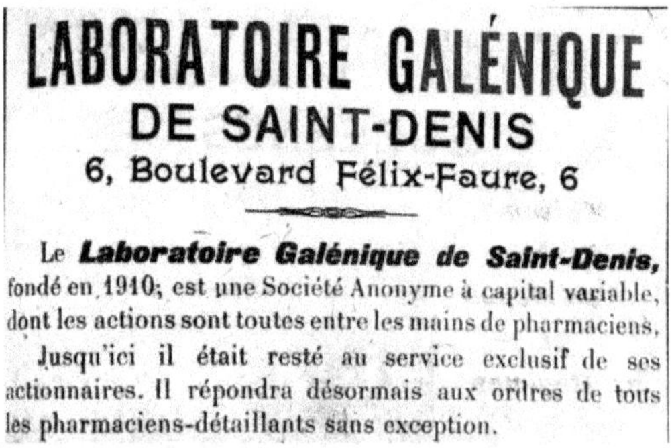
LABORATOIRE GALÉNIQUE
DE SAINT-DENIS
6, Boulevard Félix-Faure, 6

Le ***Laboratoire Galénique de Saint-Denis***, fondé en 1910, est une Société Anonyme à capital variable, dont les actions sont toutes entre les mains de pharmaciens.

Jusqu'ici il était resté au service exclusif de ses actionnaires. Il répondra désormais aux ordres de tous les pharmaciens-détaillants sans exception.

Pour promouvoir cette nouvelle politique tarifaire, la publicité fut développée à large échelle par l'intermédiaire de deux vecteurs : la vitrine et la promotion. À la différence des pharmacies agéistes[181], les pharmacies commerciales occupèrent les lieux les plus fréquentés des grandes villes et aménagèrent des officines spacieuses, claires et avenantes. Elles firent appel

[180] La diversification du syndicat dans les activités industrielles assimila l'image des pharmacies commerciales à celle des fabricants et leurs opposants conservateurs les regroupèrent abusivement dans la même catégorie.

[181] Témoignage de M. Fumouze: « Nos pharmacies furent invariablement indiquées par des palmiers sur lesquels s'enroulaient des serpents, par des vases aux couleurs éclatantes, des monstres ou des fœtus alcoolisés, des plantes rares, des bustes d'Hippocrate et de Galien ».

pour cela à des conseils extérieurs afin de positionner au mieux des produits d'appel dans une devanture soignée contenant des porcelaines, cristaux, glaces et même des tableaux originaux, sous un éclairage attirant l'attention du client, aidées en cela par l'arrivée de l'éclairage au gaz. Tout y respirait le luxe et le bon goût. Quant à la promotion, le but était d'acquérir et de conserver la nouvelle clientèle nomade qui se déplaçait d'une ville à l'autre, souvent représentée par les fonctionnaires, officiers, représentants et touristes. Leur nombre n'était surtout pas à négliger, d'autant plus qu'il s'accroissait sans cesse et atteignit même le dixième de la population des plus grandes villes. Pour les fidéliser, une marque unique nationale et distinctive fut déposée au tribunal de commerce de la Seine, en 1914, ainsi qu'une couleur uniforme

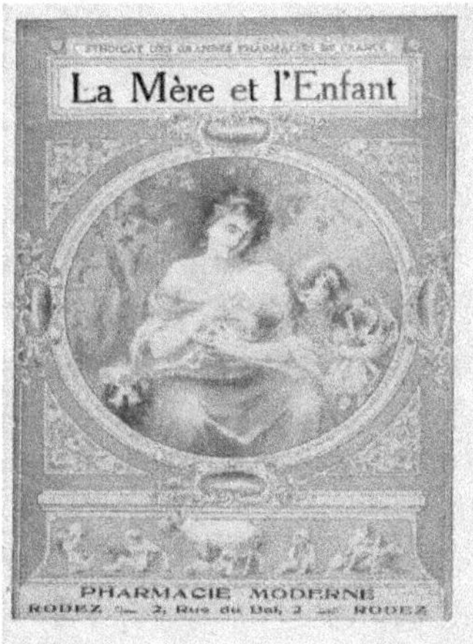

pour les devantures associée à un panonceau lumineux commun, pratique avant-gardiste de ce que font les chaînes de pharmacie de nos jours. Les pharmacies commerciales utilisèrent en outre toutes sortes d'annonces sur la voie publique, dans les tramways, autobus, métros, gares et sur les murs, voire même par la voie de la grande presse régionale ou même nationale. Par ailleurs, divers supports comme des agendas, tarifs-courants et catalogues médicaux furent distribués au public pour l'informer sur les produits qu'il pouvait choisir selon les symptômes de la maladie, lançant ainsi l'automédication que nous connaissons. Les plus grandes pharmacies commerciales allèrent jusqu'à diffuser un journal personnalisé, calqué sur le Home Organ ou le House Organ anglais, vivant reflet de la vie et des potins du quartier contenant aussi bien les nouvelles sur les mariages, naissances et décès que des conseils pratiques aux mères, de la documentation médicale et autres renseignements sur les docteurs, les sages-femmes et les pharmacies ouvertes le dimanche. Ce journal invitait littéralement le public à le consulter, tout en multipliant sur quelques pages la publicité des spécialités à des prix attractifs. Le public ne s'y trompa pas et répondit à cette nouvelle offre par une spectaculaire consommation, confortant le succès des pharmacies commerciales.

3.5.4. Un formidable succès économique

Les pharmacies commerciales réalisèrent un chiffre d'affaires exceptionnel par l'application de cette nouvelle approche d'achats groupés et de productivité. Le syndicat réunit alors les pharmacies réalisant les plus forts chiffres d'affaires et les plus importants profits. Certains titulaires devinrent richissimes, quelques-uns accumulant des tableaux de maître tels des Bonnard, Monet, Matisse, Luce, Renoir, Utrillo, d'autres des livres anciens de

Verlaine, Lafargue, Mégnier et Maeterlink pour créer une Société des pharmaciens bibliophiles, sans compter ceux qui avaient investi dans un impressionnant parc immobilier résidentiel[182]. Devant une telle concurrence, les pharmacies agéistes tentèrent, dans un premier temps, de faire interdire la publication nationale des prix-courants de leurs adversaires, perçue alors comme un redoutable vecteur de propagande, de menace économique et d'acte de concurrence déloyale. Sans succès. Elles se laissèrent aller alors à un esprit de jalousie professionnelle alimentant ragots et calomnies, qualifiant les titulaires de ces pharmacies commerciales de « rabaisiens » (du terme rabais), tout en les accusant de fraude pour tenter d'expliquer ces prix réduits qui leur étaient inaccessibles. Leurs rivaux, confiants dans leur succès, assumèrent ce qualificatif. Au fil des années, les pharmacies commerciales eurent de nombreuses appellations ou surnoms : les Grandes Pharmacies, les Grandes Pharmacies Commerciales, les Grandes Pharmacies Parisiennes ou encore les G.P.C. par abrégé. Progressivement, elles se transformèrent aux yeux de leurs adversaires en simples « Commerciales » et, en 1924, les statuts furent modifiés pour transformer le Syndicat des pharmacies commerciales de France en Syndicat des grandes pharmacies de France et des colonies pour mieux marquer leur réussite économique. En même temps que cette nouvelle appellation, le syndicat se pourvut d'un nouvel emblème : un drapeau français flottant à un mât sur fond d'un globe terrestre rayonnant comme un soleil. La partie blanche du drapeau tricolore comportait une croix de Lorraine dans laquelle étaient mentionnées les quatre premières lettres G.P.F.C. du Syndicat des grandes pharmacies de France et des Colonies.

[182] Un des membres du syndicat, M. Goigoux, plaça une publicité à destination de ses confrères dans le journal L'Évolution pharmaceutique en 1924, au sujet d'un immeuble en construction sous sa direction, au n°70, avenue de la République, en vue d'une souscription : « Aux confrères désireux de devenir propriétaires d'un bel appartement à Paris et aux meilleures conditions. Pas d'intermédiaires à rémunérer. Pas d'impôt foncier pendant 15 ans. Le terrain est acheté. Les appartements seront de 6 grandes pièces ou 5 très grandes avec cuisine, office, lingerie, salle de bains, cabinet de toilette, chauffage central, ascenseur, eau chaude, téléphone. Possibilité de remise particulière pour automobile à proximité. Excellent placement d'argent ».

3.6. Le Syndicat des grandes pharmacies françaises

3.6.1. Un syndicat commercial peut en cacher un autre

À l'ombre du Syndicat des grandes pharmacies de France, existait un autre syndicat au nom similaire : le Syndicat des grandes pharmacies françaises. Son nom prêtait incontestablement à confusion, ce qui expliqua vraisemblablement pourquoi ces deux syndicats furent souvent assimilés en un seul et regroupés sous le terme générique de « commerciales ». Pourtant, sa création était intervenue quelques années auparavant, en 1896, et il se distinguait principalement par le fait qu'il se cantonnait exclusivement aux aspects commerciaux, en se tenant bien à l'écart des débats idéologiques et législatifs. Comme son homologue, il ne regroupait qu'un nombre restreint de pharmaciens, au nombre de cent-onze, quasiment tous installés en province. C'est pourquoi, ce syndicat fut surnommé le Syndicat des grandes pharmacies de province ou encore en abrégé le G.P.P. pour le distinguer du Syndicat des grandes pharmacies de France, ce dernier étant surnommé le Syndicat de Paris. Ses locaux se situaient au n°6, rue Thorigny, à Paris, où un imposant hall de réception symbolisait sa puissance commerciale. Son créateur et premier président fut M. Fourton qui possédait une florissante officine, avenue des États-Unis, à Clermont-Ferrand. Également président du conseil de la société la Glycérine, membre du conseil de l'Institut de chimie et de technologie industrielle de l'Université de cette même ville, M. Fourton déployait une inlassable activité qu'il mit à profit pour développer ce groupement de pharmacies. Fin lettré, il démontrait en outre des qualités de fermeté, de pondération et de conciliation associées à une grande sagesse comme le reconnut son jurisconsulte, Maître Tercinet.

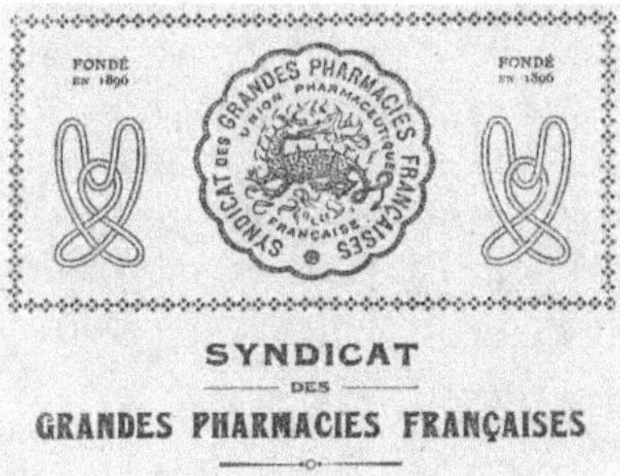

3.6.2. Une originale coopérative d'achat et de production

Le Syndicat des grandes pharmacies françaises créa une coopérative commune d'achat et de production appelée la Société générale de droguerie française et surnommée la Sogedrof en raison de l'association des premières lettres de chacun des mots constitutifs. Comme la centrale d'achat des Commerciales de Paris, la Sogedrof achetait directement en gros pour revendre à ses adhérents les spécialités pharmaceutiques, produits chimiques et accessoires de grande vente, offrant ainsi des prix d'achat très compétitifs en raison des forts volumes et de la rapide rotation des produits. Et comme les Commerciales de Paris avec le Labogal, la Sogedrof étendit ses activités de négoce à des activités de production. Grâce à un outillage perfectionné, combiné à un appareillage de contrôle et d'analyse, la Sogedrof réussit à mettre à disposition de ses adhérents ses propres spécialités pharmaceutiques à un prix de revient industriel minimal et leur apporta ainsi un avantage concurrentiel indéniable. Les spécialités les plus connues furent les pilules Dynamos, le baume Cana, les grains Cellier et les cachets Dormine. Cette qualité de produits associée à des procédés innovants d'amélioration et de productivité continues au sein de l'outil industriel permirent à la Sogedrof d'obtenir diverses récompenses dans des expositions françaises et internationales : médaille d'argent à l'exposition internationale de Paris en 1904, diplôme de grand mérite à l'exposition de Milan en 1906, médaille d'or à l'exposition de Bordeaux en 1907, diplôme d'honneur à l'exposition de Paris en 1907, Grand Prix aux expositions de Tarbes en 1908, de Gand en 1913 et de Strasbourg en 1923.

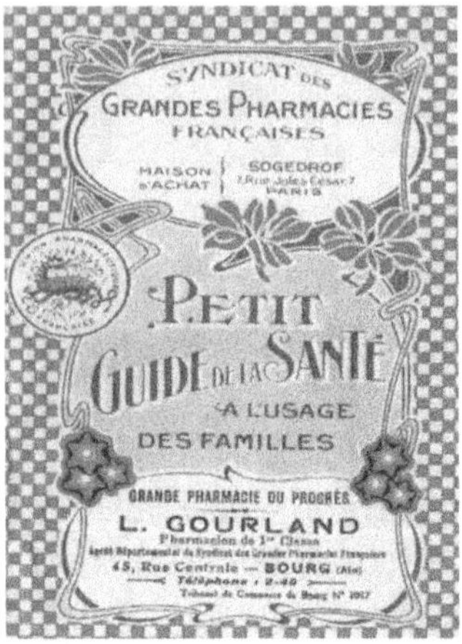

Ce syndicat développa une inédite approche commerciale et une agressive publicité par la mise à disposition de ses membres des supports publicitaires à grande diffusion, tels des journaux comme le Petit Guide de la Santé, le Guide du Foyer ou Je suis utile, des almanachs-magazine, des albums illustrés d'images, de devinettes et de contes enfantins. Il créa aussi un logo, symbolisé par un panonceau en forme de croix et diffusa à grande échelle sa devise : *« Vendre bon pour vendre beaucoup, Vendre beaucoup pour vendre bon marché des produits irréprochables et toujours de première fraicheur »*. Le public reconnut dans cette offre des avantages considérables. D'une part, il profitait des prix extrêmement compétitifs et, d'autre part, il trouvait dans les pharmacies identifiées par un logo commun un large choix de produits ainsi que des conseils avisés d'un personnel en grand nombre. Bon nombre de pharmacies Sogedrof, localisées dans les grandes villes de province, devinrent des exportateurs vers les marchés étrangers et contribuèrent avec succès aux résultats excédentaires de la balance commerciale française. Pour certaines d'entre elles, le chiffre d'affaires réalisé à l'étranger dépassa même celui réalisé en métropole. Ce modèle de pharmacie

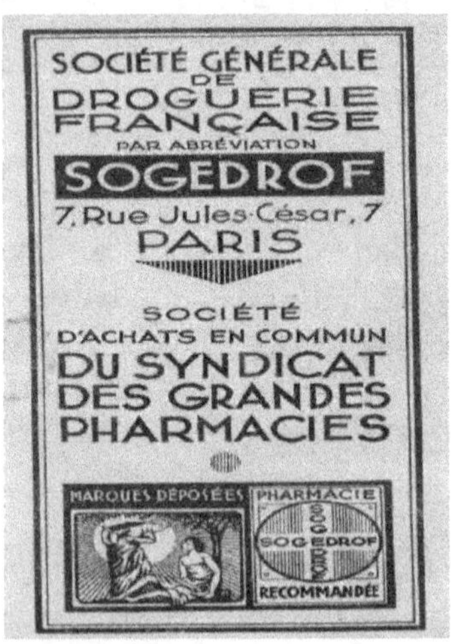

intégrant verticalement les diverses activités d'achat, de négoce, de production, de ventes et d'exportation reçut le privilège d'être mentionné dans la revue anglaise Chemist and Druggist comme étant le fleuron de la pharmacie française d'officine.

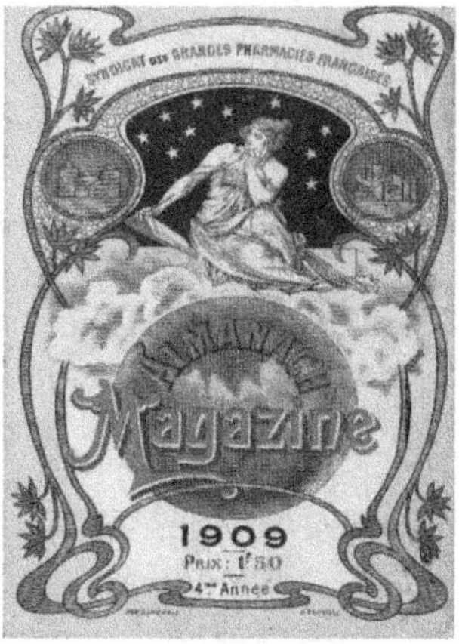

En fin de compte, ce qui différenciait le syndicat commercial de province de celui de Paris résidait dans le fait que le premier s'attachait aux questions commerciales, alors que le deuxième était structuré pour mener une lutte idéologique et politique ce qui le rendait plus visible. L'histoire ne dit pas qui de M. Fourton, le provincial, ou de M. Mille, le parisien, s'inspira de l'autre dans la création du concept de centrale d'achat et de l'outil industriel, mais l'antériorité du Syndicat des grandes pharmacies françaises, créé en 1896, par rapport au Syndicat des grandes pharmacies de France, fondé en 1899, laisse supposer que le premier fut finalement source d'inspiration du deuxième.

3.7. L'Union nationale des pharmaciens français

3.7.1. Deux syndicats commerciaux peuvent en cacher un troisième

L'Union nationale des pharmaciens français, désignée encore sous le sigle U.N.P.F. localisé au n°51 de la rue Geoffroy Saint-Hilaire, à Paris (5ème) ne devait pas être confondue avec le Syndicat des grandes pharmacies de France ni avec le Syndicat des grandes pharmacies françaises. Cette similitude[183] dans ces noms rendait la situation difficile à saisir à l'époque et fut source de nombreuses confusions. Mais à la différence des deux premiers syndicaux, l'Union nationale des pharmaciens français n'agrégeait que seulement cinq syndicats régionaux et trois syndicats outre-mer au Maroc, Tunisie et Indochine. Sa force résidait dans sa base adhérente regroupant jusqu'à deux-mille-cinq-cents pharmaciens individuels, ce qui le distingua des deux autres.

3.7.2. Un foyer incessant de réflexions et de revendications

Son fondateur fut M. Blanc, pharmacien à Paris. Bien que proche des idées libérales, M. Blanc s'efforça de garder son indépendance d'idées dans la défense des intérêts professionnels vis-à-vis des deux autres syndicats. D'ailleurs, même s'ils étaient voisins d'immeuble à Paris, il s'opposa à certaines positions de M. Berthe, essentiellement sur les améliorations à apporter à la loi régissant l'exercice de la pharmacie. M. Blanc était surtout connu pour avoir fondé quelques années auparavant, en 1915, le journal de grande influence la Gazette des pharmacies, domicilié à la même adresse que le syndicat, au n°51, rue Geoffroy Saint-Hilaire, à Paris (5ème). Il possédait également un autre local, à proximité, au n°30, rue Pascal, à Paris 5ème, dans lequel il faisait imprimer son journal et diverses brochures. Même si l'U.N.P.F. et les Commerciales n'avaient pas une position idéologique strictement identique, ces syndicats n'en étaient pas moins proches. Le journal des Commerciales,

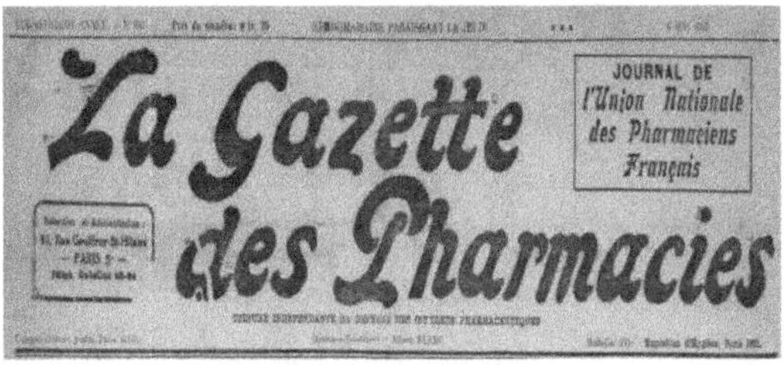

[183] Il ne faut pas confondre non plus l'Union nationale des pharmaciens français avec le syndicat de nos jours connu sous le nom d'Union nationale des pharmacies de France, soit l'U.N.P.F. même si le sigle U.N.P.F. est le même. Ce dernier n'est rien d'autre que l'Union nationale des grandes pharmacies de France issue de la fusion du Syndicat des grandes pharmacies de France et du Syndicat des grandes pharmacies françaises. Il s'installera au n° 57 de la rue Spontini, dans le 16ème arrondissement, et continuera à regrouper les grandes pharmacies entreprenariales de France. Le risque de confusion entre tous ces termes similaires était donc non négligeable.

l'Évolution pharmaceutique, fut imprimé à partir des années 1920 dans l'imprimerie de l'U.N.P.F qui y imprimait déjà sa Gazette des pharmacies, tout en offrant des services annexes à ses adhérents. Mais tout comme le syndicat des commerciales parisiennes, le but essentiel de l'U.N.P.F. fut le débat d'idées libérales et sa présence de plus en plus prépondérante au sein de la profession lui permit de devenir une véritable source d'influence idéologique. À ce titre, il prit l'habitude d'organiser annuellement, à partir de 1927, le très-couru congrès de la pharmacie réunissant les représentants des différents syndicats, qu'ils soient conservateurs ou libéraux, pour y aborder les sujets d'intérêt commun. Le premier eut lieu à Royan et les suivants à la maison de la Chimie au n°28, rue Saint-Dominique, à Paris. Tous étaient suivis de diverses activités ludiques comme des soirées au théâtre, concerts, cinémas, promenades dans Paris, visites d'établissements industriels comme ceux de M. Salmon et du Dr Roussel ou encore la visite du musée de la pharmacie au sein de la Pharmacie centrale des Hôpitaux installée au n°47, quai de la Tournelle. Le congrès se terminait par la grande nuit de la pharmacie, moment privilégié de détente incluant bal et attractions pour atténuer autant que possible les divergences idéologiques. La sixième édition du congrès marqua une forme de consécration. Elle permit d'accueillir à l'hôtel Negresco, à Nice, diverses personnalités dont les plus emblématiques furent M. Garnal, président conservateur du Syndicat des pharmaciens du Lot, MM. Louis et Collin, respectivement présidents libéraux du Syndicat des grandes pharmacies de France et du Syndicat des grandes pharmacies françaises, le préfet Léon, représentant le ministre de la Santé publique et le professeur Perrot de l'École de pharmacie. Il y eut à cette occasion une amorce d'entente sur les enjeux essentiels de la profession, tels que la réglementation des prix, le renforcement des moyens de l'inspection des pharmacies, les futures assurances sociales, le rôle scientifique et social du pharmacien ainsi que la réforme des études pharmaceutiques. Mais le chemin était encore long avant une concorde professionnelle.

3.8. Une opposition entre Agéistes et Commerciales

Les pharmaciens adhérents à l'Association générale, les Agéistes comme ils furent appelés, réclamaient une législation forte au sein d'un État régulateur, dans lequel une consommation restreinte de remèdes, associée à une juste répartition des officines, prenait toute sa place[184]. L'un d'entre eux en témoigna en ces termes : *« Je me suis demandé s'il était possible d'augmenter, dans une population limitée, la consommation des médicaments au-delà des besoins réels, restreints dans un cercle de maladies plus ou moins graves, que nous pouvons bien guérir, mais non faire naître à volonté »*[185]. Dans ce système réglementé, le retour aux traditions ancestrales avec la paillasse pour confectionner la préparation magistrale jouait le rôle de pivot central. En conséquence, les annonces publicitaires de spécialités pharmaceutiques, considérées comme le symbole de la tromperie, étaient proscrites et les prix devaient être fixes et obligatoires, quitte à les codifier par le système Prudentiam ou CHO, pour éviter toute concurrence. C'est ce que soulignait M. Decros du Syndicat des pharmaciens du Lot : *« Il ne s'agit pas de vendre au rabais pour essayer d'accaparer la clientèle, nous sommes et voulons rester des praticiens laborieux et honnêtes et, si nous cherchons à acquérir des clients, nous ne voulons le devoir qu'à nos compétences personnelles »*[186]. Forte de ses douze-mille pharmaciens-adhérents, répartis en syndicats départementaux, eux-mêmes regroupés en fédérations régionales, l'Association générale possédait une solide assise territoriale jusqu'à ses associations locales libres. Avec détermination, elle mena par le biais de ses syndicats agrégés les actions en justice nécessaires pour lutter contre l'exercice illégal et lutta contre les dérives déontologiques grâce à une solide unité et une forte discipline, valeurs prônées par son président Barthet : *« Soyons grands, soyons unis pour être forts, c'est ainsi que nous serons respectés. Aujourd'hui plus que jamais, vous le savez, il est de toute nécessité que tous les pharmaciens forment un tout bien homogène et bien discipliné »*[187]. Avec le temps, elle acquit naturellement une autorité morale et devint le référent des pharmaciens, du législateur ainsi que des pouvoirs publics. Finalement, la combinaison de cette unité et de cette discipline syndicales à quatre échelons (local, départemental, régional et national) lui

---

[184] Les conservateurs étaient hostiles à toute liberté commerciale de l'exercice de la pharmacie qui favorisait le développement de la publicité et de la spécialité pharmaceutique en dehors de tout contrôle et réglementation, aboutissant in fine à des abus et des fraudes.

[185] *L'Union Pharmaceutique*. Paris: 1860, p197

[186] *L'Action Pharmaceutique*. Cahors: 1935, 05, p170

[187] *Cent-vingt-cinquième anniversaire du Syndicat des Pharmaciens de la Seine-Inférieure*. Rouen : Imp. Lecerf, 1927, p68

conféra une réelle autorité et une légitimité syndicales qui seront toutefois contestées par les libéraux qui surnommèrent les membres du bureau de l'A.G., les « pontifes » ou encore les « consuls ».

Quant aux pharmacies commerciales, qu'elles soient parisiennes ou provinciales, elles étaient nées du libéralisme économique français du 19ème siècle et prônaient une idéologie opposée à l'A.G., centrée sur une libre économie et un équilibre naturel entre l'offre et la demande. La concurrence en constituait l'épine dorsale et les rabais, une nécessité pour accroître l'attractivité des spécialités pharmaceutiques et donc des profits. Pour les assister dans leur développement, elles recrutèrent des aides pour en employer près de 90%, à la différence des Agéistes qui travaillaient bien souvent seuls ou en famille. Et bien que les Commerciales ne représentent qu'un dixième du nombre des Agéistes, soit mille-deux-cents officines au total, elles démontrèrent une telle hardiesse dans l'entreprenariat qu'elles s'enrichirent pour cumuler la quasi-totalité des richesses[188] issues de la pharmacie et acquérir une prospérité matérielle sans égal. Face à ce succès, elles furent surnommées les « rabaisiens » par leurs détracteurs conservateurs[189], ce qui les amènera à considérer leur syndicat comme étant un syndicat de défense : *« Nous estimons, en effet, que le meilleur moyen pour les rabaisiens de répondre aux calomnies dont on les couvre, est de toujours et en tout faire mieux que leurs calomniateurs »*[190].

Ces deux termes péjoratifs, pontifes pour les Agéistes et rabaisiens pour les Commerciales, n'étaient pas anodins et révélaient une certaine médisance réciproque, comme le rappelait le président des pharmacies commerciales parisiennes : *« Le Corps pharmaceutique est divisé en deux camps ennemis, on peut le déplorer mais le nier serait aller contre toute évidence ».* Un pontife était caricaturé par un vieux pharmacien portant des lunettes d'or, un bonnet de velours et une longue redingote, préparant au fin fond de sa boutique et délivrant lui-même ses préparations magistrales ordonnées par le médecin. À l'opposé, le rabaisien était représenté par un individu fortuné, cigare à la bouche, dispensant sans compter des spécialités pharmaceutiques dans une vaste et lumineuse officine, un pied écrasant ses confrères étranglés par les dettes et de l'autre la législation de Germinal. Cette opposition caricaturale provoqua définitivement une scission au sein du corps

---

188 À Paris, en 1912, alors que le chiffre d'affaires des 1.100 pharmacies traditionnelles allait de 20.000 à 80.000 francs (avec un minimum de 6.000 francs), celui des 250 pharmacies appartenant aux syndicats des pharmacies commerciales atteignait en moyenne 350.000 francs et pouvait culminer jusqu'à 1 million pour la pharmacie Mougin, 2 millions pour la pharmacie Normale et 5 millions pour les pharmacies Canonne et Bailly.

189 À la différence de l'Association générale qui défendait un programme conservateur, soutenu par les Écoles, les pharmacies commerciales furent plus distantes avec ces mêmes Écoles, comme le confirma M. Berthe en 1914 : « Les Écoles n'ont pas toujours vu d'un bon œil l'évolution que nous faisions subir à la pharmacie. Ils nous en ont tenu rigueur au point de ne pas toujours conserver vis-à-vis de nous la neutralité à laquelle nous avions droit ».

190 *L'Évolution Pharmaceutique*. Paris: 1908, 01, p3

pharmaceutique, chaque clan tentant d'influencer l'autre, le succès de l'un amplifiant le désarroi de l'autre[191]. Par conséquent, tous les efforts et les initiatives de réforme de la profession furent systématiquement annihilés par ces divergences d'idées, déformés ou subordonnés aux stratégies de chaque fraction rivale. Il en résulta une cacophonie générale qui favorisait les débordements oraux si caractéristiques de ce début du 20ème siècle.

Cette opposition au sein de la profession était certes à déplorer mais résultait principalement de la problématique de la reconnaissance ou pas de la spécialité pharmaceutique. Depuis son apparition au 18ème siècle, chaque jour qui passait correspondait à une étape supplémentaire dans sa consécration, ce qui échauffait les esprits les plus conservateurs et avivait les rancœurs : *« Considérée jusqu'à présent comme la fille illégitime de la pharmacie, elle est sur le point de sortir de cette situation irrégulière et d'acquérir le droit légitime de figurer sur nos comptoirs et sur les ordonnances des médecins »*[192]. Pour les pharmacies commerciales, la spécialité était la solution à tous les maux et le symbole du libéralisme car elle était voulue par le consommateur, désirée par le médecin et exploitée par les pharmaciens dans une économie de marché basée sur une adéquation entre la production et la demande. Cette adéquation résultait notamment d'une publicité massive qui visait à augmenter la rotation des produits et donc à en réduire les coûts. M. Mille dont la devise était *« Le débit à faible prix fait le profit »*[193] l'inscrivait comme la pierre angulaire de son projet d'une nouvelle loi sur l'exercice de la profession : *«En réalité, ce qui choque dans mon projet ceux qui le critiquent, c'est que je laisse vivre la spécialité et la grande pharmacie »*[194]. Quant aux Agéistes, ils considéraient à l'opposé la spécialité comme un véritable suicide collectif et un naufrage déontologique[195]. Cette spécialité pharmaceutique les mettait dans une position intenable devant les juridictions car, bien qu'elle fut revendue telle quelle au public sous le cachet du fabricant, les pharmaciens gardaient toute la responsabilité pharmaceutique au moment de la délivrance au comptoir sans pouvoir en contrôler la qualité

---

[191] Cette opposition idéologique (entre conservateur et libéraux) et géographique (entre Paris et le Midi) pouvait aussi s'apparenter, dans le contexte de la Belle Époque, à une opposition sociale. En effet, si la prospérité économique et culturelle profitait aux élites d'une démocratie républicaine en pleine conquête coloniale, les catégories sociales les plus démunies et les plus précaires au sein des banlieues en étaient privées. D'où l'expression que cette Belle Époque (1870-1914) ne fut « pas belle pour tout le monde ».

[192] *L'Évolution Pharmaceutique*. Paris: 1926, 06, p5

[193] *L'Évolution Pharmac*eutique. Paris: 1912, 07, p6

[194] *L'Évolution Pharmaceutique*. Paris: 1913, 07, p15

[195] L'apparition de la spécialité pharmaceutique et l'émergence d'une nouvelle profession spéciale représentée par les « spécialistes » ou « fabricants » furent considérées par les conservateurs les plus extrémistes comme étant une substitution d'un exercice personnel associée à une propriété personnelle de l'officine par une exploitation capitalistique sous l'influence de la grande presse et des bailleurs de fonds. Ils parlèrent alors « d'expropriation » des pharmaciens aux conditions légales d'exercice de la Pharmacie.

et donc garantir la santé publique : *« Par principe, la spécialité pharmaceutique ne devrait pas exister, puisqu'elle va à l'encontre même du but de notre profession, qui est l'obligation pour le pharmacien de préparer et de contrôler tout ce qu'il délivre au malade »*[196]. Enfin, et c'était peut-être le plus frustrant, il leur était impossible de devenir eux-mêmes des fabricants, car l'accès à la technologie manufacturière nécessitait d'importants capitaux qu'ils n'avaient pas, ce qui fit dire à M. Fortuné, président de la Fédération du Midi : *« La comparaison de ces misères des petites pharmacies et de l'opulence des quelques dizaines de grands spécialistes montre qu'il y a là un malaise social qu'il faut non conserver mais guérir »*[197], avant de conclure : *« Plus que jamais, assistant à la débâcle de notre profession, j'accuse la spécialité et son extension d'avoir ruiné et avili la carrière pharmaceutique. Plus que jamais j'approuve l'un des hommes les plus éminents, les plus dévoués de notre corporation, de m'avoir dit, il y a cinq ans : « ne transigez jamais sur la question de la spécialité, ou c'en est fait de la pharmacie ! »*[198]. M. Garnal résuma le point de vue des Agéistes : *« En matière de pharmacie, la garantie de la spécialité réside dans la réglementation de l'exercice, qui impose au pharmacien de préparer lui-même ses médicaments et de soumettre à son contrôle dans son laboratoire le médicament qu'il reçoit de la droguerie [...] En régime de commercialisation libre, l'exercice n'est pas forcément personnel, il est même forcément impersonnel»*[199]. Il concluait à son tour : *« Puisse mon argumentation démontrer l'intérêt qu'il y a pour la santé publique à empêcher le pharmacien de cesser d'être un préparateur pour devenir un revendeur et un agent de publicité »*.

---

196 *Bulletin de l'Association Générale des Pharmaciens de France*. Paris: 1903, 04, p311
197 *Bulletin de l'Association Générale des Pharmaciens de France*. Paris: 1903, 04, p313
198 *Bulletin de la Fédération des Pharmaciens du Midi*, 1907, p307
199 *L'Évolution Pharmaceutique*. Paris: 1913, 01, p14

4. Une réglementation économique (1890-1935)

4.1. La spécialité capitalistique face à la spécialité syndicale

4.1.1. La nouvelle concurrence de la spécialité syndicale

À la fin des années 1900, le répertoire des spécialités pharmaceutiques recensait plus de quatre-vingt-mille références, soit huit fois plus que de nos jours. Qu'elles soient considérées comme scientifiques, c'est-à-dire pourvues d'un réel intérêt thérapeutique, ou comme commerciales, c'est-à-dire à but essentiellement lucratif, le succès de ces spécialités ne tenait en grande partie qu'à une loi de 1857 sur les marques de fabrique. Grâce à ce paravent juridique qui maintenait l'existence des remèdes secrets à des fins commerciales, les fabricants investirent dans les technologies industrielles pour en augmenter les capacités de production et dépensèrent des montants financiers considérables pour en vanter les mérites dans la presse grand-public. Dans ces publications, ils n'hésitèrent pas à retracer la genèse chimique de leurs produits avec moult détails et enjolivèrent les résultats thérapeutiques par le témoignage de sommités médicales, mais sans que rien ne puisse prouver la paternité ni la véracité des faits[200]. Et c'est la raison pour laquelle les médecins, conditionnés par cette omniprésence publicitaire, confrontés à une nouvelle pratique qui consistait, en sus, à leur offrir des échantillons et de nouveaux articles promotionnels tels que bloc-notes, agendas et carnets d'ordonnance leur rappelant en permanence le nom d'une spécialité, finirent par prescrire ces noms de marque en très grand nombre, oubliant ce qu'était une préparation magistrale. Dans ce pêle-mêle de spécialités, toutes finirent par être surnommées sans distinction les spécialités capitalistiques car dépendantes des forts capitaux investis par les fabricants, à une période où le capitalisme était en pleine expansion.

Ce succès flamboyant et la richesse que la spécialité apportait aux fabricants alimentaient une profonde amertume dans le clan des Ageistes[201]. Ce sentiment se retrouvait dans les propos de certains dirigeants comme M. Chauvel, vice-président du Syndicat des pharmaciens des Côtes-du-Nord : « *Voyez avec quel art ils savent orner leurs produits et comme ils excellent*

---

[200] L'A.G., ainsi que le bureau du congrès de 1898 par la voix de M. Denize, demandèrent formellement l'interdiction de la publicité sur les spécialités pharmaceutiques par l'application de l'article 36 de la loi de Germinal. M. Denize envisagea juridiquement d'inculper les pharmaciens qui promettaient des guérisons non prouvées : « Les réclames, par leurs assertions combinées, faisant naitre chez leurs victimes une espérance toute chimérique, peuvent constituer un délit d'escroquerie ou d'abus de confiance. C'est de la concurrence déloyale ».

[201] Le clan des conservateurs au sein de l'Association générale, les Agéistes, s'opposait à l'usage de la loi de 1857 sur les marques de fabrique car elle légalisait les spécialités pharmaceutiques qui n'étaient le plus souvent qu'une simple copie d'une formule du Codex mais sans en divulguer la formule.

dans ces petits détails attrayants et coquets qui, s'ils ne bonifient en rien la qualité du médicament, en dissimulent au moins l'amertume et le dégoût. Ce sont des fioles à la forme gracieuse, des flacons incrustés d'or, des articles en porcelaine d'une blancheur d'albâtre, des cartonnages élégants, des étiquettes à filigranes »[202].

L'équation économique était sans appel et force était de constater que la préparation magistrale qui générait jusqu'à 70% de marge, surnommée à ce titre la « vache à lait de la pharmacie», ne se vendait plus, supplantée par la spécialité capitalistique, Or, cette dernière, ne permettait aux pharmaciens de prendre qu'une marge réduite de 10% sur chaque vente, les fabricants priorisant les investissements productifs et publicitaires au détriment de leurs distributeurs. Le temps était donc venu pour les Agéistes de réagir et de faire preuve d'un pragmatisme économique, quitte à mettre de côté leurs convictions professionnelles comme l'affirma M. Leclerc de la Fédération de l'Est *: « C'est pourquoi, le moment nous semble venu de recourir à des moyens d'action plus énergiques et dont le principal est la situation des spécialités syndicales. Sans doute, nous vendrons toujours d'autres spécialités, mais nous pouvons arriver à remplacer peu à peu la moitié des spécialités industrielles de vente courant par des spécialités syndicales... »*

4.1.2. L'essor des coopératives syndicales de production

C'est ainsi qu'ils s'initièrent, à partir de 1910, à la pratique de leurs confrères-fabricants, ceci à l'appel de M. Boutès, pourtant resté un virulent opposant à la spécialité : *« Pharmaciens, redressez-vous, préparez vous-mêmes tout ce qu'il est possible de faire ; ne vous laissez pas berner. Le salut est à ce prix »*. Ils commencèrent à fabriquer[203] leurs propres spécialités en copiant les formules du Codex et en les estampillant d'une marque de fabrique. Ces dernières qui seraient considérées de nos jours comme des génériques, prirent le nom de « socialités », « communités » ou encore de « similaires » et pour les produire à moindre coût, les syndicats de pharmaciens mutualisèrent leurs efforts au sein de coopératives de production[204] pour y produire ces « spécialités dites syndicales » dans le but de concurrencer les spécialités capitalistiques. Pour mettre en application cette

---

[202] *Bulletin des travaux de la Société des Pharmaciens des Côtes-du-Nord.* Saint-Brieuc: 1864, p38

[203] L'acceptation des spécialités syndicales fut toutefois quelque peu difficile pour les ultra-conservateurs tels que M. Bérard, président du Syndicat des pharmaciens du Lot-et-Garonne : « Elles sont destinées par un prix de revient modique et un prix de vente rémunérateur obligatoire, à combattre non plus par de vaines paroles mais par le fait, la majeure partie de ces produits éphémères et discutables qu'on nomme spécialités ».

[204] La création des coopératives, au-delà de pouvoir récupérer la marge des fabricants et des droguistes, était aussi un moyen de pression pour obtenir de ces mêmes fabricants un taux de remise minimal de 40% sur leurs spécialités capitalistiques. Car dans la pratique, il fut plus aisé de créer des coopératives de répartition pour concurrencer les droguistes que des coopératives de production qui nécessitaient de plus grands capitaux.

approche coopérative, les syndicats départementaux contournèrent la loi de 1884 qui leur interdisait de se livrer à des actes de commerce en créant des coopératives de production et de répartition, sous le statut d'annexe commerciale. Le principe de fonctionnement en était simple : ces coopératives abandonnaient aux pharmaciens-adhérents leur marge afin que ces derniers puissent la rétrocéder à leurs clients sous forme de rabais et s'assurer ainsi de leur fidélité au détriment des spécialités capitalistiques : *« La coopération a été entrevue par certains comme un moyen de circonstance pour rétablir la concurrence et provoquer une baisse des cours en supprimant la multiplicité des intermédiaires entre le producteur et le consommateur »*[205].

Le premier syndicat à s'y employer fut le Syndicat général des pharmaciens de France (S.G.P.F.), lui-même fondé par les pharmaciens du 11ème arrondissement de Paris, qui créa en 1893 son annexe commerciale sous le nom de Société générale des pharmaciens de France[206]. Son siège social fut établi au n°14, de la rue Commines avant d'occuper, en 1902, les mêmes bureaux que le syndicat au n°29 de la rue des Francs Bourgeois dans lesquels la société installa son service administratif, un magasin d'emballage et des quais d'expédition pour ses activités de répartition. Cette coopérative permit de proposer à ses adhérents de nombreuses spécialités syndicales au prix de vente modique mais à forte marge (jusqu'à 70%) mais aussi des matières chimiques et divers accessoires à des prix d'achat bien inférieurs à ceux des principales maisons de droguerie : *« Nous devons devenir les fabricants de nos propres spécialités, pour retirer aux spécialistes et aux agents de publicité le 70% dont ils nous exproprient »*[207]. Son conseil d'administration approuvait les formules à produire selon la demande du public, ainsi que le prix de cession aux adhérents. De par son origine géographique, il attribuait prioritairement aux pharmacies-adhérentes du 11ème arrondissement de Paris les licences de production conciliant ainsi un original réseau coopératif parisien *intra-muros* avec une couverture nationale de

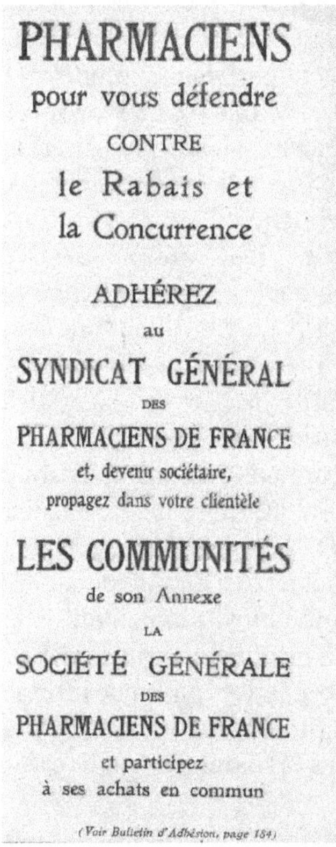

[205] *L'Action Pharmaceutique*, 1919, 08, p1

[206] Les noms pouvaient prêter à confusion ; la Société générale des pharmaciens de France était l'annexe commerciale du Syndicat général des pharmaciens de France issu du XIe arrondissement de Paris.

[207] *L'Action Pharmaceutique*, 1919, 09, p208

distribution[208]. En contrepartie de ces avantages, les pharmaciens-adhérents étaient dans l'obligation de vendre les spécialités syndicales à un prix public fixé par la coopérative, afin d'annihiler toute volonté de se concurrencer entre eux. La Société générale des pharmaciens de France labellisa chaque produit vendu par l'apposition d'une étiquette siglée « S.G. » reprenant les deux premières lettres de la société. En moins de dix ans, elle recensa six-cents pharmacies-clientes dont les trois quarts répartis sur l'ensemble du territoire et distribua plus de cinq-cent-mille spécialités, accessoires et bandages, tels que les eaux de Vichy source du siècle S.G. et le purgatif St-Yorre S.G. Malgré ses origines du 11ème arrondissement de Paris, son succès national vint essentiellement de frais d'expédition identiques, quelle que soit la localisation territoriale de l'officine livrée, grâce à des primes dites de consommation prélevées par la coopérative sur ses résultats et réattribuées proportionnellement aux adhérents les plus éloignés.

D'une façon analogue, le Syndicat de la pharmacie parisienne, réunissant les syndicats des autres arrondissements de Paris, mit en place sa coopérative de production[209] en 1908 et utilisa deux dépositaires pour en assurer la distribution : M. Mormand, pharmacien au n°324 de la rue Saint-Martin et M. Even, pharmacien au n°22 de la rue Trousseau, à Paris. Bien d'autres syndicats pharmaceutiques provinciaux créèrent à leur tour leur propre annexe commerciale, même si leur fonctionnement divergea quelque peu: le Syndicat des pharmaciens de Belfort fonda la société coopérative « La Galénique » au n°7 boulevard du Verney à Chambéry couplée à une mutuelle d'assurance dont la devise fut « Prévoyance, mutualité, charité ». Le Syndicat des pharmaciens de Normandie créa la « Société scientifique des pharmaciens de Normandie », coopérative de production et de consommation sous la marque Essenne. Vinrent s'ajouter à cette liste, la Société Saint-André de Bordeaux, la Société coopérative des pharmaciens du Rhône, la Société coopérative pharmaceutique de Toulouse, la Droguerie syndicale d'Angoulême et du Havre, la Société pharmaceutique des eaux minérales médicinales, la Coopérative des pharmaciens du Rhône, la Société scientifique du Sud-Est, l'Union pharmaceutique du Midi, la Mutuelle coopérative pharmaceutique rouennaise, la Société Chaptal... Cette prolifération de coopératives provoqua alors un véritable afflux de spécialités syndicales sur le marché sous diverses

---

[208] M. Legrand, directeur de la Société générale des pharmaciens de France, commenta ce succès en 1902 : « La spécialité poursuit avec succès son inéluctable destinée. Sur la carte de France, c'est comme une tache d'huile qui insensiblement s'agrandit, s'infiltre, se répand d'un département à l'autre. Peu à peu, la spécialité du XIème prend racine partout et là où elle s'est implantée, elle est indéracinable ».

[209] Un des dirigeants du Syndicat de la pharmacie parisienne dit de cette coopérative : « Droguerie, produits chimiques, herboristerie, accessoires seront des produits sur lesquels nos adhérents pourront avoir des avantages tout à fait appréciables. Tous les articles seront livrés au même prix et dans les mêmes conditions à nos adhérents qui pourront ainsi avoir des produits à des prix leur permettant de lutter avantageusement contre les grands bazars ».

marques telles que Chaptal, Essenne, Galénique, Rubra ou Saint-André. M. Audemard, président du Syndicat des pharmaciens du Gard justifia cet envahissement : *« Nos spécialités syndicales n'ont été créées que dans le but de lutter contre la spécialité qui nous ruine. À ce titre, ce sont des armes de combat ; elles n'ont même aucun caractère agressif : ce sont des armes de défense»*[210].

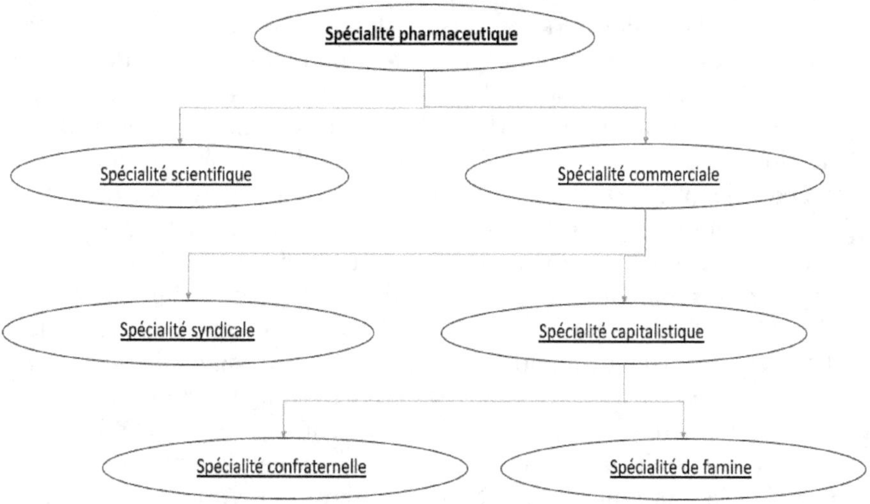

[210] *Bulletin de la Fédération des Pharmaciens du Midi*, 1909, p14

4.2. La spécialité syndicale contre la spécialité capitalistique

4.2.1. La naissance du concept de générique de marque

La reconnaissance de ces spécialités syndicales fut acquise grâce à deux retentissants procès survenus à Lyon, en 1906 et 1907, à l'encontre du fabricant allemand Fabwerke vorm meister Lucius et Bruning de Hoechst, plus connu à cette époque sous la dénomination simplifiée de Fabwerke. L'histoire débute en 1884, date à laquelle le chimiste allemand Knorr, étudiant la fabrication de la quinine artificielle, découvrit un procédé original de fabrication du diméthyl-oxyquinizine. Son employeur, la société allemande Fabwerke, déposa le brevet de synthèse chimique en Allemagne, en toute légalité, et compléta sa protection juridique en France par un deuxième titre de propriété, comme la loi de 1857 l'y autorisait, sur le nom de marque Antipyrine sans pouvoir pour autant le faire sur le procédé lui-même en vertu de l'article 3 de la loi française du 5 juillet 1844 qui imposait que tout médicament appartienne au domaine public[211]. La Compagnie parisienne des couleurs d'aniline détint en France les droits commerciaux exclusifs de 1885 à 1900 sur la marque de fabrique. Cette société, située au n°9 du faubourg Poissonnière, n'était en fait que la succursale commerciale de l'usine Coupier, fondée en 1867, et reprise en 1881 par la Fabwerke vorm meister Lucius et Bruning de Hoechst. Il s'agissait donc d'une filiale française de la société allemande Fabwerke : *« Pendant la période où la Société Farbwerke a eu le monopole, c'est-à-dire jusqu'en 1900, cette société a vendu exclusivement l'Antipyrine, traitant de contrefacteurs tous ceux qui avaient la prétention de vendre ce produit sous ce nom ; ils étaient obligés, disait-elle, de se servir de l'élégante appellation : diméthyloxyquinizine qui n'est ni facile à reproduire, ni aisée à retenir et à demander chez le pharmacien »*[212].

En 1897, la Chambre syndicale des Pharmaciens de la Seine tenta d'assigner la maison Farbwerke en nullité de marque de fabrique, affirmant

---

[211] L'article 3 de la loi française du 5 juillet 1844 imposait que tout médicament appartienne au domaine public et la jurisprudence confondit dans la même nullité le brevet du produit et le brevet du procédé. La distinction entre une substance chimique et une substance pharmaceutique n'existant pas à cette époque, la fabrication d'une substance chimique ne pouvait donc pas être brevetable en France. Diverses propositions furent émises pour contourner cette loi de 1844, notamment l'instauration d'un brevet sur un procédé de fabrication chimique proposée par l'Académie de médecine en 1915 à la condition qu'il soit « nouveau » ou encore une « patente de garantie » proposée par le député Barthe la même année, délivrable par le ministère du Commerce après avis de la commission du Codex. Cette notion de patente de garantie avait été initialement émise dès 1833 par l'Académie de médecine et visait à délivrer des brevets spéciaux pour bénéficier d'un monopole temporaire d'exploitation de nouvelles substances médicamenteuses. Elle ne fut pas consacrée par les textes.

[212] *L'Évolution Pharmaceutique*. Paris: 1908, 04, p10

que le terme Antipyrine était entretemps entré dans le domaine public par une contraction naturelle de son nom scientifique de diméthyl-oxyquinizine. Mais sans succès. La maison Farbwerke et sa filiale française, la Compagnie parisienne des couleurs d'aniline, continuèrent à profiter de ce monopole jusqu'à la fin de sa période d'exclusivité, date à laquelle ces sociétés renouvelèrent leurs droits lorsqu'un deuxième évènement juridique survint en parallèle. En 1896, le docteur Filehne, professeur de pharmacologie à l'Université de Breslau, avait découvert les propriétés thérapeutiques d'une nouvelle substance aux effets analogues à celles de l'Antipyrine. Il publia sa découverte le 30 novembre 1896 dans un article du journal Berliner Klinische Wochenschrift, intitulé : « Sur le Pyramidon, un dérivé de l'Antipyrine », et lui donna le nom de « Pyramidon » en référence à son élément chimique essentiel : « Pour abréger, nous appelons cette substance : « Pyramidon », dont le nom complet serait le diméthyl-amido-phényl-diméthyl-pyrazolone ». Le 26 octobre 1896, la même maison Fabwerke qui finança le docteur Filehne dans ses recherches déposa un nouveau brevet au greffe du tribunal de commerce de la Seine sur la marque de fabrique Pyramidon, comme elle l'avait fait antérieurement pour l'Antipyrine. Huit ans s'écoulèrent lorsqu'en 1904, alors que le brevet était toujours en vigueur, la Société chimique des usines du Rhône fit paraître des annonces publicitaires dans le Moniteur officiel du commerce sur la substance chimique de marque Pyramidon[213]. La maison Fabwerke assigna immédiatement la Société chimique des usines du Rhône devant le tribunal civil de Lyon le 22 mai 1904 pour contrefaçon, tout en demandant à être reconnue comme propriétaire exclusive de la marque de fabrique Pyramidon.

À la surprise générale, le tribunal rejeta l'accusation de Fabwerke au motif que le Pyramidon avait été étudié et communiqué de longue date devenant ainsi une désignation largement utilisée par les médecins et les pharmaciens. D'ailleurs, même le Nouveau Larousse Illustré en donnait une définition : *« Poudre jaunâtre cristalline, sans saveur, soluble dans 10% d'eau, employé comme antipyrétique »*. Le tribunal annula donc le dépôt initial de la marque fait en 1896. L'appel formulé par Farbwerke le 23 février 1907 devant la Cour d'appel du tribunal de Lyon ne donna rien de plus, laissant libre la Société chimique des usines du Rhône de continuer à commercialiser son produit sous un nom devenu juridiquement non protégé. L'arrêt de la Cour de cassation le 24 juin 1908 confirma le jugement du tribunal et l'arrêt de la Cour d'appel. À la suite de ce procès, d'autres molécules tombèrent, à l'image du Pyramidon, dans le domaine public, telles que l'Antipyrine, l'Aspirine, l'Aristol, le

[213] La Société chimique des usines du Rhône prit le risque de commercialiser le Pyramidon malgré la loi de 1857 qui autorisait le brevet de la marque de fabrique à la condition que la marque ne constitue pas la dénomination habituelle de l'objet. Or, la Société chimique des usines du Rhône considérait que le Pyramidon était devenue la dénomination habituelle par l'usage.

Sulfona et la Phénacétine. Ceci ouvrit largement la porte à la production et à la multiplication des spécialités syndicales.

4.2.2. La naissance du concept de générique de marque

Dans la continuité du procès tenu à Lyon, un fabricant du nom de Sauter siégeant à Genève et à Paris au n° 49, rue Paradis, pourvue d'une usine de production à Bellegarde, commercialisa à son tour le diméthyl-amido-phényl-diméthyl-pyrazolone sous la forme semi-manufacturée de tablettes au nom de « Tablettes de Pyramidon ». Une nouvelle fois, la maison Farbwerke assigna la maison Sauter devant la Cour civile de Lyon pour usage illicite de ses marques. Après délibération, cette dernière confirma la perte d'exclusivité mais à la seule condition d'associer le terme Pyramidon au nom du fabricant, soit « Pyramidon Sauter », pour le distinguer qualitativement de l'original[214].

Le recours en appel formulé par Farbwerke, en 1908, attira bien évidemment toutes les attentions, dans le contexte politique de l'époque où les sentiments nationaux étaient exacerbés. L'avocat Maître Clairo de la maison Sauter usa de ce nationalisme pour entamer sa plaidoirie : *« En Allemagne, en effet, il n'y a pas que l'usine Krupp qui soit un vaste arsenal dirigé contre les pays voisins, il y a aussi de vastes arsenaux dans lesquels se fabriquent d'autres choses que des armes de guerre et qui n'en ont pas moins pour but la pénétration sur les territoires voisins et de faire parvenir sur ces territoires, l'excès de la production allemande»*[215]. Maitre Pierre Morlaud, avocat et confrère de Maître Clairo, conclut par cette envolée patriotique : *« Le fait de transformer en tablettes, sans lui faire subir aucune altération, une poudre achetée chez son inventeur ne saurait constituer un acte délictueux. La vérité est que les grandes fabriques d'Allemagne cherchent par tous les moyens possibles à anéantir toute concurrence, elles veulent la disparition des petites fabriques suisses qu'elles attaquent impitoyablement ».* La Cour d'appel rejeta

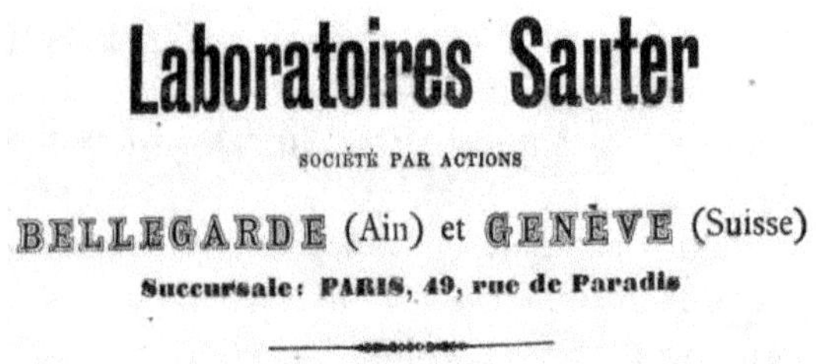

---

[214] Si l'article 3 de la loi de 1844 interdisait le principe du brevet sur les médicaments, les conventions internationales protégeaient par un brevet les marques déposées dans l'union de la propriété industrielle à laquelle la France appartenait. La France présentait donc le paradoxe de se voir contrainte d'admettre et de protéger les marques étrangères alors qu'elle interdisait le brevet sur ses propres marques nationales. D'où le sentiment des pharmaciens français d'avoir été « envahis » par les marques étrangères, et particulièrement les marques allemandes dans le contexte de l'époque. Le principe de la marque associée au nom du fabricant fut donc considéré comme un compromis élaboré sur la base de la loi du 4 aout 1834 qui protégeait l'association d'un produit à un nom patronymique, une raison sociale ou un nom de localité contre les usages frauduleux dans le but de faire connaitre l'origine de ce produit.

[215] *L'Évolution Pharmaceutique*. Paris: 1908, 04, p9

le recours en appel sous les bravos de l'assistance et le nom Pyramidon, tout comme celui d'Antipyrine, tomba définitivement dans le domaine public ouvrant une large voie aux génériques de marque : *« L'article 3 de la loi du 03 juillet 1844 ayant, dans un intérêt d'ordre général, interdit de prendre un brevet pour la protection d'un produit médicamenteux, il ne saurait être permis d'éluder cette prohibition formelle, à l'aide d'un moyen détourné, consistant à s'abriter derrière la protection dont la loi du 23 juin 1857 entoure les marques de fabrique et de commerce »*[216]. Cette succession de procès aboutit à ce que chaque syndicat pharmaceutique départemental puisse produire et vendre ses génériques, à la condition de l'associer à son nom. Les coopératives purent ainsi démultiplier leur offre de production et d'exploitation de spécialités syndicales, sous la forme de générique de marque.

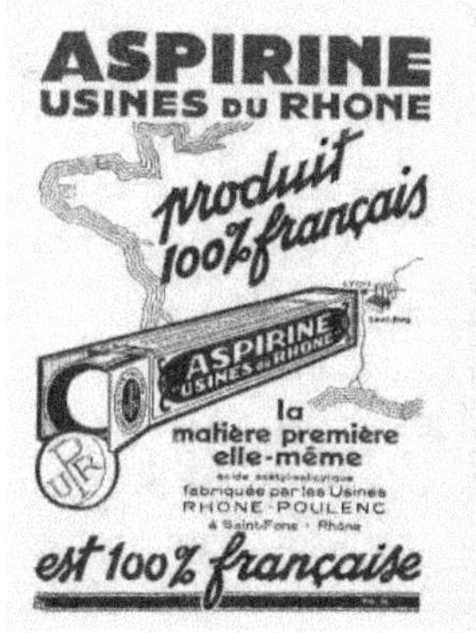

[216] *L'Évolution Pharmaceutique*. Paris: 1908, 10, p15

4.3. La réglementation des prix par les fabricants

4.3.1. La notion de la valeur intrinsèque d'une marque

Dans la vaste catégorie des spécialités commerciales, la différence principale entre une spécialité capitalistique et une spécialité syndicale résidait dans le prix de vente. Celui de la première était nettement supérieur à celui de la deuxième et cet écart tarifaire trouvait sa raison d'être dans les importants investissements publicitaires que devaient réaliser les fabricants pour sensibiliser le public à l'innovation thérapeutique et à la qualité de leurs produits[217]. Comme de nos jours pour les produits de consommation, l'intégration de ces dépenses publicitaires dans le prix de vente s'imposa comme une normalité dans l'esprit du public pour en constituer un prix de vente acceptable. Autrement dit, une spécialité capitalistique s'assimilerait à notre époque à un produit de luxe à forte marge, recherché par le client pour lequel la marque ou la signature du fabricant suffisait à apporter une garantie de sécurité et de qualité et, par voie de conséquence, à justifier un prix élevé, de surcroît non négociable. Les syndicats conservateurs de pharmaciens, conscients que leurs spécialités syndicales n'auraient jamais cette image de produit de luxe et ne généraient jamais la même marge que celle des spécialités capitalistiques, décidèrent pour compenser ce handicap d'appliquer le principe de substitution pour en accroître la volumétrie. Ce principe consistait à ce que le pharmacien, dès lors qu'une spécialité capitalistique était demandée par le public, remplaçât celle-ci par une spécialité syndicale à moindre coût au moment de la délivrance du produit.

Si cette pratique présentait du sens pour le pharmacien, le fabricant de la spécialité capitalistique, lui, se voyait doublement pénalisé : non seulement la vente lui échappait au profit d'une spécialité syndicale mais son produit se voyait déprécié et discrédité[218] aux yeux du public du fait de cet abaissement tarifaire. Pour tenter de s'y opposer, les fabricants se renseignèrent sur une jurisprudence dont ils avaient eu connaissance dans les commerces de la librairie, joaillerie, mercerie et parfumerie, commerces dans lesquels des pratiques similaires avaient été relevées. Le principe issu de cette jurisprudence consistait à garantir aux officines une marge fixe suffisante par l'apposition d'un prix de vente minimal dans le cadre d'une convention entre

[217] Dans certains cas extrêmes, une spécialité capitalistique faisant l'objet d'une intense campagne publicitaire était proposée à un prix cinq à dix fois plus cher que le même produit inscrit au Codex. Contrairement à ce qui était dit dans la publicité, leurs caractères d'innovation et de qualité étaient en fait rendus à leur plus simple expression.

[218] De nos jours, certains produits de luxe ne sont jamais soldés pour éviter tout discrédit sur la marque.

elles-mêmes et les fabricants : *« Un fabricant qui met en vente, sous une marque déterminée, un produit dont les similaires sont dans le commerce, peut imposer à ceux qui le revendent aux consommateurs l'obligation de ne le vendre qu'à un prix déterminé ; cette convention librement consentie, est licite et obligatoire pour les parties, tant qu'elle n'a pas été résiliée par une décision judiciaire ou du consentement des parties contractantes »*[219].

4.3.2. La réglementation des prix par les Primistes

Pour mettre cette jurisprudence en application, M. Fumouze imagina, en 1887, un premier modèle économique dans lequel le prix de vente au public, appelé prix de détail, était imprimé sur le cartonnage avec la mention « vente obligatoire au prix marqué », afin de contraindre le pharmacien à le facturer sous les yeux du client. Il imposa aussi un deuxième prix de vente au dépositaire revendant au pharmacien, appelé prix de gros, et cette double indexation[220] permit d'assurer une marge fixe aux pharmaciens sur les spécialités capitalistiques en contrepartie d'une neutralité de substitution, *« c'est-à-dire à ne jamais chercher, par quelque moyen que ce soit, à détourner le consommateur de la marque demandée »*[221]. Dans les premiers temps, malgré cette offre garantie de marge, les pharmaciens n'y prêtèrent guère attention, plus préoccupés à se concurrencer entre eux et à accroître la volumétrie de leurs spécialités syndicales. Et par un effet ricochet, le public, s'habituant à acheter à bas prix, flatté de se voir attribuer une remise tarifaire, chercha la pharmacie la plus compétitive et contraignit les pharmaciens à réduire le prix de vente. M. Fumouze, conscient que son modèle ne marchait guère, se décida à insérer dans sa convention des premières conditions suspensives. Il transforma alors la marge immédiate au moment de l'acte de vente en une prime récupérable *a posteriori* à la seule condition de déclarer sur l'honneur que le prix de détail marqué sur le conditionnement avait bien été respecté selon la formule : *« Je m'engage, jusqu'à avis contraire, à vendre les spécialités à prime au prix marqué sans majoration ni minoration au public »*. Il appela ce nouveau modèle à marge différée la « Réglementation des spécialités à prime » et le rendit attractif en fixant la prime à 20% du prix de détail pour le pharmacien. En 1903, quatre fabricants s'intégrèrent dans le système de M. Fumouze : MM. Coirre, Labélonye, Rogé-Cavaillès et Vicario, pour former le « Groupe des Primes ». Puis, trente autres suivirent, surnommés par la suite les « Primistes », dont MM. Genevoix, Laroche, Midy et Naline apportant dans leur sillage plus de trois-cent-cinquante spécialités pour lesquelles il fut demandé, afin de les inscrire au catalogue des spécialités à prime, de les distinguer par l'apposition d'un label représentant un camée

---

[219] *Bulletin du Syndicat Général de la Réglementation*. Paris: 1910, 01, p29

[220] Exemple : « Nos Eaux ne pourront être vendues moins de 0,56 centime la bouteille au détaillant et celui-ci (i.e. le pharmacien) ne pourra vendre moins de 0,70 centime la bouteille »

[221] *Bulletin de l'Association Générale des Pharmaciens de France*. Paris: 1906, 08, p5

bleu, copie éloignée du label de la fédération du livre. Afin de procéder au paiement des primes, ils mirent en place une procédure consistant à demander à chaque pharmacien de leur adresser mensuellement, une déclaration sur l'honneur correspondant à un relevé issu d'un carnet à souche de toutes les spécialités vendues au jour le jour. Pour contrôler la bonne application des prix et payer aux pharmaciens la prime due, ils créèrent un organisme spécifique, la Caisse générale des primes située au n°14, rue Rougemont, à Paris et nommèrent comme mandataire, un comptable du nom de Lorette ayant office au n°61, de la rue Caumartin, à Paris. Ce dernier déménagea finalement rue Rougemont, de telle sorte qu'il donna par l'usage son nom aux primes, « les primes Lorette ». Devant l'attractivité enfin établie du modèle, dix-mille-trois-cents pharmaciens respectèrent, en 1906, la réglementation des spécialités à prime.

Toutefois, la légalité d'un tel système de fixation des prix fut contestée au regard de la liberté de commerce et des pratiques anti-concurrentielles. C'est pourquoi, par précaution, M. Fumouze soumit dès 1886 ce projet de réglementation à deux experts juridiques, M. Renault, professeur à la Faculté de droit de Paris et à l'École des sciences politiques, et Me Bétolaud, avocat et bâtonnier de l'ordre des avocats du barreau de Paris. Le premier estima que ce système pouvait effectivement se voir qualifier d'entente illicite, ainsi que de délit de coalition passible d'amendes selon l'article 419 du Code pénal, *« entre les principaux détenteurs d'une même marchandise ou denrée, tendant à ne pas la vendre ou à ne la vendre qu'à un certain prix... »* Quant à Me Bétolaud, son avis fut plus nuancé et crédita le système de fixation des prix d'une certaine légitimité, à la condition que celui-ci ait pour unique but de prévenir l'avilissement des prix sous le régime juridique des conventions. La jurisprudence confirma finalement une absence d'entente illicite, arguant que la réglementation des prix opposait en fait deux grands principes fondamentaux entre le droit de propriété et la liberté de commerce, entre le droit d'un fabricant d'exploiter son produit d'une façon exclusive et le droit du détaillant d'en faire un libre usage. Le principe de convention par l'impression des conditions de vente au dos des factures[222] fut donc consacré comme approprié pour amener les deux parties à vendre à un prix déterminé dans un cadre légal à la seule condition de la compléter par l'apposition d'un

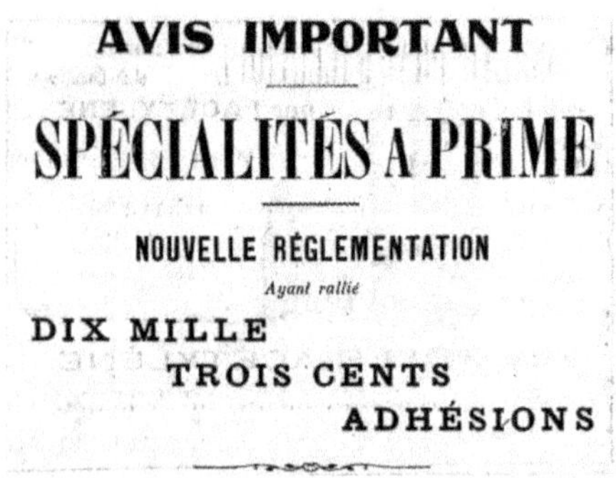

[222] La déclaration sur l'honneur complétée par cette obligation d'accepter les factures des Primistes portant des conditions de vente et le respect des prix minima de vente fut surnommée la « combinaison Lorette ».

signe distinctif, ou label, sur le conditionnement. La fondation de ce raisonnement résidait dans le fait qu'un produit, même un produit de première nécessité, n'appartenait jamais à un seul fabricant qui, lui-même, n'avait que pour seul but de se soustraire à toutes opérations susceptibles de lui porter préjudice. Dans un environnement concurrentiel, les acteurs avaient donc le droit d'imposer le respect de conditions de vente symbolisées par un label. Cette interprétation fut reprise par le tribunal correctionnel de la Seine dans une affaire analogue impliquant le syndicat des libraires et des éditeurs qui avait décidé de fixer un prix au-dessous duquel le libraire ne devait pas vendre au public, ainsi que par la Cour de cassation en 1902, 1920 et 1934.

4.3.3. La réglementation des prix par les Tickettistes

Rassurés par cette jurisprudence, un deuxième groupe de fabricants se lança dans un système de réglementation analogue en 1906. Ce dernier regroupa vingt-sept fabricants, dont les fondateurs MM. Longuet, Loiseau et M. Méré, surnommés les « Tickettistes », car le principe de fonctionnement variait de celui des Primistes par les conditions de remboursement. La combinaison Lorette et l'impression du camée bleu furent remplacées par un ticket collé sur l'étui représentant une jeune fille portant une pancarte « Tickettiste ». Le pharmacien détachait ce ticket au moment de la vente et le renvoyait à un intermédiaire qui, moyennant une commission, le remboursait au pharmacien sous condition que ce dernier justifiât le respect du prix réglementé par l'apposition de sa signature sur le ticket. Ces intermédiaires, dénommés commissionnaires, s'octroyaient une rémunération correspondant à un taux minimal de 5% sur le prix de détail et se multiplièrent, attirés par l'appât du gain: Simon & Merveau au n° 21, rue Michel-le-Comte, le Comptoir général du remboursement situé au n° 5, rue de la Fidélité, Jules Guilhemet au n° 72, avenue Daumesnil, E. Girondeau au n° 180, rue Lafayette et A.M. Tannier au n° 135 ter, rue Ordener à Paris.

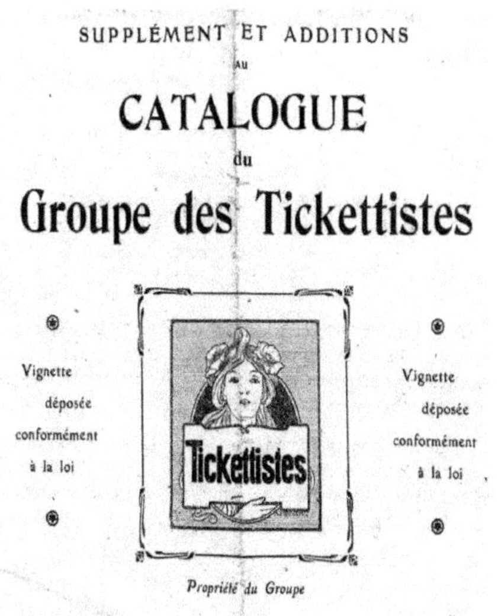

Malgré quelques variantes dans le mode de remboursement, les primes et les tickets furent deux modèles similaires : le montant de la remise était remboursé après un laps de temps. Mais comme tout système progressiste, ils présentaient tous les deux des inconvénients. Concernant le système des primes, bien qu'il soit reconnu comme fiable grâce au sérieux de son fondé de pouvoir Lorette, bon nombre de fabricants hésitaient encore à y adhérer en raison de l'obligation qu'ils avaient d'avancer des fonds à la Caisse générale des primes pour garantir le paiement *a posteriori* des primes aux pharmaciens. En outre, ils craignaient que les déclarations sur l'honneur, véritables relevés de vente que remplissait chaque pharmacien pour M. Lorette, soient rendues accessibles à la concurrence, dévoilant alors les stratégies commerciales des fabricants. Quant au système des tickets, les règles de remboursement appliquées par les fabricants et les commissionnaires restaient complexes et aléatoires et définies selon leur bon-vouloir, de telle façon que celles du fabricant couplées à celles du commissionnaire rendaient la situation difficile pour obtenir un remboursement du ticket : taux de remise différent appliqué aux produits d'une même maison, possibilités de réductions diverses et variées, attente de trois à douze mois pour récupérer son dû. À titre d'exemple, le fabricant Mariani distribua un produit antimycosique de son entrepôt situé au n° 41 du boulevard Hausmann, à Paris,

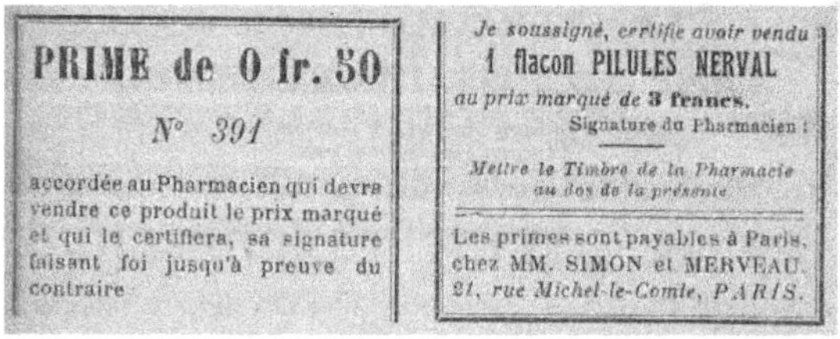
PRIME de 0 fr. 50
N° 391
accordée au Pharmacien qui devra vendre ce produit le prix marqué et qui le certifiera, sa signature faisant foi jusqu'à preuve du contraire

Je soussigné, certifie avoir vendu
1 flacon PILULES NERVAL
au prix marqué de 3 francs.
Signature du Pharmacien :
Mettre le Timbre de la Pharmacie au dos de la présente
Les primes sont payables à Paris, chez MM. SIMON et MERVEAU, 21, rue Michel-le-Comte, PARIS.

mais obligea les pharmaciens à se déplacer pour encaisser leurs tickets au n°10 de la rue de Chartres, à Neuilly, soit à quelques kilomètres de distance. Les commissionnaires ne furent pas en reste, les uns imposant des dates fixes pour les remboursements, d'autres des échéances très espacées augmentant les délais de paiement et les risques de trésorerie pour les officines. En outre, les pharmaciens devaient procéder à un rigoureux et fastidieux travail de classement des tickets en fonction de leur taille, de leur couleur et de leur valeur nominale. Ce n'est qu'au bout de ce long parcours que le remboursement était finalement effectué par argent liquide, chèque ou versement bancaire à la dernière condition que le pharmacien envoie ses tickets au commissionnaire par lettre en port-payé à dix centimes par quinze grammes de tickets, tout en s'assurant que la valeur totale du port ne dépassait pas celle des tickets. Concrètement, tous ces frais, additionnés les uns aux autres, pouvaient atteindre jusqu'à 6,50% de la valeur des produits soit une part non négligeable de la marge proposée par les Tickettistes[223]. Mais pour ces derniers, ce système de tickets, surnommé de « papier-monnaie », leur permettait de se constituer non seulement une importante avance de trésorerie qui leur servit à financer leurs campagnes publicitaires, mais aussi une intéressante source d'informations sur les points de vente basée sur la collecte des tickets, précurseur de ce que sera le GERS de nos jours[224].

[223] Les opposants au système des tickets réclamèrent un service central analogue à celui des Primistes par l'intermédiaire de Lorette qui avait l'avantage d'avoir une caisse garantie pour rembourser les pharmaciens le plus rapidement possible.

[224] Une autre crainte des fabricants résidait dans l'accessibilité de leurs données de vente à la concurrence par le biais des déclarations récapitulatives qu'ils devaient envoyer à M. Lorette.

4.3.4. La réglementation à prime immédiate par les Unionistes

Conscient de ces inconvénients pour les pharmaciens, un troisième modèle vit le jour sous l'impulsion d'un fabricant dijonnais, M. Lafont. Son principe consistait à un remboursement immédiat de la prime. Il l'appela l'Union réglementaire ou par abréviation l'U.R. et l'installa au n° 28, de la rue Bannelier, à Dijon. Pour y adhérer, chaque fabricant « unioniste » devait verser un droit d'entrée de dix francs et apposer sur chacune des boîtes produites une vignette symbolisant deux hommes liant deux arbres. Achetées auprès de l'U.R. selon un tarif proportionnel au prix de vente de la spécialité[225], ces vignettes pouvaient être de couleur bleue avec les lettres P.M.A indiquant aux pharmaciens l'obligation de vendre au prix marqué ou de couleur rouge avec les lettres P.M.I signifiant un prix minimum autorisé de vente au consommateur, laissant alors au pharmacien la possibilité d'abandonner au client une partie de sa marge. M. Lafont mit en place une convention analogue à celle des Primistes mais sur le principe d'un « bulletin-contrat ». Ce dernier se différenciait des factures des Primistes par le fait que le pharmacien avait obligation de signer chaque bon de livraison des Unionistes sur lesquels les conditions de vente étaient systématiquement imprimées au dos du document[226]. En cas de non-respect, des sanctions furent instaurées pouvant aller d'une simple pénalité de cent francs à la suppression de tout approvisionnement des produits réglementés, accompagnée de dommages-intérêts compris entre cinquante et mille francs en cas de récidive. Et pour s'assurer d'un minimum de solidarité et de discipline entre fabricants quant à l'application de ces sanctions, l'U.R. ouvrit ses portes aux fabricants ayant déjà adhéré aux deux systèmes de réglementation à prime différée, ce rassemblement étant à l'origine du nom d' « Union réglementaire ».

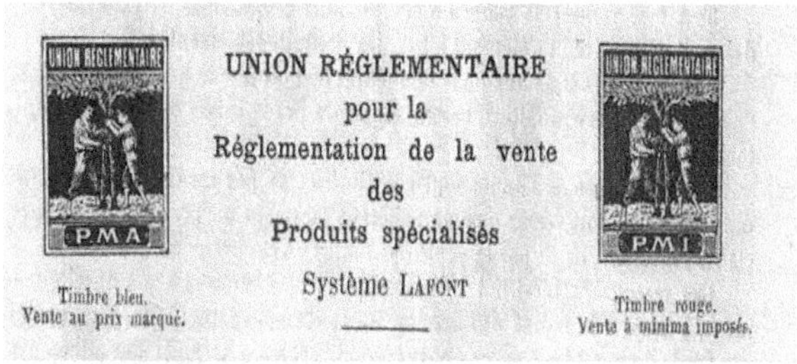

Les pharmacies commerciales, en tant que fabricants, s'opposèrent dans un premier temps à toute idée de réglementation car elles l'assimilaient à des pratiques anti-concurrentielles, synonymes d'obstacle au développement de

---

[225] Les vignettes portaient un chiffre de 1 à 3. Le n°1 était vendu aux adhérents 3 francs pour mille vignettes, à apposer sur les spécialités vendues en dessous de 1,05 franc. Le n°2, 5 francs le mille pour les spécialités vendues entre 1,05 et 3 francs. Le n°3 vendu 10 francs le mille pour les produits vendus au-dessus de 3 francs.

[226] Ce « bulletin-contrat » équivalait à un engagement des pharmaciens valant acceptation des conditions de vente des fabricants incluant une interdiction de tout rabais aux clients. Il se différenciait des conditions de vente mentionnées sur les factures des Primistes par le fait que le pharmacien avait obligation de signer le bon de livraison des Unionistes, matérialisant son accord aux conditions de vente, d'où le terme de « bulletin-contrat ».

leur centrale d'achat. M. Sabatier l'exprima en ces termes : *« Il faut que M. Lorette succombe, ou c'est nous qui succomberons [...] Tâchons d'émietter la combinaison Lorette »*. M. Dupuy lui fit écho : *« Nous avons deux moyens à employer : boycotter un ou plusieurs produits à prime et vendre les autres au-dessous du prix minimum, ce qui provoquera, de la part des pharmaciens, un tel déluge de réclamations que la combinaison Lorette n'y survivra pas »*[227]. Cette hostilité à tout ce qui venait en opposition à leur politique concurrentielle se révéla particulièrement dans le département de l'Hérault où les pharmacies commerciales du syndicat de M. Fourton, surnommées les pharmacies Sogedrof, appliquèrent une agressive politique de rabais, comme en témoigna le président de la Fédération du Midi, M. Fortuné : *«Je me suis employé de mon mieux à soumettre à l'épreuve des rabaisiens dignes de ce nom l'une des combinaisons les mieux organisées. Elle s'est montrée, dans tout l'Hérault, absolument inefficace. Les résultats de la réglementation sont dérisoires »*[228]. Parmi elles, la Grande Pharmacie Populaire située au n° 7, place Saint Côme, à Montpellier attira tous les griefs. Son titulaire, président du syndicat commercial de l'Hérault, adressa à tous les médecins du département une lettre titrée « Une coalition contre les malades » pour stigmatiser le comportement de ces fabricants appliquant une réglementation à tendance inflationniste : *« A cet égard, nous tenons à signaler au public la conduite de certains propriétaires de spécialités qui, cédant aux sollicitations des petits pharmaciens, se sont ligués pour forcer à vendre leurs produits sans ou presque sans réduction. C'est une atteinte à la liberté commerciale dont le public supporte les frais, puisqu'il paie plus cher : c'est à lui d'apprécier cette façon de prendre son intérêt et d'agir en conséquence... »*

4.3.5. La Commission d'arbitrage des spécialités à prime

Malgré ces systèmes de réglementation, beaucoup de pharmacies agéistes ne se sentaient nullement menacées par les sanctions prévues pour la simple et bonne raison qu'il était difficile de prouver la substitution au comptoir au moment de l'acte de dispensation. Et dans les rares cas contraires, de subtils moyens de contournement des sanctions permettaient de continuer en toute impunité. En conséquence, elles restaient beaucoup plus favorables à la substitution plus rémunératrice que la réglementation. Conscient de cette réticence, M. Fumouze chercha un cadre renforcé, basé sur le principe que, pour pouvoir appliquer des sanctions disciplinaires, il fallait une instance régulatrice en cas d'infraction. Il créa à cet effet, en 1906, la Commission d'arbitrage des spécialités à primes dont le premier président fut le docteur Henri Martin, président de la Chambre syndicale des pharmaciens de la Seine, auquel succéda M. Fumouze lui-même. Dans un but consensuel, cette commission rassembla vingt membres représentatifs de la profession, issus à

---

[227] *Bulletin de l'Association Générale des Pharmaciens de France*. Paris: 1905, 10, p49
[228] *Bulletin de la Fédération des Pharmaciens du Midi*, 1906, p328

la fois du groupe des Primes, de l'Association générale et des syndicats départementaux, dont huit furent élus au conseil d'administration en prenant soin de réserver les postes de président et de secrétaire aux représentants conservateurs de l'A.G. Cette commission rédigea son règlement interne et l'article 1 définit sa mission de réprimer tout écart à sa réglementation : *« La Commission d'arbitrage a pour but de donner un avis motivé au sujet des contestations qui peuvent s'élever à propos de la vente des spécialités réglementées ; elle provoque la répression des infractions dument constatées et prend toutes décisions relatives aux abus qui lui sont signalés. Elle ne reconnait d'autres systèmes de réglementation que ceux qui sont basés sur la solidarité des fabricants adhérents aux groupes représentés dans la commission »*. Elle mit en place deux sous-commissions dont une juridique chargée de constater par huissier l'inobservation des prix fixés. Pour se faire aider, elle chargea les syndicats départementaux de surveiller les journaux, brochures, circulaires, remises sur facture et autres supports parus localement afin de détecter les infractions. Une deuxième sous-commission, dite d'enquête, vint épauler la première pour mener à bien les investigations et les conciliations. En cas d'échec, la procédure d'arbitrage était alors enclenchée, sous la direction de la sous-commission juridique. Chaque partie devait alors désigner un arbitre-pharmacien en charge de trouver un accord. Si le désaccord subsistait, un arbitre-tiers était sollicité tel que le président du tribunal de Commerce dont la décision devenait alors exécutoire par toutes les voies du droit. Les sanctions appliquées allaient du blâme à la suppression pure et simple des primes et de la fourniture des spécialités en passant par l'avertissement avec ou sans publicité dans la presse professionnelle, et pouvaient s'accompagner de dommages-et-intérêts. La commission traita en moyenne vingt à vingt-cinq affaires par séance mensuelle et édita un catalogue des spécialités réglementées commun à l'ensemble des Primistes qui servit de référence tarifaire[229].

Son fonctionnement permit d'instaurer une certaine discipline dans une ambiance sereine jusqu'au jour de 1906 où ces bonnes volontés se brisèrent soudainement sur de nouveaux récifs. Contre toute attente, M. Fumouze envoya sans préavis au bureau de l'Association générale un ultimatum réclamant l'intégration immédiate d'un représentant des pharmacies commerciales parisiennes au sein de la Commission d'arbitrage : *« A ce propos, je dois vous dire que le Comité des primes estime que la Commission d'arbitrage n'est pas une émanation de l'A.G., mais simplement une commission patronnée par cette Association [...] Conséquemment, malgré*

229 En 1906, une maison de droguerie fut prise par la Commission d'arbitrage à appliquer 5% d'escompte sur la vente de spécialités réglementées. Les pharmaciens qui en bénéficiaient signaient frauduleusement les tickets. La maison de droguerie émettait alors des factures fictives aux pharmaciens complaisants et encaissait par ce moyen les primes afférentes qui étaient ensuite réparties entre eux.

notre vif désir de faire fonctionner notre réglementation dans l'accord le plus complet avec l'A.G., nous nous verrions, à notre grand regret, obligés de nous séparer de la Commission d'arbitrage, s'il n'était pas donné satisfaction au Syndicat des grandes pharmacies au plus tard le 1er novembre 1906 »[230]. Cet ultimatum provoqua une véritable consternation dans les rangs de l'Association générale lorsque ses membres apprirent l'existence d'un accord préalablement négocié entre M. Mille, président des pharmacies commerciales et M. Fumouze, accord consistant en une représentation au sein de la Commission d'arbitrage en échange d'une suspension de la publication des prix-courants annuels 1906-1907 des pharmacies commerciales qui pouvaient faire concurrence au catalogue tarifaire des spécialités pharmaceutiques réglementées des Primistes[231]. D'abord opposées, les pharmacies commerciales du syndicat de M. Mille (i.e. Syndicat des grandes pharmacies de France et des colonies) finirent par vouloir y adhérer et seules les pharmacies Sogedrof du syndicat de M. Fourton (i.e. Syndicat des grandes pharmacies françaises et des colonies) restèrent fidèles au principe de libre concurrence en n'y adhérant pas. Les premières respectèrent scrupuleusement les engagements de la réglementation vendant aux prix imposés, sans aucune remise ni substitution, ce qui fut confirmé par un inspecteur: « *Seul le Rabaisien respectait les primes [...] aucun autre pharmacien ne respectait les primes* ». La raison de cette adhésion sans faille reposait sur leur modèle économique principalement axé sur les produits non réglementés, tels les médicaments sans ordonnance, la droguerie, la parfumerie, la photographie et la lunetterie, sur lesquels elles appliquaient, en toute liberté, de forts rabais pour en augmenter le volume de ventes, ce que nous appellerions de nos jours la parapharmacie. Tel un cercle vertueux, la clientèle, attirée par ces produits devenus accessibles, étendit ses achats sur les produits réglementés sur ordonnance ce qui permit aux pharmacies commerciales d'engranger des bénéfices considérables, grâce à cette combinaison de produits à fort volume et à faible marge et de produits à faible volume et à forte marge. Si cette pratique volontaire nous parait tout à fait normale et habituelle de nos jours, elle restait révolutionnaire dans le contexte commercial de l'époque et fit le succès des pharmacies commerciales.

Face à cet ultimatum, l'Association générale se vit contrainte de convoquer une réunion générale extraordinaire le 12 octobre 1906, soit deux semaines

---

[230] *Bulletin de la Fédération des Pharmaciens du Midi*, 1906, p263

[231] Cette demande d'intégration ne concernait que le Syndicat des pharmacies commerciales de France du président Mille, mais pas le Syndicat des pharmacies commerciales françaises du président Fourton, ce qui amena une confusion dans l'application ou non de la réglementation par l'ensemble des pharmacies commerciales, ce dont profiteront les conservateurs. M. Mille justifia sa demande d'adhésion comme suit : « Sur 100 pharmacies, il y en a 80 qui ne tiennent pas les engagements pris et qui vendent la spécialité réglementée au-dessous des prix imposés ; c'est parce que nous ne voulons plus jouer un rôle de dupes et que nous avons la ferme intention de forcer tous les récalcitrants à respecter leurs engagements, ou la réglementation aura vécu ».

avant la date limite imposée par M. Fumouze. Cette réunion se déroula dans une atmosphère pesante et houleuse durant laquelle la question de l'ultimatum fut confondue avec celle relative à l'existence de la spécialité pharmaceutique. La Fédération du Midi s'opposa à cet ultimatum et réclama à nouveau la stricte application du projet des Écoles comprenant l'interdiction de la publicité et la suppression de la spécialité. Le débat houleux qui s'en suivit se conclut par un vote qui donna une courte majorité à l'entrée d'un représentant des pharmacies commerciales au sein de la Commission[232]. M. Guédeney, représentant du Syndicat des pharmacies commerciales fit donc son entrée en 1907 au sein de cette commission qui ne l'accueillit pas, à vrai dire, avec un grand enthousiasme. La première réunion, instant solennel entre tous, mit en présence pour la première fois les ennemis autour de la même table. En 1909, M. Berthe remplaça M. Guédeney, démissionnaire pour raison de santé, et les pharmacies commerciales continuèrent à respecter à la lettre les conditions de la réglementation sans qu'aucune d'entre elles ne fût impliquée dans le moindre litige. La seule altercation intervint sur un désaccord d'interprétation qui révéla un véritable foyer incandescent de lutte entre Commerciales et Agéistes. Il s'agissait de la question du « sou du franc » qui était une prime de fidélité de 5% dont bénéficiait l'employé au service de particuliers. Les Agéistes avaient l'habitude de l'appliquer en versant de l'argent de la main à la main, comme un pourboire, au domestique qui avançait les sommes d'argent pour payer les médicaments de ses employeurs. À l'inverse, cette remise fut considérée comme un rabais par les pharmacies commerciales qui l'interprétèrent comme une entorse à la Réglementation. Après une discussion fortement animée, la Commission d'arbitrage décida le 3 février 1908 la suppression de tout pourboire en pharmacie, y compris « le sou du franc », en complétant sa définition initiale de ce qu'était une infraction : *« Est considérée comme infraction à la réglementation des primes, la cession d'une partie de remise accordée sous la forme d'étrennes, de bonification, de crédit ou d'avoir sur notes et factures, de reprise des flacons vides, de timbres de commerce, de ticket à primes ou billets de toute nature »*. Un an plus tard, la Commission d'arbitrage ouvrit ses portes aux Tickettistes et aux Unionistes pour prendre le nouveau nom de Commission intersyndicale d'arbitrage

---

[232] La déclaration fut la suivante : « En vue d'une entente générale bien désirable et aussi dans l'intérêt du prompt succès de la réglementation, le Syndicat des pharmaciens du Sud-Ouest estime qu'il ne voit aucun inconvénient à ce que le Syndicat des grandes pharmacies commerciales soit représenté dans la Commission d'arbitrage, à la condition expresse que l'A.G. garde dans cette commission la place prépondérante qui lui revient et que cette concession aux spécialistes ne puisse être interprétée comme un pacte avec les rabaisiens que nous nous proposons au contraire de ramener dans la bonne voie de l'intérêt commun ». Seulement, cette majorité fut considérée comme trop fragile par les ultra-conservateurs dont la Fédération du Midi. Car les pharmacies commerciales avaient les 2/5 des membres pour eux en incluant les fabricants. Dans les 3/5 restants théoriquement en faveur de l'A.G., 2/5 restèrent néanmoins proches d'une idéologie libérale. Il ne restait donc qu'1/5 des membres considéré comme le socle du conservatisme.

surnommée la C.I.R. et établit un code de la réglementation basé sur l'ensemble des décisions qu'elle avait prises jusque-là.

4.3.6. Le rôle de régulateur du Syndicat général de la réglementation

Si la Commission d'arbitrage apporta un surcroît de crédibilité par l'application de sanctions, un système de réglementation n'était viable que si ses membres se déclaraient solidaires des autres systèmes dans l'application des sanctions[233]. Or les Tickettistes refusaient le principe même de sanctions collectives[234] et persistaient à refuser de reconnaitre toute solidarité dans l'application des sanctions collectives prévues entre les différents systèmes de réglementation[235]. En 1908, conscient des faiblesses de sa Commission d'arbitrage en matière de solidarité, M. Fumouze créa une troisième instance de régulation : le Syndicat général de la réglementation, surnommé par abréviation la S.G.R. Appelant l'ensemble des fabricants au sein d'une seule et unique instance, il élabora un règlement dans lequel il obligea, par le biais d'une nouvelle convention,

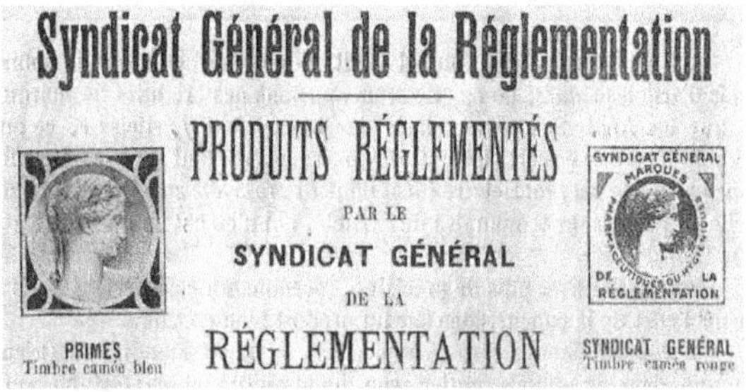

l'apposition sur tous les conditionnements d'un logo breveté, appelé label syndical, s'inspirant de celui des Primistes, le camée, avec des couleurs distinctives bleu et rouge : le camée bleu à apposer par les Primistes et le camée rouge par les Tickettistes. Grâce à cette convention, les fabricants

---

233 L'article 2 des statuts de la Commission d'arbitrage stipulait : « La Commission d'arbitrage se renferme strictement dans ses attributions. Elle exige la rigoureuse observation des conditions imposées par les systèmes existants, mais il ne lui appartient pas de les modifier ». Malgré cet article la restreignant quelque peu dans ses prérogatives, elle s'efforça d'établir une première solidarité dans l'application des sanctions en cas de délit, tout en garantissant à chaque « réglementeur » une autonomie d'action. Si le groupe des Primes avait bien perçu cette nécessité de solidarité en se déclarant solidaires entre eux dans l'application des sanctions, il n'en était pas de même pour le groupe des Tickets.

234 En 1911, la Commission d'arbitrage saisit le groupe des Tickettistes au cours d'un conseil afin d'établir une solidarité absolue dans les sanctions à appliquer en cas d'infraction à l'une des quelconques réglementations : « Tout système de réglementation non étayé sur le principe de solidarité entre les fabricants est frappé de stérilité, car les sanctions collectives, seules, peuvent être efficaces en pareille matière ». Les Tickettistes déclinèrent la demande au motif qu'ils voulaient conserver leur autonomie dans un système ayant fait ses preuves.

235 En 1911, des pharmaciens agéistes se révoltèrent contre certains Tickettistes qui délibérément ne sanctionnaient pas les détaillants pris en flagrant délit de vendre en dessous du prix marqué. L'A.G. missionna un avocat pour évaluer quels étaient les moyens légaux de forcer un Tickettiste à appliquer les sanctions qu'ils avaient définies telles que la suppression du remboursement et l'arrêt des approvisionnements. Ce sur quoi M. Crinon commenta : « Cependant, on doit reconnaitre que la réglementation par ticket est inefficace et ne comporte aucune sanction ».

purent ainsi continuer individuellement à appliquer leurs conditions de vente mais grâce au label syndical unique, ils durent poursuivre par les voies légales tous contrevenants qui délivraient des spécialités réglementées à un prix autre que celui marqué et appliquer des sanctions quel que soit le système de réglementation auquel ils adhéraient[236]. La S.G.R. s'installa au même endroit que la Caisse générale des primes, au n° 14, de la rue Rougemont, à Paris et la gestion fut attribuée à l'agent général du groupe des Primes, M. Lorette. La S.G.R. publia un journal trimestriel, dont le siège se situait au n° 3, rue du Trésor, à Paris. Cette revue, intitulée la Réglementation, commentait l'actualité économique et pharmaceutique. En 1921, la S.G.R. ajouta à ses conditions de vente, l'interdiction de revente de spécialités réglementées à l'étranger, bien avant que les règles actuelles sur la libre circulation des produits en Europe viennent libérer le commerce parallèle. Cette restriction à l'export fut décidée à la suite de certaines pratiques de pharmaciens qui abusèrent de la réglementation des prix pour encaisser les primes avant d'exporter les spécialités en spéculant sur les fluctuations du change, notamment, en 1930, vers Cuba par l'intermédiaire des pharmacies espagnoles. En 1939, la C.I.R. et la S.G.R. créèrent les premières cartes d'identité professionnelle, incluant un numéro d'inscription, principe qui sera à l'origine du numéro d'ordre ordinal toujours en vigueur de nos jours. Elles instituèrent également des carnets de bons de commande numérotés à trois feuillets livrables uniquement sur présentation de la carte d'identité professionnelle, chacun des feuillets rappelant les conditions de vente définies. Enfin, ces deux instances demandèrent aux fabricants de numéroter chaque boîte de spécialité pour se prémunir de l'introduction d'éventuelles contrefaçons dans le circuit de distribution. En 1939, onze-mille pharmaciens s'engagèrent à appliquer ces mesures devenant ainsi les *« soldats de la Réglementation »*. Il est amusant de souligner le caractère avant-gardiste de ces mesures car elles furent reproduites par les autorités européennes de notre époque dans la lutte des contrefaçons, applicable à partir de 2019, soit près d'un siècle plus tard.

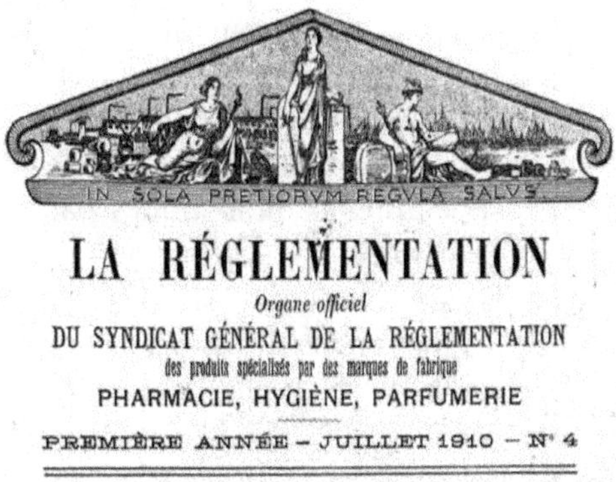

[236] Le jugement du 17 juillet 1936 de la Cour d'appel de Paris confirma le principe qu'une spécialité pharmaceutique n'était pas considérée comme un produit de première nécessité pour la santé publique car elle restait disponible sous la forme d'une préparation magistrale grâce au Codex. Autrement dit, une spécialité portant un label syndical unique ne se trouvait pas en situation monopolistique laissant alors la possibilité d'instaurer des conditions de vente restrictives malgré une possible gêne occasionnée par son absence dans le commerce.

4.4 La réglementation des prix par les Agéistes

4.4.1. Un cruel dilemme pour les Agéistes

La mise en place de la Commission d'arbitrage et du Syndicat général de la réglementation apporta incontestablement une meilleure solidarité entre fabricants et détaillants. Toutefois, un système de réglementation ne pouvait trouver sa pleine légitimité que si l'ensemble des acteurs l'appliquait dans son intégralité. Or, certains fabricants continuaient de s'abstenir de réglementer ou même de sanctionner, comme le reconnut M. Petit, président du syndicat conservateur de la Creuse : *« La solution du problème ne réside pas dans l'art d'étudier et de mettre au point de nouvelles méthodes de réglementation car, en définitive, toutes sont bonnes à condition d'être loyalement et strictement exécutées de part et d'autre. Le point difficile est de rallier à notre cause les spécialistes jusqu'alors hostiles ou indifférents, et qui nous ont opposé jusqu'à ce jour la force de l'inertie »*. En effet, si l'application systématique de sanctions par les fabricants était une composante clé dans le succès des systèmes de réglementation, quelques fabricants restaient dans une démarche concurrentielle entre eux et s'abstenaient d'appliquer les sanctions prévues dans les systèmes concurrents de réglementation.

Les pharmacies agéistes, quant à elles, conscientes du peu de risque qu'elles encouraient dans des systèmes devenus complexes pour elles[237], continuaient de leurs côtés à substituer les spécialités capitalistiques par des spécialités syndicales plus rémunératrices[238]. En outre, intégrer un système de réglementation signifiait reconnaitre l'existence de la spécialité pharmaceutique. Et la reconnaitre rappelait les profondes divisions au sein de l'Association générale entre dirigeants-fabricants et adhérents-conservateurs. Ces derniers y restaient opposés ou dans le meilleur des cas favorables mais sous certaines conditions, tel le syndicat conservateur des pharmaciens des Landes : *« Ne pouvant supprimer la spécialité, malgré l'illégalité de son existence, subissons la mais endiguons la dans une entente loyale dans l'intérêt du prompt succès de la réglementation »*. Quant aux ultra-

[237] Les pharmaciens se plaignaient de cette complexité due aux multiples systèmes de réglementation des prix comme en témoigna ironiquement un pharmacien de Paris en 1908 : « Nous avons maintenant les Lorettistes, les Tickettistes, ceux qui laissent un bénéfice suffisant au pharmacien et ceux qui lui donnent le sou du franc, ceux qui établissent leur remise sur le prix marqué et ceux qui l'établissent sur le prix minimum. Il y en a pour tous les goûts et il faut vraiment avoir mauvais caractère pour n'être pas satisfait d'un pareil résultat ».

[238] Selon M. Fumouze, la substitution continuait à être pratiquée d'une façon massive ce qui expliquait que finalement, seulement 10.000 spécialités étaient réglementées par les primes Lorette sur un total de plus de 50.000 recensées.

conservateurs, la Fédération du Midi[239] ne reconnaissait les avantages d'une réglementation que du bout des lèvres[240], prise entre deux maux : aggraver les difficultés économiques de ses adhérents ou sacrifier la préparation magistrale sur l'autel des fabricants. M. Bouquet, secrétaire général de la Chambre syndicale des pharmaciens de la Gironde, le reconnut volontiers : *« Laissons faire les spécialistes, profitons des avantages qu'ils nous donneront, mais n'ayons pas l'air de nous montrer partisans de la spécialité en favorisant par notre adhésion la réglementation »*[241].

4.4.2. La Nationale-Réglementation

C'est pour ces raisons que les syndicats agéistes tentèrent d'inverser les rôles et eurent l'idée, comme compromis, de fonder leur propre système de réglementation des prix. M. Chevret, président du syndicat conservateur des pharmaciens de la Loire et la Haute-Loire, déclara à ce sujet : *« La pratique a démontré que les réglementations ont toutes des inconvénients et un vice radical, provenant de ce qu'elles dépendent uniquement de la bonne volonté du spécialiste. Cette bonne volonté, les pharmaciens l'ont-ils trouvée chez tous les spécialistes ? »* Il analysa alors toutes les initiatives antérieures et créa, en 1908, une institution de consultation et de réflexion nommée le Comité national de la réglementation. Il comprit douze membres représentatifs

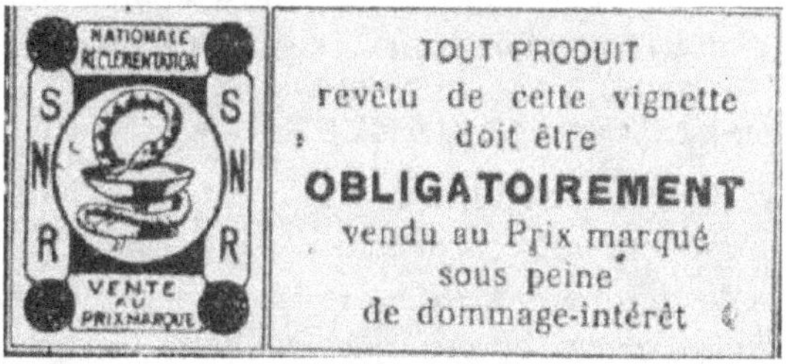
NATIONALE
RÉGLEMENTATION
S N R
S N R
VENTE
AU
PRIX MARQUÉ
TOUT PRODUIT
revêtu de cette vignette
doit être
OBLIGATOIREMENT
vendu au Prix marqué
sous peine
de dommage-intérêt

de la profession à savoir neuf adhérents à l'Association générale, M. Mille, représentant le Syndicat des pharmacies commerciales de France, M. Simon, représentant le Syndicat des pharmacies commerciales françaises et M. Toraude, figure emblématique de la profession qui représenta les pharmaciens non-syndiqués. Les discussions allèrent bon train entre ces différents acteurs mais n'aboutirent pas en raison de divergence d'opinions. En 1910, M. Chevret décida de passer outre et imposa un nouveau modèle instaurant un système sans prime ni ticket, avec remise immédiate minimale de 25% au profit du pharmacien, soit 5% de plus que le taux minimum de 20% de la S.G.R[242]. Ce système porta le nom de syndicat de la Nationale-Réglementation

---

[239] M. Boutes, président de la Société des pharmaciens du Sud-Ouest-et-du-Centre, se montra le plus catégorique en rejetant tout compromis : « Je ne puis l'approuver tant que les spécialistes nourriront l'idée de se servir de l'adhésion de syndicats pour extorquer un vote consacrant la légalité de leur commerce illicite ; tant que les charlatans nous imposeront impunément, par leurs réclames tintamarresques, la vente de leur camelote ».

[240] *Bulletin de la Fédération des Pharmaciens du Midi*, 1904, p25

[241] *Bulletin de la Fédération des Pharmaciens du Midi*, 1904, p210

[242] La S.G.R. appliquait un taux minimum de 20%, à primes différées. La N.R. proposait un taux minimal de 25% avec remboursement immédiat, et jusqu'à 75%.

des spécialités pharmaceutiques, surnommée la Nationale-Réglementation ou, en version abrégée, la N.R. Il commenta son œuvre en disant : *« Quant à l'heure de la suppression de la spécialité, elle ne sonnera jamais [...] La N.R. sera capable de briser toutes les mauvaises volontés et de vaincre toutes les résistances qui voudraient entraver l'œuvre de la règlementation »*. M. Chevret déposa, en tant que marque de commerce, un label syndical sous forme de vignette à apposer sur chaque conditionnement par les fabricants, représentant les lettres N.R. Les fabricants ainsi que les grossistes devaient, en outre, acheter auprès de la N.R. un timbre en caoutchouc, encore appelé cliché typographique afin d'imprimer les conditions commerciales de la N.R. sur les factures. Il installa le siège social de la N.R. à son domicile personnel, au n° 7, rue d'Annonay, à Saint-Etienne, et la fit gérer par un conseil composé de douze membres élus en assemblée générale, conseil renouvelable par tiers chaque année, avant de la transférer au siège de l'Association générale, rue de Ballu.

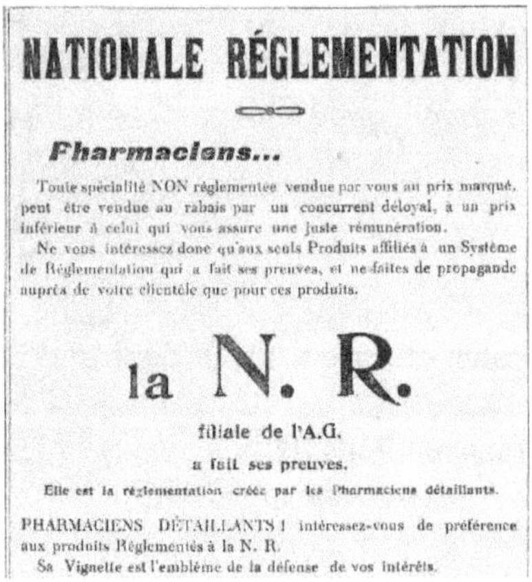

NATIONALE RÉGLEMENTATION
Pharmaciens...
Toute spécialité NON réglementée vendue par vous au prix marqué, peut être vendue au rabais par un concurrent déloyal, à un prix inférieur à celui qui vous assure une juste rémunération.
Ne vous intéressez donc qu'aux seuls Produits affiliés à un Système de Réglementation qui a fait ses preuves, et ne faites de propagande auprès de votre clientèle que pour ces produits.
la N. R.
filiale de l'A.G.
a fait ses preuves.
Elle est la réglementation créée par les Pharmaciens détaillants.
PHARMACIENS DÉTAILLANTS ! intéressez-vous de préférence aux produits Réglementés à la N. R.
Sa Vignette est l'emblème de la défense de vos intérêts.

Les statuts de la N.R. furent rédigés et deux articles prirent une place prépondérante. L'article 2 précisait comme but de la N.R. : *« le perfectionnement de toutes les réglementations existantes et la surveillance du respect absolu de celles-ci »*. Seulement, cet article apportait paradoxalement une première définition de la spécialité pharmaceutique : *« Le Syndicat a pour but l'organisation des pharmaciens-détaillants pour leur permettre de retirer un bénéfice normal dans la vente de toutes les spécialités pharmaceutiques [...] Sont qualifiées comme spécialités, les produits destinés par leurs fabricants à être délivrés au public, sous leurs cachets, par leurs confrères »*[243]. Quant au deuxième, l'article 12, il stipulait que la surveillance de la vente au prix marqué et de la présence de la vignette N.R. revenait à tous les syndicats conservateurs départementaux en charge de recueillir les témoignages et les preuves démontrant les infractions commises. La force et l'originalité de la N.R. étaient incontestablement le risque pour les fabricants d'une exclusion[244] du réseau de distribution des officines agéistes en cas de

---

[243] Cet article des statuts de la N.R. rendit les plus extrêmes conservateurs de l'A.G. amers car hostiles à la spécialité. Ils considéraient la Réglementation comme « un monopole du remède cher » favorisant le développement de l'exercice libre que prônaient les pharmacies commerciales

[244] Cette idée d'exclusion provenait du projet Fénéon élaboré quelques années auparavant par le pharmacien Auguste Fénéon. Ce dernier réclamait une exclusion par un boycottage des spécialités non réglementées ou à marge insuffisante : « Ce sera pour nous l'épée du sergent de ville, très rarement sortie du fourreau, mais qui n'en impose pas moins le respect aux malandrins

non-adhésion, car aucun fabricant ne pouvait survivre économiquement à plus de trois mois de boycott sans pouvoir écouler ses produits. Cet aspect fut d'ailleurs souligné par M. Petit : *« Le pharmacien peut très bien se passer du spécialiste, mais la réciproque n'est pas vraie. La réglementation sera la paix ; mais si vous voulez la guerre, prenez garde d'en payer tous les frais ; nous sommes le nombre, nous sommes la force, et il n'est pas un fabricant, dût-il être millionnaire, qui résisterait longtemps à une coalition de dix-mille pharmaciens refusant la vente de ses produits et les combattant systématiquement »*[245]. M. Chevret venait ainsi habilement de substituer les habituelles conditions commerciales de vente des fabricants par de nouvelles conditions commerciales d'achat des pharmaciens, en échange d'un accès facilité au seul réseau de distribution existant constitué par les neuf-mille pharmacies agéistes. Mais bien que la majorité des Agéistes se félicite d'avoir enfin réussi à mettre en place un système fédérateur de réglementation, celui-ci constituait paradoxalement une reconnaissance de la spécialité pharmaceutique pour ses propres détracteurs. L'un d'entre eux eut le mot de conclusion à la fois des plus explicites mais aussi des plus pragmatiques : *« En attendant que la spécialité soit supprimée, sachons en tirer profit »*[246].

---

oublieux de leurs devoirs ». D'ailleurs, ce principe d'exclusion fut adopté dès 1906 par le Syndicat agéiste des pharmaciens de Loir-et-Cher qui décida, lors de son assemblée générale du 24 juillet 1906, de refuser la vente de spécialités pharmaceutiques si le système de réglementation auxquelles elles étaient soumises n'était pas respecté par tous les vendeurs.

[245] *Bulletin de l'Association Générale des Pharmaciens de France*. Paris: 1907, 09, p101

[246] *Bulletin de l'Association Générale des Pharmaciens de France*. Paris: 1904, 11, p326

4.5. La spécialité confraternelle contre la spécialité de famine

4.5.1. Le concept de la spécialité confraternelle

Grâce à la combinaison du Syndicat général de la réglementation et de la Nationale-Réglementation, la profession réussit tant bien que mal à généraliser la réglementation des prix sur les spécialités pharmaceutiques et par voie de conséquence à obtenir une garantie d'un taux de marge minimal pour les détaillants. Si leur situation économique s'améliora en conséquence, l'embellie fut de courte durée car, dans un même temps, les charges de fonctionnement s'accrurent significativement dans un environnement économique, fiscal et social en pleine évolution. Finalement, la rentabilité nette des pharmacies ne progressa guère, l'amélioration du taux de marge apportée par la réglementation permettant seulement de couvrir l'augmentation des frais de fonctionnement. La question qui surgit alors est quelle devait être l'indexation à mettre en place sur le taux de marge. Les syndicats conservateurs ne tardèrent pas à brandir la menace d'une reprise des pratiques de substitution en faveur des spécialités syndicales si ce taux de marge ne venait pas à être plus avantageux. Toute la question était donc de savoir quelle devait être la valeur de ce taux.

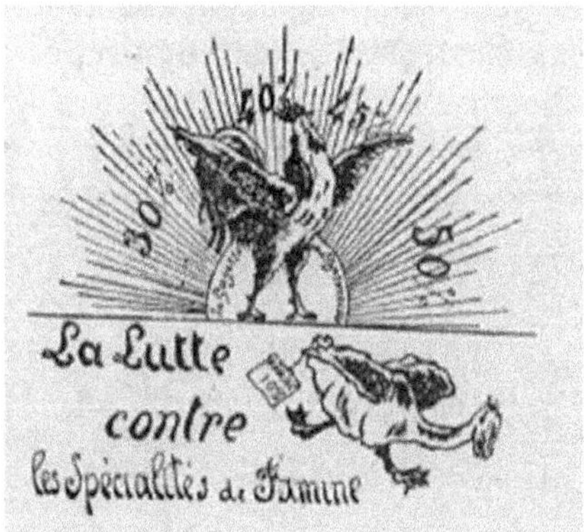

M. Blanc, président de l'Union nationale des pharmaciens français qui représentait plus de deux-mille-cinq-cents pharmaciens indépendants, revendiquait une marge minimale de 30%. Il prenait en référence l'exemple de l'industrie, de la parfumerie et de la librairie qui avait mis en place un système analogue de fixation des prix, offrant une remise minimale comprise entre 33 et 35%. Pour imposer ces idées, il inventa le concept des « spécialités confraternelles » au taux de marge supérieure à 30% qu'il opposait aux « spécialités dites de famine ». Et pour associer ce nouveau concept aux réalités économiques, il fonda une centrale d'achat et de distribution de spécialités confraternelles, nommée « l'Entrepôt parisien des spécialités confraternelles », soit l'E.P.S.C. par abréviation. M. Blanc appela les pharmaciens à y adhérer massivement : *« Confrères, si vous voulez dès cet hiver avoir le trente pour cent sur toutes les spécialités, faites directement vos achats aux fabricants. Groupez-vous, faites vos achats en commun. Mais exigez des fabricants qu'ils vous fassent bénéficier de toute la part de remise*

qu'ils ne donneront pas alors aux grossistes »[247]. Il installa cette centrale d'achat au n°30, rue Pascal, dans le 5ème arrondissement de Paris soit dans les mêmes locaux que son imprimerie du journal la Gazette des pharmacies. Cet organe de presse lui permit tout autant d'entreprendre une active campagne promotionnelle en faveur des « spécialités confraternelles » que de dénigrer les « spécialités de famine ».

Dans cet exercice de surenchère, M. Blanc fut vite dépassé par les conservateurs eux-mêmes dont le président du Syndicat des pharmaciens du Lot, M. Garnal. Ce dernier réclama un taux de 40% et justifia sa position en se fondant sur l'analyse qu'avait réalisée l'administration des contributions directes établissant la rentabilité brute moyenne d'une officine à seulement 15% de son chiffre d'affaires. Or, ce taux restait bien insuffisant pour absorber les 20% de frais généraux auxquels il fallait ajouter 15% d'imposition, 10% de frais de port et d'emballage ainsi qu'une envolée du coût de la vie. Il opta pour une approche agressive consistant à relever, en 1918, sans aucune concertation et au détriment des patients, les prix de vente pour en augmenter le taux de marge. Il notifia sa démarche auprès du public, qui en subissait les conséquences, par voie d'affiches apposées sur les murs des officines sous le titre: « Avis aux clients ». Cette pratique de majoration unilatérale des prix, en totale contradiction avec la réglementation des prix, fut particulièrement suivie par une majorité de syndicats adhérents à la Fédération du Midi[248]. D'autres syndicats conservateurs adoptèrent une approche plus consensuelle, à l'image du Cercle pharmaceutique du Haut-Rhin qui aboutit au même résultat mais par une négociation auprès des fabricants, comme le révéla son président Greiner : *« Nous sommes arrivés à un résultat avec presque tous les fabricants de spécialités qui nous donnaient le bénéfice prévu de 38%. À présent, nous avons commencé à traiter avec les fabricants français et espérons arriver à obtenir plus de rabais que ces messieurs daignent nous donner en ce moment.*

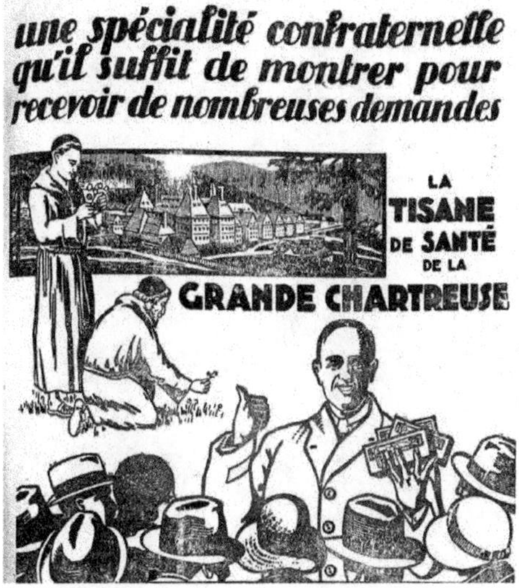

[247] *La Gazette des Pharmacies*. Paris : 1921, 19, p3

[248] Cette hausse unilatérale fut aussi motivée par la hausse des matières premières durant la première guerre mondiale. Les fabricants avaient augmenté en conséquence leurs prix de vente aux pharmacies, sans pour autant vouloir en faire de même sur les prix réglementés au public, diminuant d'autant la remise prévue des pharmaciens-détaillants dans le cadre de la Réglementation.

La maison Ciba a déjà promis 40% »[249]. Cette question de savoir quel devait être ce taux de marge devenait une nécessité car de nouvelles menaces se profilaient à l'horizon avec, entre autres, le développement des pharmacies mutualistes et coopératives, la mise en place d'un impôt sur les spécialités et le financement des prochaines Assurances sociales.

[249] *Bulletin Pharmaceutique de l'Est*. Dijon : 1931, 3, p5

4.6. La réglementation des prix au deuxième degré

4.6.1. L'importance du cycliste officinal

La réglementation des prix fut finalement dominée par deux systèmes majeurs représentés par le Syndicat général de la réglementation et la National-Réglementation. Bien que le principe de ces deux modèles ne soit pas le même, ils se manifestaient tous les deux par la présence d'un ticket ou d'une vignette, ainsi que par des règles communes de fonctionnement : si un pharmacien ne respectait pas les prix marqués, le groupe le convoquait et pouvait appliquer une amende dont le montant finançait une œuvre de solidarité professionnelle. Mais, tandis que le Syndicat général de la réglementation dépendait d'un engagement imposé par les fabricants aux pharmaciens, il n'en était pas de même de la National-Réglementation pour laquelle les conditions étaient imposées aux fabricants par les pharmaciens. Mais quel que soit le mode de fonctionnement, ces deux systèmes permirent à la spécialité pharmaceutique d'atteindre son apogée : il existait à l'aube de la Belle Epoque plus de cent-mille références sur le marché français, soit près de dix fois plus que de nos jours. Derrière cette impressionnante volumétrie, un réseau de plus de deux-mille fabricants et d'une centaine de coopératives syndicales s'était construit au fil des ans, auxquels s'ajoutèrent plusieurs milliers d'officines qui s'initièrent à la production de leurs propres spécialités, attirées par la manne lucrative.

Cette offre thérapeutique sans équivalent complexifia les activités quotidiennes du pharmacien qui ne put en détenir l'exhaustivité sur ses rayonnages en raison tout autant de la place nécessaire que des coûts financiers d'immobilisation. Aussi, seules les références les plus courantes furent retenues et mises à disposition du public. Mais pour les autres, le pharmacien eut certaines difficultés à identifier dans ce dense réseau le nom et l'adresse du fabricant auprès duquel il pouvait se les procurer. Dans le meilleur des cas, l'ordonnance médicale fournissait quelques indices logistiques : *« Le matin au réveil, prendre une demi-cuillerée à café de Koloïdine Pachaud, pharmacie Pachaud, boulevard Haussmann, 130, dans une cuillerée à soupe de thé très léger »*. Sinon, le pharmacien se voyait contraint de consulter les publicités parues dans les journaux ou, en ultime recours, de se reposer sur les informations fournies par le client lui-même, quitte à devoir les compléter : *« Un client me réclama une spécialité peu connue sous le nom de « Pnéol » mais sans donner l'adresse du fabricant. Trois jours de recherches infructueuses ; enfin le client lui-même nous indique Bouiron, 30, rue Saint-Lazare. Mon cycliste y vole : 8 kilomètres pour l'aller et autant pour le retour, et apporte le produit tant désiré.»*[250], ou encore « *Un client me demanda un « lait des Alpes. Je lui promis cette spécialité pour le soir même. J'envoyai mon cycliste à l'adresse indiquée sur la réclame découpée »*[251]. Le cycliste devint alors une fonction indispensable au sein de l'officine et constitua un maillon essentiel dans la chaîne d'approvisionnement comme le commenta le président des pharmacies commerciales, M. Berthe : *« C'était l'époque où le médecin formulait et ou le pharmacien exécutait l'ordonnance. Tandis que de nos jours, le médecin prescrit et c'est le cycliste qui exécute la prescription. Je dis bien le cycliste, car pour une grande partie de ce qui est scribouillé sur le papier doctoral, il doit aller la chercher dans un de ces nombreux laboratoires montés par actions disséminés à travers la capitale »*[252.]

4.6.2. Entre colportage roulant et colportage stabilisé

Si le cycliste acquit une importance en milieu citadin, sa contrepartie dans les campagnes s'appela le colporteur. Son nom provenait d'une activité nommée colportage consistant à ce qu'une pharmacie, souvent commerciale et citadine, parcourt les campagnes afin d'inciter les patients, à leur domicile, à commander des spécialités pharmaceutiques. Des chauffeurs-livreurs vinrent donc s'ajouter aux cyclistes dans les effectifs pour quadriller les campagnes au volant de camionnettes au nom de la pharmacie. Cette pratique du colportage prit naissance au départ des villes de Paris et de Reims pour couvrir un rayon d'action de deux-cents kilomètres. Puis, elle se diffusa à bien d'autres villes, d'abord en Lorraine et dans le Rhône, avant que la France entière soit concernée. Selon la loi, il n'y avait rien d'irrégulier à procéder de cette façon, à la double condition que les colporteurs ne transportent que des ordonnances reçues à l'officine par portage, lettre ou téléphone et gardent une certaine discrétion lors de la remise du paquet scellé à l'adresse du client. Seulement, cette pratique dériva quelque peu car les chauffeurs-livreurs furent progressivement substitués par des courtiers ou des indépendants de commerce rémunérés sur objectif. Ainsi directement intéressés aux profits, ces derniers transformèrent le colportage en démarchage, voire en racolage, abusant de visites régulières dans les villages, de porte à porte, aux sons de trompettes, klaxons et annonces à haute voix similaires à celles que pratiquaient les bouchers et boulangers pour ameuter la population en criant *« S'il faut de la pharmacie ? »*[253]. Certains d'entre eux allèrent même proposer des offres promotionnelles pour fidéliser les malades jusqu'à pratiquer des consultations médicales, parachevant ainsi leur œuvre d'exercice illégal. Le rayon d'action devenant vite insuffisant au développement de leurs affaires, ces pharmacies établirent des relais dans les villages les plus éloignés en

---

[250] *L'Évolution Pharmaceutique*. Paris: 1910, 01, p11
[251] *L'Évolution Pharmaceutique*. Paris: 1909, 07, p11
[252] *L'Évolution Pharmaceutique*. Paris: 1924, xx, pxx
[253] Poplawski R. *Traité de droit pharmaceutique*. Paris: Lib de la Cour de cassation, 1950, p442

collaborant avec les épiciers, cafetiers, horlogers et bureaux de tabac locaux qui jouèrent le double rôle de collecteur d'ordonnances et de dépôts-vente des médicaments, en contrepartie de commissions sur les ventes. Pour différencier ces deux activités, elles prirent le nom de « colportage roulant » pour signifier l'activité de démarchage et de « colportage stabilisé » pour les dépôts-vente. M. Jouffroy, inspecteur en pharmacie du Doubs, de la Haute-Saône et du territoire de Belfort en fit le témoignage suivant : *« Sur toutes les routes de ma circonscription, on rencontre des voitures au nom des pharmaciens des grandes et petites villes voisines. Et combien d'autres, sans inscriptions extérieures, se livrent au commerce clandestin des médicaments. J'ai appris que certains pharmaciens, dans le but de se décharger des aléas d'une telle exploitation, confiaient la vente des médicaments à des possesseurs de voitures automobiles »*[254]. Face à cette nouvelle concurrence assimilée à une *« véritable plaie de nos campagnes »,* les pharmacies rurales souffrirent économiquement[255] et certaines fermèrent pour faillite, réduisant ainsi encore plus le service pharmaceutique de proximité et d'urgence dans les campagnes. La pratique du colportage persista encore de nombreuses années[256] car il était quasiment impossible de prouver qu'une livraison de paquet clos portant le nom d'un particulier résultait d'une commande prise à la pharmacie ou collectée par des courtiers après sollicitation. De plus, les colporteurs prenaient le soin de disposer, cachés des regards au fond de leur camionnette, les médicaments répartis en petits paquets ficelés et étiquetés aux noms parfois fictifs de particuliers de telle sorte que les flagrants délits furent rares. Après plusieurs années, le Parlement vota le 4 septembre 1936 l'interdiction du colportage : *« Le colportage a pris une forme gigantesque depuis l'apparition de la spécialité pharmaceutique et le développement de l'automobile, les doléances des médecins, des pharmaciens et des usagers ne sont que trop fondés »*[257]. Le démarchage des médicaments fut, à partir de cette date, définitivement interdit tout comme le fut l'utilisation des avertisseurs sonores considérés également comme une sollicitation directe. Seules furent autorisées les commandes effectuées à l'officine et livrées au domicile du client dans un paquet scellé à son nom et son adresse. Décriées et finalement interdites, ces pratiques de colportage eurent toutefois le mérite de mettre en évidence la nécessité de véritables intermédiaires ayant pour rôle de répartir et distribuer

---

[254] *Bulletin Pharmaceutique de l'Est*. Dijon: 1933, 05, p32

[255] Témoignage d'un pharmacien rural en 1908 : « Dans nos contrées jusqu'alors prospères, ou la pharmacie maintenait malgré tout sa bonne réputation, nous commençons à sentir les funestes effets de la réclame, des grandes pharmacies soi-disant commerciales, qui ne craignent pas de venir quêter même dans les campagnes, une douzaine de cachets d'antipyrine, un demi-litre de quinquina, ou deux fioles de ricin. Vraiment c'est à se demander où nous finirons par aller ».

[256] Un pharmacien de Vesoul colporta ses spécialités à plus de cinquante kilomètres de son officine et à moins de cinq kilomètres de ses confrères ruraux. Il fut cité et traduit en Conseil de famille pour concurrence déloyale avant d'être exclu de son syndicat.

[257] Lesur J. *L'exercice de la Pharmacie par les Sociétés de Secours Mutuels*. Lille: Imprimerie Centrale du Nord, 1948, p98

ces innombrables spécialités à l'ensemble des officines répertoriées sur le territoire national.

4.6.3. Le Comptoir pharmaceutique moderne

Un de ces intermédiaires fut le Syndicat des grandes pharmacies de France et des colonies qui créa en 1906 le Comptoir pharmaceutique moderne, surnommé en abrégé la C.P.M., pourvu d'activités de grossiste-répartiteur. Il s'installa[258] au n°7, rue Jules César, à Paris 12ème. Ce comptoir fusionna en 1921 avec la centrale d'achat et de distribution du Syndicat des grandes pharmacies françaises, la Sogedrof, à la suite du rapprochement de ces deux syndicats, sous la bannière de l'Union des grandes pharmacies de France et des colonies. Lors de ce rapprochement, la Sogedrof déménagea ses activités pour les installer dans les locaux de la C.P.M. au n° 7 de la rue Jules César.

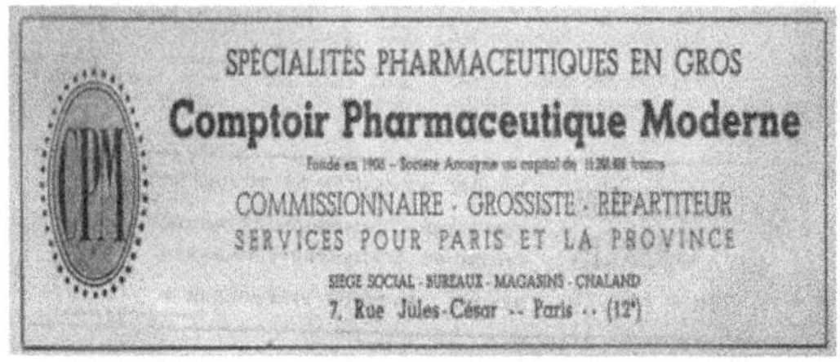

4.6.4. Le Comptoir national de la pharmacie française

De la même façon, l'Association générale, pour répondre à cette nouvelle concurrence que représentait la C.P.M., créa à son tour, en 1919, une centrale d'achat et de répartition[259] de spécialités pharmaceutiques. Elle eut pour nom le Comptoir national de la pharmacie française, désignée par son acronyme C.N.P.F.[260], et installa son dépôt central au n° 47, rue Bonaparte, à Paris 6ème. Son mode de fonctionnement s'inspirait des expériences réussies de coopératives locales comme la Société des pharmaciens de l'Étoile, surnommée l'Étoile, créée quelques années auparavant par les pharmaciens

---

[258] Bâtiment toujours existant de nos jours.

[259] L'idée d'une centrale d'achat n'était pas récente au sein de l'A.G. Déjà en 1907, un projet d'annexe commerciale (la Société nationale des pharmaciens de France) fut élaboré par MM. Fortuné et Chevret. Le principe consistait à recevoir les propositions des fabricants et des droguistes de Paris et de province et de leur imposer des conditions d'achat, sur le même modèle que les centrales d'achat des pharmacies commerciales. Chaque pharmacien adhérent à l'A.G. devait ensuite acheter pour son compte, et sous sa propre responsabilité directement aux fournisseurs aux conditions négociées par l'annexe commerciale. M. Fortuné déclarait à ce propos : « L'A.G. comprend quelques activités et des milliers d'inerties. Cherchons à transformer ces inerties, par l'intérêt. Comme tout autour de nous la confraternité s'est enfouie comme un rêve ! On nous accuse d'être des pontifes… Allons-y carrément. Essayons d'une organisation commerciale ». Ce projet de Société nationale des pharmaciens de France n'aboutit pas jusqu'à la création du C.N.P.F.

[260] Le Comptoir national de la pharmacie française se voulait être une société coopérative, corporative et syndicale. Coopérative car elle réservait les avantages et les produits financiers à ses seuls adhérents, corporative car elle n'acceptait que des capitaux d'origine pharmaceutique de ses actionnaires-pharmaciens et syndicale car son accès était réservé aux seuls pharmaciens possédant une officine et adhérant à l'Association générale.

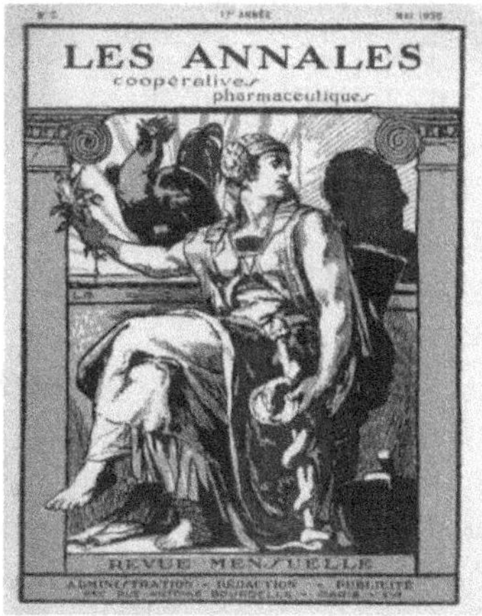

du 16ème arrondissement de la capitale ou comme celles présentes dans les autres arrondissements parisiens sous le nom d'Arago, Luxembourg, Parmentier, Régalia et Rénova. Par la suite, ces coopératives d'arrondissement s'unirent pour fonder le Service unique d'achat, appelé par abréviation S.A.G. Le C.N.P.F. se concentra durant ses deux premières années d'existence sur l'achat restreint de références mais en donnant priorité à la qualité et au sérieux des spécialités pharmaceutiques référencées. Pour accélérer sa croissance et faire face à une concurrence commerciale de plus en plus aguerrie du fait du rapprochement entre le Comptoir pharmaceutique moderne et la Sogedrof, le C.N.P.F. acquit à son tour la S.A.G. et ouvrit quatre succursales à Châteauroux, Fontainebleau, Marseille et Rennes. Afin de compléter ce maillage territorial, le C.N.P.F. établit des accords de partenariat avec douze coopératives régionales de distribution déjà en activité en tant qu'annexes commerciales de syndicats agéistes. Ces accords se concrétisèrent par le regroupement de toutes ces succursales et coopératives au sein de la Fédération nationale des groupements coopératifs de France, installée au siège même de l'Association générale. En 1932, il déménagea dans un immeuble de deux-mille-trois-cents mètres-carrés au 9bis et 11 rue Antoine Bourdelle, à proximité de la gare Montparnasse et publia un journal mensuel Les Annales coopératives pharmaceutiques.

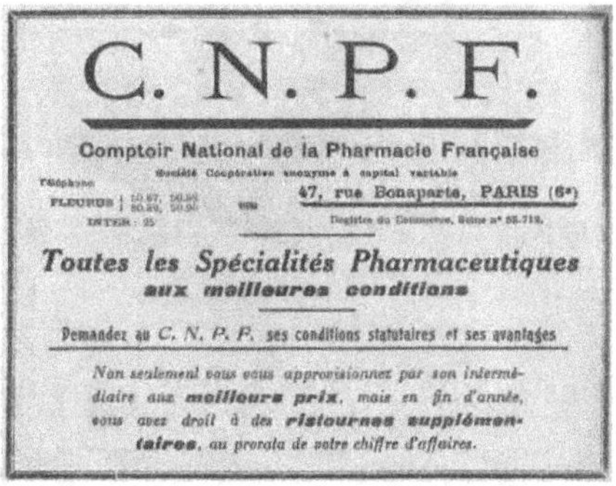

4.6.5. Les autres acteurs de la répartition

Aux côtés de la C.P.M. et du C.N.P.F., un troisième acteur majeur vint s'intercaler dans le monde de la répartition sous le nom d'Office commercial pharmaceutique, plus connu de nos jours sous l'abréviation d'O.C.P. À l'origine, la maison Merveau et Cie, fondée en 1855, était une société de produits chimiques et de droguerie située au n° 13, rue du Grenier-Saint-Lazare. Le succès aidant, elle déménagea en 1902 au n°21 de la rue Michel-Le-Comte puis en 1914 dans des locaux plus vastes situés au n° 71 de la rue du Temple, dans l'ancien hôtel de Saint-Aignan. En 1922, la gérance fut confiée à Jules Merveau qui transforma cette maison en société J. Merveau et Compagnie et la fusionna, en 1924, avec deux autres maisons semblables dans leurs activités : la maison Piot-Lemoine-Royer, fondée en 1840, au n°70 de la rue Quincampoix et la maison Michelat-Souillard, fondée en 1871 et installée au n°23 de la rue des Blancs-Manteaux. Ces trois maisons étaient alors couramment surnommées les « Commissionnaires en spécialités de la place de Paris »[261]. Le regroupement de ces trois commissionnaires prit le nom d'Office commercial pharmaceutique, le terme d'office provenant par analogie d'une des succursales de la maison Michelat qui se nommait l'Office lyonnais des spécialités pharmaceutiques. En 1931, l'O.C.P. se restructura en se divisant en deux services : le service Paris-Banlieue localisé au n° 71, rue du Temple, d'où partaient deux fois par jour quarante camionnettes et vingt triporteurs assurant la livraison aux mille-huit-cents pharmaciens parisiens, et le service province, installé au n° 43, rue des Franc-Bourgeois, desservant les pharmaciens dans un rayon de deux-cent-cinquante kilomètres autour de Paris, ainsi que ses quatorze succursales et agences régionales. Un service de réapprovisionnement venait compléter cette organisation, composé de soixante cyclistes et triporteurs chargés d'aller chercher deux fois par jour dans tout Paris les spécialités pharmaceutiques, ce qui fit son succès en lui permettant de détenir l'exhaustivité des remèdes détenus, y compris les plus méconnus. En 1934, elle créa deux nouveaux services, l'optique et la photographie, et la promotion de l'O.C.P. fut assurée par ses interventions régulières dans les différentes expositions comme celle de Lyon sur l'art médical et d'hygiène en 1931 et par sa revue mensuelle créée en mai 1921: La Revue des spécialités, sous la direction d'André Royer[262].

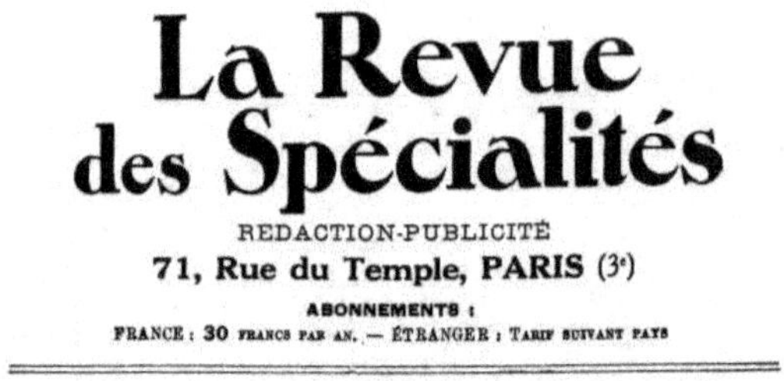
La Revue
des Spécialités
REDACTION-PUBLICITÉ
71, Rue du Temple, PARIS (3e)
ABONNEMENTS :
FRANCE : 30 FRANCS PAR AN. — ÉTRANGER : TARIF SUIVANT PAYS

D'autres grossistes-répartiteurs viendront par la suite sur le marché de la répartition concurrencer le C.P.M., le C.N.P.F. et l'O.C.P. : Ile-de-France pharmaceutique, Silbert et Ripert, Descamps et Bouchaert, O.S.C.O., Société auxiliaire pharmaceutique, Interpharmaceutique service, Groupement syndical répartition spécialités, Comptoir forézien, Comptoir commercial pharmaceutique du Sud-Est... La question de leur existence légale fut largement débattue, compte-tenu que la loi de Germinal ne les citait pas explicitement. Personne ne savait si un dépôt de spécialités pharmaceutiques devait être assimilé ou non à une officine ouverte au public, seul établissement

---

261 Ces trois maisons appartenaient à la Chambre syndicale de la droguerie et présentaient un profil équivalent de par leur taille, l'offre et leur politique commerciale

262 La Revue des spécialités fut créée par André Royer et son premier numéro parut en mai 1921. Distribué gratuitement, il paraitra jusqu'en 1936. André Royer, parent d'Henri Lemoine, fut avec ce dernier et Louis Piot les fondateurs de la maison « Piot, Lemoine et Royer », maison qui sera par la suite un des trois commissionnaires de la place de Paris à créer l'O.C.P.

pharmaceutique connu dans la loi de Germinal. Certains inspecteurs des pharmacies prétendirent que le dépôt et l'officine n'en faisaient qu'un, alors que d'autres confirmèrent qu'un dépôt pouvait appartenir à un non-diplômé à condition qu'il soit géré par un diplômé. Le tribunal de la Seine en 1890 et 1908, suivi par la Cour de cassation en 1889 et 1930, confirma que la loi ne faisait aucune distinction entre vente en gros et vente en détail, et que la vente par un non-diplômé constituait un délit. En dépit de cette jurisprudence, une certaine tolérance s'installa devant l'importance que ces nouveaux acteurs prirent dans le réseau de santé. Les pharmaciens y exercèrent progressivement des responsabilités, trouvant là une nouvelle orientation à leur mission de santé publique, et les grossistes-répartiteurs acquirent une reconnaissance semi-officielle par la création, en 1931, de la première Chambre syndicale des commissionnaires en spécialités pharmaceutiques. Cette dernière, associée au Syndicat général de la droguerie française et à la Fédération des groupements coopératifs pharmaceutiques, formera par la suite l'Union intersyndicale de répartiteurs réunissant pas moins d'une cinquantaine de grossistes-répartiteurs.

4.6.6. Une réglementation au deuxième degré

Le règlement des systèmes de réglementation des prix, qu'il soit celui du Syndicat général de la réglementation ou de la Nationale-Réglementation, était clair : tout intermédiaire, qu'il soit droguiste, commissionnaire ou grossiste, devait s'abstenir d'accorder une quelconque remise aux pharmaciens, sous quelque forme que ce soit. Ce règlement s'appliquait tout particulièrement au C.N.P.F. qui occupait une position très particulière. En effet, en tant que filiale de l'Association générale, il avait le devoir par discipline syndicale de respecter la réglementation des prix de la National-Réglementation, autre filiale de l'Association générale. Ceci laissait quelques libertés à ses concurrents de la répartition pour se différencier commercialement en proposant des ristournes aux pharmaciens, jusqu'à 20% sur leur prix d'achat, qui les répercutaient sur le prix de vente, ceci en totale infraction avec le règlement des systèmes de réglementation. Face à ces dérives, en 1934, les fabricants réagirent pour sauvegarder leur système de réglementation, particulièrement la S.G.R., et diminuèrent, par mesure de rétorsion, le taux de rémunération qu'ils appliquaient à l'ensemble des grossistes-répartiteurs, poussés en cela au même moment par la création d'une nouvelle taxe gouvernementale sur la spécialité pharmaceutique qu'il fallait financer. Cette baisse de rémunération mit sérieusement en difficulté financière les grossistes-répartiteurs, et particulièrement le C.N.P.F pris en étau entre ses devoirs envers la N.R. et les nécessités que lui dictait une concurrence aguerrie. Ses bénéfices chutèrent au premier semestre de l'année 1934 pour passer en déficit au deuxième semestre de la même année. Afin de rétablir une croissance, le C.N.P.F. réorienta sa stratégie commerciale en développant des services complémentaires accessibles à ses trois-mille adhérents : nombre étendu de références, fréquence accrue de livraisons à raison de deux par jour, offre « franco de port et d'emballage » ainsi que des remises en cas de commandes groupées.

En 1935, dans cette bataille de la répartition, les premiers pourparlers entre fabricants, grossistes-répartiteurs et pharmaciens furent établis et trois ans plus tard, en 1938, le Comité intersyndical de réglementation (C.I.R.) institua un nouveau niveau de réglementation des prix, dite la réglementation au deuxième degré, obligeant les grossistes au respect du prix fixé par le fabricant aux détaillants sous peine de sanctions, tout en les faisant bénéficier par les fabricants de remises encadrées et proportionnées aux services qu'ils rendaient aux pharmaciens (remises calculées sur leur prix d'achat).

4.7. La menace des pharmacies mutualistes

4.7.1. Rappel historique sur la mutualité française

Un demi-siècle après la Révolution française qui avait porté les principes d'égalité et de fraternité au firmament des droits universels, la situation sociale en France ne s'était malheureusement guère améliorée : les inégalités persistaient à chaque coin de rue dans une totale indifférence et personne ne s'étonnait de voir les plus pauvres côtoyer les plus riches, ni l'indigence se mêler à l'opulence. À Paris, plus de cent-mille mendiants et indigents continuaient à errer dans les rues quand ils ne s'entassaient pas dans des enclos tels que celui de Saint-Jean-de-Latran. Cet endroit, situé à proximité de l'actuel Collège de France, dans le 5ème arrondissement, représentait le symbole de la misère et de la criminalité. Déjà en 1656, Louis XIV tenta de l'éradiquer en enfermant plus de la moitié de ses habitants principalement dans l'hôpital Notre-Dame-de-la-Pitié, situé à l'emplacement de l'actuelle clinique Geoffroy-Saint-Hilaire, dans le 5ème arrondissement de Paris. Mais cet hôpital fut lui-même rapidement submergé et les réformes législatives destinées à assainir la situation n'eurent pas plus de succès, y compris durant la période révolutionnaire. Il fallut alors attendre les travaux d'Haussmann, en 1852, pour qu'il disparaisse définitivement par le percement de la rue des Écoles et du boulevard Saint-Germain.

Pour pallier à ces insuffisances de l'État, le peuple français développa un formidable esprit d'entraide sous forme de bienfaisance, de bénévolat, de charité ou encore de secours mutuels. La doctrine de ces diverses formes de solidarité sociale reposait sur un simple principe humanitaire de prévoyance qui consistait à prendre en charge, grâce à un financement collectif, les frais de maladie et d'invalidité des plus démunis. L'intention était louable. Toutefois, et bien que cet élan solidaire ne résultât, en définitive, que d'une insuffisance des autorités publiques, son expansion fut malheureusement limitée par ces mêmes autorités. Celles-ci craignaient en effet de voir émerger un contre-pouvoir postrévolutionnaire. La première société de secours mutuels vit néanmoins le jour en 1800 sous le nom de Société de bienfaisance mutuelle des gantiers de Grenoble, suivie par celle des Ouvriers bonnetiers en 1807, puis l'Union de prévoyance en 1808, l'Amicale prévoyante en 1809 et l'Union des peintres en bâtiment en 1811. Au total, cent-quatorze sociétés d'employés de magasin, d'ouvriers, de cheminots et d'artisans se créèrent en quelques années. En 1835, porté par les nouvelles idées de libéralisme économique, Louis-Philippe 1er autorisa les sociétés de secours mutuels à placer leurs fonds dans les caisses d'épargne pour développer une protection sociale en faveur d'une classe ouvrière émergente. Quinze ans plus tard, deux-mille sociétés assuraient une entraide à cent-mille employés et la place qu'elles prirent dans notre société amena le gouvernement de Louis-Napoléon-Bonaparte à les reconnaitre finalement, par la loi de 1850, en tant qu'établissements d'utilité publique. Il les pourvut ensuite, par le décret-loi du 26 mars 1852, d'une personnalité civile ainsi que de subventions financées principalement par la réquisition des biens de la famille d'Orléans. En 1856, un nouveau décret institua un fonds national pour que ces sociétés de secours mutuels puissent encore élargir leurs aides à la vieillesse, première ébauche de notre régime d'assurance-maladie.

Bien que freinées par une limite de cinq-cents adhérents par société imposée par l'État, les sociétés de secours mutuels continuèrent à se développer : trois-mille en 1852, cinq-mille en 1871 et onze-mille en 1897. Rassemblant alors plus de trois millions d'adhérents, elles furent finalement consacrées par la loi du 1er avril 1898, surnommée la Charte de la mutualité, qui supprima la limite étatique des cinq-cents adhérents et furent reconnues publiquement par M. Loubet, président de la troisième république, qui vanta, à un moment où le socialisme prenait ses marques dans notre société, les mérites de la mutualité : *« Que doit être la mutualité ? Des hommes réunis pour faire du bien qui ne nuise à personne »*[263]. En 1915, elles atteignirent le nombre de vingt-et-un mille pour regrouper quinze millions d'adhérents puis vingt millions d'adhérents en 1928, soit la moitié de la population ce qui positionna la France au premier rang des nations par le nombre de ses mutualistes. Englobées sous le terme générique de « mutualité »[264] et devenues des interlocuteurs incontournables de notre vie sociale, elles se regroupèrent, sous le couvert de l'article 1 de la loi de 1898, en unions pour coordonner leurs actions, unions qui se rassemblèrent à partir de 1902 au sein d'une première et puissante Fédération nationale des sociétés de secours mutuels : *« Aujourd'hui, la mutualité constitue un arbre gigantesque, dont le tronc serait la Fédération nationale, les branches, les Fédérations régionales et départementales, réunissant solidement ces ramifications qu'on appelle les Unions de sociétés de secours mutuels »*[265]. Alors considérées comme la panacée universelle en matière de protection sociale, ces sociétés étendirent leurs activités à une lutte de classe, mélangeant une volonté légitime d'entraide à des revendications sociales. Elles se mêlèrent ainsi aux premières grèves qui touchèrent la France, brouillant la perception de leur véritable raison d'être.

4.7.2. Les pharmacies mutualistes, une exception à la loi de Germinal

L'article 8 de la Charte de la mutualité créa un profond bouleversement

---

263 *Cent-vingt-cinquième anniversaire du Syndicat des Pharmaciens de la Seine-Inférieure.* Rouen : Imp. Lecerf, 1927, p32

264 M. Poincaré qualifia la Mutualité, en 1927, de « missionnaire de concorde civile ».

265 *Bulletin de l'Association Générale des Pharmaciens de France.* Paris: 1904, 03, p267

dans la profession pharmaceutique en autorisant ces Unions de sociétés de secours mutuels à ouvrir une pharmacie, à condition de restreindre son accès à leurs seuls adhérents et familles. Ces pharmacies dites mutualistes restaient une exception à la loi de Germinal car elles allaient incontestablement à l'encontre du principe jurisprudentiel et fondamental de l'indivisibilité à savoir que la propriété d'une officine devait être dans les mêmes mains que son exploitation[266]. Pourtant, la jurisprudence la toléra de la même façon qu'elle le fit auparavant pour les pharmacies hospitalières et d'hospices dans un objectif de bienfaisance et d'assistance[267]. Par la suite, la jurisprudence précisa tout de même que leur prestation d'assistance devait être dépourvue de gains et que le service pharmaceutique rendu devait être la continuité d'un service médical, condition confirmée par les arrêts de la Cour d'appel de Paris en 1907 et de la Cour de cassation en 1908. L'existence de ces pharmacies mutualistes continua à semer le trouble dans la profession car la gestion administrative ainsi que la responsabilité civile en revenaient au seul conseil d'administration de la société de secours mutuels alors propriétaire de la pharmacie : *« Légalement, le pharmacien est bien le gérant de la pharmacie. Il est lié par son contrat de « louage d'industrie » qui n'est pas un simple contrat de travail »*[268]. Et tout comme les licences germaniques d'exploitation, l'ambiguïté reposait sur les réelles attributions octroyées au pharmacien-gérant, car toutes les options étaient envisageables, de la gérance effective au simple usage d'un prête-nom laissant alors supposer une possible ingérence de non-diplômés dans les décisions financières. Mais le tribunal de Valenciennes confirma à nouveau cette exception à la loi de Germinal lors d'un procès relatif à une délivrance de teinture d'iode non conforme au Codex. Ce tribunal, le 15 juin 1927, fut dans l'impossibilité de condamner la société de secours mutuels, car la teinture d'iode avait été achetée par le conseil d'administration de la société, sans que le pharmacien-gérant puisse intervenir. Les juges affirmèrent alors que le pharmacien-gérant ne pouvait être tenu responsable pénalement pour des achats qu'il n'avait pas effectués.

La première pharmacie mutualiste fut créée à Marseille au n°24, rue Poids de la Farine, en 1865, suivie par deux autres dans la même ville : la pharmacie Beaux-Arts en 1877 et la pharmacie des commis et employés de Marseille en 1887. Les suivantes apparurent à Grenoble en 1878, puis à Limoges, Montpellier, Toulon, Annonay et Lyon pour atteindre le nombre de neuf en

---

[266] L'Association générale, au lendemain de la loi de 1898, protesta immédiatement contre ce privilège octroyé aux sociétés de secours mutuels. Car si la mutualité représentait en 1907 déjà sept millions d'adhérents, le risque pour les pharmacies d'officine était que toute la population française ne devienne adhérente à la Mutualité avec une expansion démesurée des pharmacies mutualistes.

[267] Cette position fut confirmée par la Cour de cassation en 1880 qui déclara que seules les officines ouvertes au public devaient obéir aux prescriptions de la loi de Germinal.

[268] Lesur J. *L'exercice de la Pharmacie par les Sociétés de Secours Mutuels*. Lille: Imprimerie Centrale du Nord, 1948, p33

1902, puis onze en 1904, vingt-cinq en 1906 et cent-quarante-cinq en 1945. La restriction qui leur était imposée de ne délivrer des médicaments que gratuitement et seulement sur prescription de médecins agréés par les sociétés de secours mutuels fut progressivement oubliée pour dériver vers une véritable exploitation commerciale. Avec le temps, la délivrance gratuite des médicaments fut remplacée par une délivrance payante et la prescription médicale délaissée pour des ventes hors prescription. Et pour augmenter leur rentabilité, les pharmacies mutualistes tolérèrent un usage étendu de la carte d'adhérent, requise au moment de la délivrance des médicaments afin de reporter son numéro sur l'ordonnance, au cercle familial puis aux amis ce qui permit à une large collectivité de non-adhérents d'obtenir les mêmes avantages que les adhérents eux-mêmes[269]. Cette nouvelle concurrence pour les pharmacies ouvertes à tous publics[270] atteignit son paroxysme en 1904 lorsque l'assemblée générale du 8ème congrès de la mutualité, tenu à Nantes, vota la motion suivante à une large majorité : *« Le congrès, suivant l'avis émis par la commission, se prononce en faveur de la création de pharmacies mutualistes partout où il peut en être établi, et pour l'abonnement familial, avec la pharmacie dans les communes ou une pharmacie mutualiste ne peut être créée »*[271]. Les mille-trois-cents sociétés de secours mutuels du département de la Seine annoncèrent dans la foulée, à grand renfort de publicité, la fondation de vingt pharmacies mutualistes à Paris, soit une dans chaque arrondissement desservi par une droguerie coopérative centrale. L'onde de choc dans les pharmacies publiques de Paris fut à la hauteur de la stupéfaction et trois-cents d'entre elles se réunirent le 19 mars 1904 à la mairie du 10ème arrondissement de Paris pour y répondre, aidées en cela par le président de la Chambre syndicale des pharmaciens de la Seine, Dr Henry Martin, et le président de l'Association générale, M. Rièthe. Après plusieurs mois de pourparlers entre pharmacies mutualistes et publiques, ces dernières consentirent aux sociétés de secours mutuels une remise jamais proposée[272] jusqu'alors de 42% sur la 17ème édition des tarifs de la Chambre syndicale, en contrepartie de la suspension de la création des pharmacies mutualistes. Une fois la menace écartée, les pharmacies publiques, conscientes des sacrifices économiques de cette décision, revinrent rapidement sur leur position en

---

[269] Le Syndicat des pharmaciens des Bouches-du-Rhône intenta un procès à l'encontre de la Société de secours mutuels de Marseille qui possédait et exploitait la pharmacie mutualiste située au n°24, rue Poids de la Farine, à Marseille. Il l'accusait de vendre des médicaments au public. Le tribunal de Marseille, le 22 juin 1887, condamna la Société de secours mutuels et l'appel formulé fut interjeté par la Cour d'Aix par un arrêt du 11 novembre 1887.

[270] Les pharmacies d'officine étaient dénommées pharmacies publiques ou pharmacies ouvertes, pour les différencier des pharmacies privées mutualistes, en raison de leur libre accès au public.

[271] *Bulletin de la Fédération des Pharmaciens du Midi*, 1904, p191

[272] Cette initiative largement insufflée par la Chambre syndicale des pharmaciens de la Seine fut très critiquée par la profession : « Le tarif réduit de 42% présenté aux millions de mutualistes imaginaires par MM. Crinon, Henri Martin et Rièthe, sans le moindre mandat ».

ramenant le taux de remise consenti de 42% à 25%. Dans les autres départements français, les négociations furent âprement menées et aboutirent à des résultats variés : 10% en Isère, 25% dans le Puy-de-Dôme, 33% en Haute-Marne, 40% en Lorraine. Mais, en moyenne, les sociétés de secours mutuels obtinrent des pharmacies publiques une réduction de 35% sur les médicaments, rendant l'existence même des pharmacies mutualises inutile et improductive. Le journal « Le Mutualiste lyonnais » ne s'y trompa pas et exprima toute sa prudence envers ces mêmes pharmacies mutualistes : *« Ce sont des entreprises auxquelles il faut procéder avec la plus grande prudence. Partout où les mutualistes rencontrent le bon vouloir des pharmaciens établis, il peut y avoir avantage à traiter avec eux, surtout si la profession est représentée par un syndicat et si les sociétés obtiennent, comme à Lyon, un tarif basé sur le prix d'achat des substances, majoré d'un tant pour cent pour la préparation »*[273]. *In fine*, cette guerre commerciale entre pharmacies publiques et mutualistes tourna à l'avantage des premières, ce que commenta, avec une satisfaction non cachée, le doyen Radais de la Faculté de pharmacie de Paris : *« Une disposition légale d'exception qui a permis, au profit de cercles privés et d'ailleurs limités, la création de pharmacies dites mutualistes ou le diplôme assume, en échange du salaire reçu, une responsabilité juridique qui n'est pas sans rappeler celle d'un gérant de journal »*[274].

4.7.3. Les pharmacies coopératives, un contournement à la loi

Si la menace mutualiste s'éloigna quelque peu, une autre se profila en parallèle sous les traits de coopératives de consommation. Leur principe consistait à acheter collectivement des biens pour les revendre à des prix compétitifs et la toute première coopérative ouvrit ses portes en 1828, à Lyon. Elle se nommait la « Société du devoir mutuel » et fut suivie par les premières épiceries coopératives en 1835. La loi de 1867, surnommée la loi de la mutualité coopérative, les reconnut officiellement, tout en leur interdisant d'ouvrir des pharmacies, ce que confirma la Cour de cassation en 1887 lors d'un procès intenté par la Chambre syndicale des pharmaciens de la Seine contre le président de la société « La Revendication de Puteaux »[275]. Une décision similaire fut rendue par le tribunal de la Seine en 1889 contre la société coopérative « L'Égalitaire de Belleville »[276].

[273] *Bulletin de l'Association Générale des Pharmaciens de France*. Paris: 1902, 12, p205

[274] *Cent-vingt-cinquième anniversaire du Syndicat des Pharmaciens de la Seine-Inférieure*. Rouen : Imp. Lecerf, 1927, p74

[275] La Chambre syndicale des pharmaciens de la Seine intenta un procès contre M. Delorme, président de la Revendication de Puteaux, pour avoir livré à ses adhérents des flacons de vin de quinquina préparés, étiquetés et signés par un pharmacien diplômé agissant comme prête-nom. La société coopérative fut condamnée le 17 septembre 1887 pour concurrence illégitime aux pharmaciens et la Cour de cassation confirma le jugement deux mois plus tard.

[276] La Cour de cassation confirma à nouveau cette jurisprudence en 1901 en distinguant nettement les sociétés de secours mutuels des coopératives en cassant un arrêt de la Cour

Cependant, aucune disposition législative ne s'opposait à ce que ces coopératives ne fondent des sociétés de secours mutuels. Et comme ces dernières pouvaient ouvrir des pharmacies mutualistes, les coopératives purent en définitive ouvrir indirectement, par la combinaison des lois de 1867 et de 1898, des pharmacies dites coopératives. Le professeur d'économie Gyde qualifiait cet artifice légal de *« détour ingénieux »*[277]. M. Mouliets le reconnut d'ailleurs avec une amertume certaine : *« Une coopérative peut toujours se doubler d'une société mutuelle, et cette société quelque minime que soit la cotisation prévue par ses statuts, la loi lui laissant toute liberté sur ce point, est apte à fonder une officine spéciale à ses membres et à leurs familles. La loi de 1898, en un mot, permet, avec cet accommodement, de tourner la loi de 1867 au regard de la loi de Germinal »*[278], avant de conclure : *« Désormais nous nageons, avec les officines spéciales autorisées par la loi du 1er avril 1898, en pleine coopération, voire même en pleine coopération privilégiée »*. La menace pour les pharmacies publiques était devenue réelle car sur les dix pharmacies mutualistes existantes en 1903, huit d'entre elles pouvaient se réclamer d'être aussi des pharmacies coopératives. Les syndicats de pharmaciens s'y opposèrent par toutes les voies légales même si ils subirent quelques échecs devant les tribunaux, la distinction entre une pharmacie mutualiste et une pharmacie coopérative étant difficile à établir[279].

4.7.4. Une situation financière précaire des pharmacies mutualistes

L'attrait économique de ces pharmacies privées, qu'elles soient mutualistes ou coopératives, reposait finalement sur des prix remisés au profit des plus démunis et cette approche fut ouvertement défendue par le directeur d'une coopérative alimentaire du Lot-et-Garonne : *« Le plus grand service qu'on pourrait rendre à l'humanité souffrante, aux populations des villes et des campagnes, serait de briser cette union néfaste, de détruire ce monopole, par la création d'une pharmacie collective, vendant des produits de première qualité à des prix fixes aussi réduits que possible »*[280]. Leur rentabilité financière avait été initialement assurée grâce à l'exemption de l'impôt sur les bénéfices industriels et commerciaux que leur accordait l'État. D'ailleurs, en 1901, le congrès national de la mutualité tenu à Limoges se targua d'une vitalité financière de ses structures en prenant pour exemple la pharmacie

---

d'appel de Rennes du 2 décembre 1898 rendu au profit de la Société de consommation de Trignac contre le Syndicat des pharmaciens de Loire-Inférieure.

277 *Bulletin de l'Association Générale des Pharmaciens de France*. Paris: 1909, 02, p60

278 *Bulletin de la Fédération des Pharmaciens du Midi*, 1907, p244-355

279 Les pharmacies coopératives, assimilées à de simples commerces, n'étaient nullement soumises à la surveillance des autorités, à la différence des pharmacies mutualistes et des hospices qui eux, étaient considérés comme légitimes car apparentés à des sociétés de bienfaisance donnant secours médicaux et pharmaceutiques à leurs membres sans tirer aucun profit, tout du moins dans la théorie.

280 *Bulletin de la Fédération des Pharmaciens du Midi*, 1910, p9

mutualiste de la Société des ouvriers en soie de Lyon: *« La Société, une des plus riches et des plus prospères de France »*[281]. En réaction, l'Association générale tenta de faire annuler ce privilège fiscal pour pratique anticoncurrentielle, mais la juridiction confirma la légalité de ces exonérations au motif que la délivrance de médicaments était une activité sociale et d'entraide autorisée par la charte de la mutualité. Toutefois, les pharmacies mutualistes et coopératives présentaient un bilan comptable très fragile, pénalisé par des frais généraux, des coûts salariaux et des dépenses d'administration et d'entretien. Et si la pharmacie mutualiste de la Société des ouvriers en soie de Lyon était annoncée comme rentable, elle ne l'était que parce qu'elle était subventionnée d'un montant annuel de cent-vingt-mille francs par la Chambre de commerce de Lyon, montant financé par une taxe de quatre centimes de franc prélevée sur chaque kilogramme de soie contrôlé. C'est la raison pour laquelle la survie des pharmacies mutualistes ne dépendait que de contournements de leur mission initiale, à savoir une augmentation des contributions financières des adhérents, une réduction des niveaux de remboursement ou encore un élargissement du cercle de leur clientèle[282].

Leur situation précaire ne laissait pas insensible les sociétés de secours mutuels qui hésitaient finalement à créer un réseau privé déficitaire, alors que les pharmacies publiques offraient des avantages éprouvés tels qu'un taux de remise concurrentiel, une liberté pour le malade de choisir sa pharmacie, dite « liberté de confiance », ainsi qu'une proximité géographique associée à une qualité de services et de conseils[283]. C'est ainsi qu'à Limoges, sur les vingt-deux sociétés de secours mutuels, seules huit s'associèrent à l'unique pharmacie mutualiste de la ville. À Lyon, la situation fut similaire car sur les trois-cent-cinquante sociétés, trois-cent-dix continuèrent à se fournir auprès des pharmacies publiques, ce que le président du Comité général des sociétés de secours mutuels de Lyon, M. Courtois commenta : *« La commission médicale, a tenu compte surtout de certaines demandes formulées par nos collègues présidents de sociétés ayant des sociétaires éloignés, tels qu'Oullins, les Charpennes, Villeurbanne, etc. Elle a cru momentanément, en raison des avantages offerts par MM. les pharmaciens, devoir ajourner l'étude d'une pharmacie spéciale »*. Il en fut de même dans de nombreuses autres villes dont Toulouse, ville dans laquelle le président de la commission

---

[281] *Bulletin de l'Association Générale des Pharmaciens de France*. Paris: 1902, 12, p194-205

[282] À titre d'exemple, la pharmacie mutualiste de Toulon avait créé en 1900, une filiale désignée sous le nom de « Prévoyance des familles de Toulon et du Var » acceptant toutes les personnes âgées et infirmes, lesquelles, moyennant une cotisation de 1,20 franc par famille quel que soit le nombre des membres de cette famille, avaient le droit d'acheter leurs médicaments dans cette pharmacie mutualiste.

[283] Le Dr Martin, de la Chambre syndicale des pharmaciens de la Seine, dit à propos de cette hésitation, en 1903 : « Les mutualistes sont divisés en deux camps : les uns adversaires et les autres partisans des officines spéciales (i.e. mutualistes). Ceux-ci ne sont peut-être pas les plus nombreux, mais ils sont les plus bruyants, et leur attitude manifestement résolue entraine progressivement le flot des indécis ».

chargée des questions médicales et pharmaceutiques de la Fédération des sociétés de secours mutuels, M. Sarraute, se positionna finalement et ouvertement en faveur des pharmacies publiques : *« Les avantages offerts par le Syndicat des pharmaciens sont très grands car ils permettent d'avoir des fournisseurs dont la moralité est garantie par le syndicat, d'obtenir des comptes scrupuleusement vérifiés, de laisser les mutualistes se servir chez le pharmacien de leur choix et d'éviter les déplacements désagréables et des pertes de temps onéreuses »*[284].

Au début de leur existence, pour offrir des prix minimaux à leurs adhérents, les pharmacies mutualistes facturaient les préparations magistrales au prix d'achat des ingrédients, auquel venaient se greffer les seuls frais généraux. Lorsque la spécialité pharmaceutique s'imposa sur les rayonnages, elles furent contraintes d'appliquer le règlement des syndicats de la réglementation qui leur imposait l'application des prix de vente marqués sur la boite, et par voie de conséquence, l'application des marges garanties. Fidèles à leurs missions humanitaires, elles y dérogèrent et restituèrent à leurs adhérents une partie de la marge accordée par les fabricants, la quote-part de cette restitution étant fixée par le Conseil d'administration de la société de secours mutuels qui déterminait de cette façon sa propre marge opérationnelle. Les conflits entre ces sociétés de secours mutuels, revendiquant le caractère humanitaire de leurs pharmacies, et les syndicats de la Commission intersyndicale d'arbitrage, devenaient inévitables, les premières accusant les seconds de délit de coalition visant à augmenter les prix, ainsi que d'une entrave à la liberté du commerce, en référence respectivement à l'article 419 du Code pénal et 414 relatif à la liberté du travail[285]. Lors d'un litige entre l'Union mutualiste des cantons de Roubaix et le Syndicat des pharmaciens du Nord, le tribunal civil en 1928 confirma le droit d'imposer des prix réglementés à ladite union dans le cadre de la réglementation. Mais le tribunal de Marseille en 1932, puis la Cour d'appel d'Aix-en-Provence en 1936, eurent une position opposée en déboutant le Syndicat des pharmaciens du Sud-Est qui avait porté plainte contre la Société philanthropique des commis et employés de la ville de Marseille pour un non-respect de ses prix réglementés. Après de multiples discussions quant à savoir si une pharmacie mutualiste pratiquait ou non un acte de commerce, facteur déterminant l'application on non du système de la réglementation, la Cour d'Aix maintint sa position en faveur de la mutualité : *« Le produit vendu par un fabricant à une pharmacie mutualiste sort à ce moment du commerce, et par suite ne doit plus être déclarée applicable l'obligation de vente au prix imposé sur les étiquettes et les factures, cette obligation de caractère*

---

[284] *Bulletin de l'Association Générale des Pharmaciens de France*. Paris: 1902, 12, p194-205

[285] La Commission intersyndicale d'arbitrage avait imposé aux divers syndicats de la réglementation, dans l'article XIII de son règlement, une remise maximale de 10% sous forme d'escompte aux pharmacies mutualistes sous peine de sanctions, à la condition que ces mêmes pharmacies appliquent le prix marqué à leurs adhérents pour les spécialités réglementées.

nettement commerciale ne pouvant, de toute évidence, et en toute justice, être interprétée autrement que comme s'imposant aux commerçants seulement »[286]. La Cour de cassation confirma par la suite cette distinction entre les ventes des pharmacies publiques et les opérations humanitaires des pharmacies privées, sur le principe que ces dernières n'étaient pas un organisme commercial et, par voie de conséquence, les dispensa de vendre les spécialités pharmaceutiques aux conditions de la réglementation. En 1942, le conflit continua et la Société philanthropique des commis et employés de la ville de Marseille assigna à son tour devant le tribunal de Marseille, le Syndicat national de la réglementation qui, par mesure de rétorsion, avait augmenté ses prix de vente à la société. Le tribunal donna dans un premier temps raison au syndicat sur le motif que le délit de coalition ne pouvait exister pour une spécialité pharmaceutique dont la fabrication pouvait être réalisée par tout pharmacien avisé de l'existence du Codex[287]. Mais ce jugement fut infirmé par la Cour d'appel d'Aix-en-Provence l'année suivante. À la suite de cette jurisprudence fournie, les pharmacies mutualistes et les pharmacies publiques continuèrent à se concurrencer pour gagner les fructueux contrats de fourniture des sociétés de secours mutuels. Cette concurrence les amena toutes les deux à enfreindre de plus en plus la réglementation des prix, ce qui la fragilisera jusqu'à l'apparition d'une réglementation étatique.

Malgré cette situation financière précaire des pharmacies mutualistes, le pouvoir politique continua à afficher publiquement une bienveillance à l'égard de cette mutualité pour la simple et bonne raison qu'elle ne coûtait pratiquement rien aux finances publiques. Pourtant, elle mettait particulièrement en péril un pan de l'activité économique du pays, en particulier le « petit » commerce dont faisaient partie les pharmacies publiques. C'est pour tenter d'y mettre un frein que les syndicats de pharmaciens eurent alors l'idée de créer leur propre société de secours mutuels[288], de façon à pouvoir s'insérer dans les débats de gouvernance menés au sein du Conseil supérieur de la mutualité, créé en 1907. Ainsi, les Syndicats de l'Ain, de l'Isère et de la Savoie se réunirent, en 1907, pour fonder « La Société galénique », et la Fédération des syndicats pharmaceutiques du Sud-Ouest-et-du-Centre créa « La Confraternelle des Pyrénées », avant que l'A.G. fasse de même avec la Fédération des sociétés de secours mutuels pharmaceutiques de France pour faire face à la puissante Fédération nationale

---

286 Lesur J. *L'exercice de la Pharmacie par les Sociétés de Secours Mutuels*. Lille: Imprimerie Centrale du Nord, 1948, p112

287 Ce jugement rendu était basé sur une règle de droit consistant à établir une libre disposition du produit par son propriétaire lorsque ce produit n'était pas de première nécessité.

288 M. Crinon commenta cette pratique : « Nous avons toujours pensé qu'il y avait un intérêt pour nos confrères à ce qu'ils puisent faire entendre leurs voix aux mutualistes, dans le but de les dissuader d'ouvrir des pharmacies, et le seul moyen à employer consistait à fonder une société de secours mutuels de pharmaciens dans chaque département et à agréger cette société à la Fédération du département ou de la région ».

des sociétés de secours mutuels. Cette astuce des pharmaciens n'échappa pas aux organisations mutualistes qui tentèrent de s'y opposer en avançant un conflit d'intérêts de par leur statut d'employeur au sein de leurs propres sociétés de secours mutuels censées représenter les salariés. C'est à ce moment-là que les sociétés de secours mutuels s'intéressèrent aux débats sur un projet de protection sociale généralisée, les Assurances sociales, dans laquelle elles finirent par s'insérer et survivre pour devenir les mutuelles que nous connaissons de nos jours.

4.8. L'impôt sur la maladie

4.8.1. Une première imposition indirecte sur les matières premières

« Les préparations pharmaceutiques qui constituent un produit spécial ayant sa nature propre et qui ne peuvent servir que comme médicament, ne sont assujetties à aucun droit »[289]. Ce jugement émis par la Cour de cassation ferait la joie de tous les pharmaciens s'il restait valable de nos jours. Mais jusqu'au début du 20ème siècle, les remèdes thérapeutiques étaient bien exemptés d'impôt, particulièrement du droit d'octroi qui était alors très répandu. Ce dernier consistait en une taxe fiscale établie aux entrées des villes et appliquée sur tous les matières premières et les biens de consommation tels l'alimentation, les fourrages et les combustibles. Sa collecte permettait de financer la construction et le fonctionnement de divers services publics comme la police, les écoles, les mairies, ainsi que les hospices et les dispensaires. Il était donc illogique et improductif de taxer des remèdes destinés à être délivrés gracieusement dans ces mêmes hospices et dispensaires.

Mais le temps changea la situation et devant les contraintes budgétaires, l'administration s'employa avec acharnement à trouver de nouvelles sources fiscales. Elle y réussit avec ingéniosité lorsqu'elle parvint à taxer les alambics présents dans les officines pour contourner l'impossibilité d'imposer directement les alcools entrant dans les remèdes pharmaceutiques. Puis, elle demanda ensuite l'imposition au tarif de l'octroi des matières premières toutes les fois où celles-ci, bien que mélangées dans un remède, gardaient leur caractère et leur individualité propres. La question était donc de savoir si ces matières premières, utilisées dans un remède thérapeutique, venaient à être dénaturées ou non lors du mélange et, par voie de conséquence, à être imposables ou non. Si la question était simple sur le papier, les juges dans ce domaine scientifique furent plus qu'hésitants car la galénique ne rentrait franchement pas dans leur domaine d'expertise. Les délibérations fluctuèrent au cours du temps. En exemple, la Cour de Paris, en 1897, définit l'association de la graisse et de la cire contenues dans l'emplâtre de poix de Bourgogne comme un mélange indissociable et exemptèrent ces deux matières. La Cour de cassation rendit un jugement similaire, la même année, considérant l'émulsion Scott, fabriquée par Delouche et Cie, à base d'huile de foie de morue, d'hypophosphite de chaux, de soude, glycérine et essences diverses comme un mélange homogène. Mais les préposés de l'Octroi imposèrent quelquefois avec autorité le tarif de l'Octroi à certaines matières spécifiques

[289] *L'Union Pharmaceutique*. Paris: 1896, 03, p121-122

telles que l'essence de térébenthine et la colophane entrant dans la fabrication de la pâte de térébenthine, deux composants qui furent déclarés comme non dénaturés dans le mélange pâteux[290]. Malheureusement, tous les cas ne furent pas aussi simples et se complexifièrent même lorsque les matières premières se retrouvaient à la fois dans des préparations médicamenteuses et alimentaires comme les huiles, alcools et vins. Le cas le plus emblématique fut celui du vin de quinquina consommé aussi bien comme liqueur apéritive et digestive servie par les cafetiers que comme remède thérapeutique délivré par les pharmaciens. Devant la difficulté d'appréciation quant à savoir si le quinquina faisait partie intégrante du breuvage ou non, en 1882, le tribunal de Troyes ordonna une expertise pour déterminer si cette liqueur était ou non médicamenteuse. Mais sans résultat probant. La Cour de cassation, en 1889, se débarrassa du sujet en renvoyant la question aux seuls juges. Après de multiples décisions contradictoires à Nîmes, Laon, Bourges, Orléans, Amiens et Marseille, le sujet revint, en 1898, devant la Cour de cassation qui déclara que le vin de quinquina était entré définitivement dans la consommation publique. Six mois plus tard, elle se ravisa sur la base d'un nouveau rapport d'expertise qui confirma sa conformité au Codex ainsi qu'un taux d'alcool insuffisant pour l'assimiler à une boisson apéritive. Face cette confusion, les pouvoirs judiciaires demandèrent aux protagonistes de résoudre cette question par eux-mêmes en nommant la version pharmaceutique par le terme « vin de quinquina » et la version apéritive par celui de « vin au quinquina » afin de faciliter la tâche des préposés fiscaux[291].

4.8.2. Une première tentative d'imposition directe sur les médicaments

Non satisfaite de ces premières rentrées fiscales, l'administration s'évertua à lever l'exemption fiscale sur les remèdes pharmaceutiques. Une première tentative fut menée, en 1875, par le député et vicomte de Lorgeril, au prétexte que les pharmaciens avaient de trop grandes marges. Il prit pour référence l'exemple du remède Looch vendu un peu plus de un franc, alors que son prix de revient se situait à sept centimes. Mais cette tentative fut vite éteinte sous les assauts de l'Association générale qui justifia les marges faites par les pharmaciens par le coût élevé des études de pharmacie, la responsabilité pénale et civile qui pesait sur le pharmacien, ainsi que par la contribution de ces mêmes pharmaciens à l'innovation thérapeutique. Probablement trop sûr de lui, maître Bogelot, avocat de l'A.G., claironna alors en 1896 l'impossibilité morale de taxer un médicament et donc de taxer la maladie : *« Or, jamais, à aucun moment donné, personne n'a eu l'idée de soumettre à l'impôt de l'Octroi les médicaments. C'eut été imposé les malades*

---

[290] L'administration de l'Octroi avait une position catégorique qui consistait à imposer tous les médicaments qui contiendraient une partie, même la plus insignifiante, de matières premières prises isolément et inscrites au Tarif.

[291] Arrêt de la Cour de Paris, 2 décembre 1897

et la maladie, et, quel que soit le besoin qu'on ait, de nos jours, de trouver de nouveaux impôts pour équilibrer le budget, nous attendons encore le novateur qui osera demander un impôt sur la maladie ». Mais quand il s'agit de trouver de nouvelles sources fiscales, l'Administration excelle en innovation et le novateur tant redouté se fit connaitre au sein de la commission du budget de la Chambre des députés, en 1906, pour faire voter une loi taxant la spécialité pharmaceutique à un taux de 10% sur le prix de vente au public. Le principe consistait à ce que chaque fabricant appose un timbre fiscal scellant la boite en y mentionnant le prix au public comme assiette de taxe, timbre qui fut également appelé « vignette » ou « bande de contrôle ». Ainsi, chaque fabricant payait un impôt proportionnel au prix public qu'il répercutait sur ce même prix public en le relevant de 10% d'où le surnom donné à cet impôt : « l'impôt sur le malade ». L'administration fut paradoxalement aidée dans cette démarche d'imposition par certains fabricants eux-mêmes qui y virent une opportunité de reconnaissance officielle des spécialités pharmaceutiques. Croyant à un large consensus professionnel qui n'en était pas un, elle fit alors preuve d'un excès de zèle et demanda à ses préposés de se rendre dans toutes les officines pour collecter immédiatement les informations nécessaires à l'imposition, en particulier la part du chiffre d'affaires générée par les spécialités pharmaceutiques. Ce zèle fut porté à son zénith lorsqu'un sous-directeur des contributions indirectes prit l'initiative de convoquer dans ses locaux tous les pharmaciens de sa ville afin d'organiser la perception au plus vite. Peu habitués à ce genre de pratique et pris au dépourvu, les pharmaciens retournèrent immédiatement aux fabricants toutes les spécialités pharmaceutiques en leur possession de peur de se faire imposer[292].

Pour s'opposer à cette première tentative d'imposition, le Syndicat général des pharmaciens français envoya en 1907 une circulaire à l'ensemble des pharmaciens de France et d'Algérie pour les alerter sur le danger de voir le malade supporter le poids de ce nouvel impôt. Le résultat fut à la hauteur des espérances et les parlementaires furent submergés de lettres de mécontentement de pharmaciens les menaçant d'apposer une contre-vignette sur chaque boite pour protester contre cet impôt et de porter le débat dans les grands journaux politiques. Les sénateurs-pharmaciens Poirrier et Duval décidèrent alors de présenter devant la commission des Finances du Sénat une motion de disjonction : *« Le texte proposé est inacceptable pour les raisons suivantes : grandes difficultés de perception ; grand trouble apporté dans le commerce de la pharmacie, de l'épicerie ; imposition, non pas des fabricants de spécialités qui réalisent de gros bénéfices, mais des pharmaciens ou des*

[292] Le Syndicat de Maine-et-Loire qualifia cet impôt de vexatoire car « il introduirait les agents du fisc dans l'officine des 10,000 pharmaciens qui, sous la garantie de leur diplôme, exercent une profession libérale ». Le syndicat conclut par le fait que cet impôt aurait le caractère d'une « véritable loi d'exception ». Les temps ont bien changé de nos jours.

malades »[293]. À cet argument tout autant économique qu'électoraliste, ils ajoutèrent que cette imposition, si elle était votée, apporterait finalement au remède secret une consécration légale d'existence : *« Jusqu'à présent le remède secret n'a été que toléré. Par conséquent, par le fait de l'apposition de la bande de contrôle, les remèdes secrets auraient une existence légale. Ils obtiendraient en quelque sorte l'estampille de l'État, estampille qui souvent serait considérée par les malades comme une garantie de l'excellence de ces remèdes ».* Devant ce risque juridique, la disjonction[294] fut votée à l'unanimité. La loi des finances revenant à l'Assemblée, la commission des Finances de la Chambre tenta, dans un dernier baroud d'honneur, de maintenir son projet d'imposition en abaissant le taux à 5%, toujours soutenue par certains fabricants qui n'avaient pas perdu tout espoir de reconnaissance officielle de la spécialité pharmaceutique. Mais le député-pharmacien Cazeneuve, décrit comme : *« un vaillant protecteur des justes revendications de la pharmacie française »*, réussit à obtenir le même résultat qu'au Sénat[295].

4.8.3. La double consécration fiscale et légale

Le gouvernement réitéra, dix ans plus tard, sa tentative en profitant subtilement cette fois-ci des fêtes de fin d'année pour faire voter, le 30 décembre 1916, une nouvelle loi imposant les spécialités pharmaceutiques au taux de 10%. Cette loi définit pour la première fois officiellement une spécialité : *« À partir d'une date que fixera un décret contresigné par la ministre des Finances, un impôt sera établi sur les spécialités pharmaceutiques présentées comme jouissant de propriétés curatives ou préventives... Sont considérés comme spécialités les produits auxquels le fabricant ou le vendeur attache une dénomination particulière ou dont il réclame soit la priorité d'invention, soit la propriété exclusive, ou enfin, dont il préconise la supériorité par voie d'annonces, de prospectus ou d'étiquette et dont il ne publie pas la formule »*[296]. Seulement, ce en quoi cette loi était critiquable résidait dans le fait qu'elle consacrait l'existence de la spécialité et ceci en dehors de toute évaluation scientifique et juridique[297].

---

[293] *Bulletin de la Fédération des Pharmaciens du Midi*, 1907, p18

[294] La proposition de disjonction fut préférée à celle d'un rejet pur et simple permettant ainsi aux sénateurs Poirrier et Duval de laisser une porte ouverte à un éventuel futur impôt sur l'ensemble des biens de consommation pour en réduire l'assiette fiscale, ce qui était moins impactant pour les pharmacies traditionnelles. Cette approche de disjonction fut reprise par le député Cazeneuve à la Chambre : « Je prie mes collègues de voter la disjonction, ce qui veut dire qu'il faut d'abord soumettre la question à une étude systématique et approfondie ».

[295] *Les Annales Coopératives Pharmaceutiques*. 1935, p194

[296] *Bulletin de la Fédération des Pharmaciens du Midi*, 1918, p7-14

[297] M. Feuilloux de la Chambre syndicale des pharmaciens de la Seine disait d'une spécialité pharmaceutique qu'elle n'était en fait qu'un simple mélange de produits courants auquel était adjugé un nom scientifique pour tromper le public et lui faire croire à une découverte sensationnelle. L'évaluation scientifique de cet apport thérapeutique fut reprise par les autorités économiques de nos jours par la mise en place du « service médical rendu » et de

Quelque peu embarrassé, le gouvernement émit, en 1917, un amendement dit Merlin, du nom de la personne l'ayant proposé à la Chambre, excluant finalement de l'imposition les remèdes déclarés comme efficaces par l'Académie et pour lesquelles la formule était dévoilée par son inscription sur les boites, amendement que commenta le député Labroue : *« C'est faire acte de salubrité publique que de ne point traiter sur le pied d'égalité deux catégories de fabricants aussi différentes : aux uns on impose la rançon du secret de leurs drogues équivoques ; aux seconds on reconnait le droit de lancer librement des produits dont la formule constitue la plus loyale réclame »*[298]. Les fabricants répondirent à cette offensive fiscale en s'empressant d'apposer une vignette sur leurs conditionnements dévoilant la dose et le nom de la substance active, ceci à la plus grande frustration de l'administration fiscale[299]. D'autant plus qu'ils se gardèrent bien de divulguer la formule intégrale comme le prévoyait l'amendement Merlin et se dispensèrent de publier le nom et les doses des excipients dans le but de maintenir leur secret de fabrication[300], ce qui fit dire à certains que *« Les rédacteurs du décret ont respecté l'incognito des excipients et des enrobages »*[301]. Pour contourner ces effets pervers de l'amendement Merlin, le ministère des Finances tenta de faire marche arrière en maintenant l'imposition sans restriction, mais à un taux inférieur de celui de 10%. Cette dernière tentative échoua de la même façon que les précédentes et il en fut de même pour toutes les tentatives suivantes entre 1917 et 1922[302]. En 1923, un nouveau projet de loi des finances

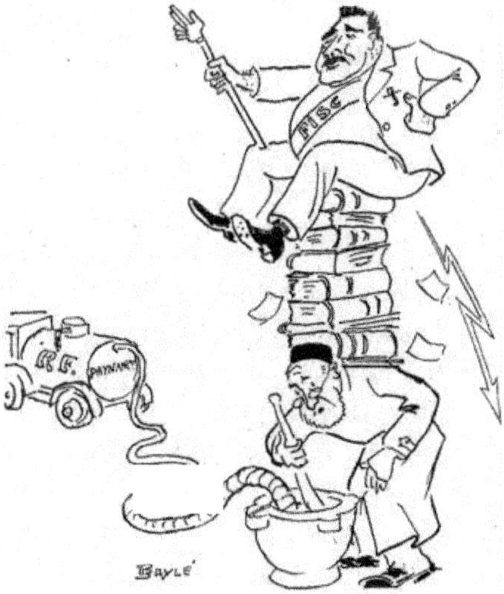

l'« amélioration du service médical rendu ».

298 *L'Évolution Pharmaceutique*. Paris: 1922, 06, p23

299 Le décret d'application prévoyait que les fabricants apposent par eux-mêmes une vignette indiquant la formule. Si elle était absente sur les boites déjà en rayonnage, les pharmaciens devaient en apposer une avant la mise en vente en se faisant approvisionner de vignettes au préalable par l'administration des Contributions Indirectes.

300 Les opposants à la spécialité pharmaceutique exigèrent la publication de la formule intégrale afin d'empêcher la spécialisation de simples formules du Codex sous une marque de fabrique mais à un prix bien plus élevé. Cette vignette fut surnommée par ses détracteurs « la vignette protectrice du secret inviolé »

301 Poplawski R. *Traité de droit pharmaceutique*. Paris: Lib de la Cour de cassation, 1950, p526

302 En 1919, le projet de loi du député E. Vincent proposa de rendre obligatoire l'inscription de la formule des principes actifs sur l'étiquette du produit associée au numéro d'inscription du dépôt de la formule intégrale sous pli cacheté auprès de l'Académie de médecine. Le pli cacheté

proposa un impôt de 18% sur toutes les spécialités pharmaceutiques aux propriétés curatives et préventives, que la formule soit publiée ou non mais il n'aboutit pas plus que ses devanciers du fait qu'il s'appliquait dans le domaine sensible de la santé. M. Salmon n'hésita pas, d'ailleurs, à qualifier cet impôt *« d'immoral, d'impopulaire, d'antidémocratique »*[303]. Les projets de 1924 et 1925 aboutirent au même résultat[304].

Impacté dans ses prévisions de recettes fiscales par l'amendement Merlin, le gouvernement réussit à faire voter dix ans plus tard, le 4 avril 1926, une nouvelle loi sur une fiscalité dont l'assiette fut élargie à toutes les spécialités pharmaceutiques sujettes cette fois-ci à une publicité grand-public[305]. Cet impôt consistait en un prélèvement moyen de 12%, avec des variations selon des tranches définies de prix[306]. Mais tout comme les précédentes tentatives, une fiscalité sur la spécialité pharmaceutique ne pouvait conduire qu'à sa reconnaissance officielle et l'article 31 de cette loi la reconnut explicitement : *« Sont considérés comme spécialités les produits dont le fabricant ou le vendeur recommande l'emploi au moyen d'une publicité réalisée par voie d'affiches, annonces, circulaires ou prospectus, lorsque cette publicité est de nature à atteindre d'autres personnes que les médecins et les pharmaciens »*. Cette nouvelle disposition amena M. Poplawski, doyen de la Faculté de droit de l'Université de Bordeaux, à émettre ce commentaire : *« Ce n'est pas la première fois qu'une innovation fiscale a entraîné un changement dans les institutions ou dans la réglementation »*[307]. Au moment du vote, cette proposition de loi déchaina les passions parlementaires et le vote ne fut acté qu'à trois heures du matin le 4 avril 1926,

---

ne pouvait être ouvert que pour les experts chimistes munis de pouvoirs judiciaires. À ce moment de l'histoire, les remèdes secrets n'étaient plus définis que comme des produits n'ayant pas ces informations sur l'étiquette ni de pli cacheté déposé.

303 *L'Évolution Pharmaceutique*. Paris: 1925, 06, p18

304 Cet impôt sur la spécialité pharmaceutique fut l'objet d'une vive et constante résistance de la part des pharmaciens se sentant victimes d'une inégalité. Car il fut estimé, en 1922 et 1923, que cet impôt générerait 23 millions de francs à l'État, payés par les malades et financés par les pharmaciens qui en faisaient une avance au Trésor. Or, dans un même temps, il fut démontré que le bénéfice net annuel des fabricants était de 30 millions de francs alors que certains détracteurs estimaient à seulement 100.000 francs le versement des primes aux pharmaciens par le Syndicat général de la réglementation. Ils laissaient ainsi sous-entendre que s'il devait y avoir un impôt, seuls les fabricants avaient les moyens de le payer.

305 La loi du 4 avril 1926 incluait sous le terme de publicité, toutes annonces visibles sur les affiches ordinaires et lumineuses, projetées et cinématographiques, insérées dans les journaux, revues, almanachs, imprimées sur les circulaires, prospectus, catalogues, prix courants ou encore mentionnées sur les tableaux type « homme-sandwich » ou sur buvards, sous-mains…

306 La question fut de savoir comment répercuter cette taxe aux malades. Certains syndicats se tournèrent vers les fabricants pour augmenter les prix de cession afin de respecter la réglementation des prix. D'autres, tels que ceux du Var, du Puy-de-Dôme et du Gard conseillèrent à leurs adhérents d'augmenter par eux-mêmes le prix de vente et de coller, pour le justifier, une vignette sur le conditionnement des médicaments portant la mention « Loi du 4 avril 1926. Taux de X% ».

307 Poplawski R. *Traité de droit pharmaceutique*. Paris: Lib de la Cour de cassation, 1950, p324

faisant dire au ministre des Finances à l'issue des débats : *« Je ne croyais pas, Messieurs, que vous vous intéressiez tant à la pharmacie »*[308]. Cette loi de 1926 fut néanmoins le point de départ d'une restriction des pratiques publicitaires sur les médicaments car les fabricants, pour se soustraire une nouvelle fois à l'imposition, contournèrent tout aussi astucieusement cette nouvelle règle fiscale en arrêtant les publications dans la grande presse pour ne plus les insérer que dans les revues et journaux professionnels. La publicité sur les médicaments limitée aux seuls supports professionnels est toujours en vigueur de nos jours.

---

[308] *Cent-vingt-cinquième anniversaire du Syndicat des Pharmaciens de la Seine-Inférieure.* Rouen : Imp. Lecerf, 1927, p57

5. Une législation anachronique (1870-1940)

5.1. Les excès du compérage médico-pharmaceutique

5.1.1. L'interdépendance entre Pharmacie et Grande Presse

Si une majorité des pharmaciens était irréprochable au regard de leurs devoirs et obligations, personne ne niait que quelques-uns dépassaient les limites de la déontologie ce que M. Réaubourg, représentant du syndicat des pharmacies commerciales, reconnut volontiers : *« Le corps pharmaceutique dans son ensemble est constitué par de braves gens qui réprouvent les agissements de quelques brebis galeuses plus rares chez nous que partout ailleurs, et qu'en toute justice nous ne saurions être responsables des faux pas de quelques égarés, toujours à blâmer, quelquefois à plaindre »*[309]. Au nombre de ces agissements délictueux figurait incontestablement l'usage abusif de la publicité dans les journaux grand public. Les fabricants investissaient des millions de francs dans ces pratiques publicitaires à tel point que les grands quotidiens en regorgeaient, remplissant des pages entières de réclames de spécialités vantant des guérisons miraculeuses. Si cette pratique pouvait se justifier à cette époque par le principe de liberté de l'industrie et du droit à l'information, elle se devait toutefois de rester dans les limites de la vérité et des convenances[310]. Or, cette retenue fut largement dépassée et les revenus de la grande presse[311] ne dépendaient plus qu'en

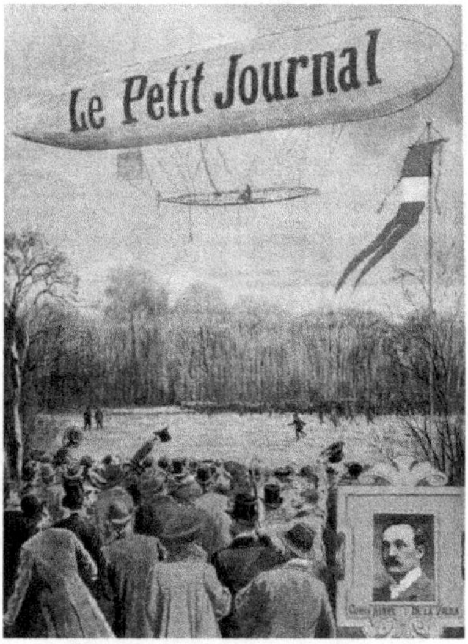

[309] *L'Évolution Pharmaceutique*. Paris: 1924, 03, p2

[310] Les opposants à la publicité, notamment la Fédération du Midi, arguaient, à juste titre, que les médicaments devaient être prescrits suivant les besoins du malade et selon le diagnostic médical. Or, pour que le médecin puisse garder son indépendance de jugement, il fallait qu'il soit lui-même à l'écart de toutes sollicitations faites au travers de la presse. À l'opposé, les partisans, notamment M. Fumouze, y voyaient une stimulation commerciale : « La publicité divulgue et affermit les inventions utiles ; elle stimule la concurrence et active la consommation ; elle sert merveilleusement l'intérêt des masses en indiquant à chacun ce qui peut lui être utile ou agréable. La publicité étant un droit commun, il est clair que le pharmacien doit en profiter comme tout autre ; aucune loi ne lui en interdit l'usage, hors le cas, bien entendu, où elle s'appliquerait à des remèdes secrets non autorisés ».

[311] La presse populaire, encore appelée la grande presse, naît avec Le Petit Journal en 1863. Elle se développera tout au long du 19ème siècle dans le sillage des lois de 1833, 1850 et 1867 instaurant les bases d'un enseignement qui deviendra public (1881), obligatoire et laïque (1882), pour y trouver un public de plus en plus avide d'informations.

grande partie de ces publications pharmaceutiques. Chaque partie était donc devenue respectivement la source de revenus de l'autre et cette interdépendance atteignit son paroxysme lorsque certains fabricants rétribuèrent des journaux proportionnellement à leurs revenus commerciaux générés par les ventes des spécialités. Il est vrai qu'à l'origine, les juridictions ne furent guère regardantes et assimilèrent ces dérives à des approches commerciales, certes intensives, mais en rien irrégulières[312]. En 1857, elles furent quelque peu contraintes de revoir leur position ; elles prirent certaines précautions en rappelant que les annonces publicitaires ne relevaient que de la responsabilité du pharmacien et statuèrent qu'une simple affirmation curative d'un remède thérapeutique suffisait à le considérer comme tel. Un demi-siècle plus tard, en 1920, la Cour de cassation confirma cette position en disculpant un pharmacien qui attestait sur un prospectus de la guérison des angines par l'usage d'un dentifrice : *« Il n'appartient pas aux juges du fait d'affirmer les qualités curatives du produit et il leur suffit de constater que ce produit a été mis en vente en vue d'un emploi curatif »*[313]. En fin de compte, la publicité pharmaceutique remplissait dans la grande presse[314] des pages d'annonces accompagnées d'éditoriaux dans lesquels le chroniqueur glissait des allusions propices aux produits, ainsi que d'articles relatant les dernières conférences de professeurs de renom, des attestations rémunérées par des noms honorables, des témoignages ainsi que des comptes rendus médicaux dont le contenu était truffé à nouveau d'annonces rappelant les spécialités, le tout entrainant une prescription bien au-delà des besoins du malade.

5.1.2. Le conflit d'intérêts entre pharmacie et médecine

Alors que la connexion entre la pharmacie et la grande presse était indiscutable, il en existait une autre qui focalisait toutes les préoccupations. Il s'agissait du compérage médico-pharmaceutique que M. Labussière, en 1908, définissait de la sorte : *« Le compérage médico-pharmaceutique consiste en une convention ignorée du malade, convention par laquelle le médecin, en*

---

[312] L'annonce restait punissable aux conditions qu'elle soit imprimée, publiée et qu'il soit prouvé qu'elle provoque un réel besoin d'acheter. Difficile exercice d'autant plus qu'une annonce rattachée à une discussion scientifique n'était pas considérée comme une réelle publicité. Il était donc délicat pour les tribunaux de condamner un pharmacien pour un délit avéré d'annonce. En outre, ces mêmes juridictions avaient un pouvoir de réprimande limité car elles ne pouvaient procéder à une quelconque confiscation des remèdes secrets, les diverses lois sur les remèdes secrets n'autorisant pas cette peine.

[313] Poplawski R. *Traité de droit pharmaceutique*. Paris: Lib de la Cour de cassation, 1950, p162

[314] M. Fumouze, en 1863, décrivait assez bien ce développement de la grande presse : « La publicité est une source abondante de revenus fiscaux ; en donnant aux journaux un aliment quotidien très abondant, elle en a fait naître un grand nombre à prix réduit, en même temps qu'elle convie à une réduction générale tous les anciens organes politiques et scientifiques. En baissant le taux des abonnements, grâce au produit des annonces, les journaux ont gagné des abonnés dans des proportions énormes… Otez la publicité, beaucoup de journaux augmenteront leur prix ou disparaîtront, et l'un des chapitres de nos recettes publiques s'éteindra ou faiblira ».

prescrivant un produit délivré par le pharmacien se procure un bénéfice sous une forme quelconque »[315]. Cette connexion entre pharmacie et médecine représentait incontestablement une dérive déontologique par les avantages que pouvaient en tirer à la fois le médecin et le pharmacien, surtout lorsque celle-ci était soutenue par une large publicité dans la grande-presse. La loi de Germinal était pourtant claire à ce sujet et l'interdisait sous toutes ses formes, que ce soit une consultation médicale annoncée comme gratuite mais rémunérée par un prix excessif du remède prescrit ou encore par une participation cachée du médecin dans l'exploitation commerciale d'une société pharmaceutique.

Pourtant, le compérage médico-pharmaceutique se développa sans réelle entrave : *« Le compérage à ses débuts était considéré un peu comme une passion honteuse pour ceux qui s'y livraient et ils se cachaient de leur mieux. Aujourd'hui, ce même compérage s'affiche au grand jour et jusque dans les comptes rendus financiers de sociétés, dont le nom est sur toutes les lèvres. C'est un vent de folie qui souffle dans certaines sphères médicales et dont tout le monde souffre »*[316]. Dans la pratique, il se présentait sous la forme de mutuelles de retraites et d'assurances-décès au profit des médecins. L'une d'entre elles, La Solidarité médicale française fondée en 1903 et siégeant au n° 241 du faubourg Saint-Martin à Paris, proposait aux ayants droit du défunt médecin une indemnité correspondant au versement annuel par chaque confrère-adhérent d'une somme de dix francs. Il n'y avait rien d'illégal jusque-là, à l'exception que ce versement était indirectement financé par une filiale de cette même société, au nom prémonitoire de La Participation, qui acquit les droits de production et d'exploitation de spécialités pharmaceutiques et qui les confia à un pharmacien-gérant : *« Pour les médecins craignant d'être gênés par une cotisation aléatoire de dix francs, elle leur fournit les moyens de n'avoir rien à débourser »*[317]. Concrètement, le médecin percevait une part de la vente pour chaque produit prescrit de cette filiale sous forme de redevance trimestrielle versée par mandat postal qui lui servait à financer la cotisation annuelle de son assurance-décès. La Solidarité médicale française ne fut pas la seule et d'autres entreprises fonctionnant sur le même principe de compérage apparurent : La Mutuelle médicale française, La Participation, l'Union thermale, la Garantie médicale, La Société Lithia, La Voix médicale, La Fraternelle médicale, La Société Peerless... Certaines fois, ces pratiques furent plus directes et firent appel au paiement d'une rémunération sous forme de prime, dividende ou commission, en échange de prescriptions de leurs spécialités : *« Je soussigné, X, pharmacien de 1re classe, à ..., m'engage à verser la part de 15%, prélevée sur les bénéfices de l'exploitation du Vin tonique ferrugineux du Dr Cognet, au Docteur Z,*

---

315 *Bulletin de l'Association Générale des Pharmaciens de France*. Paris: 1908, 11, p548
316 *L'Évolution Pharmaceutique*. Paris: 1909, 04, p11
317 *Bulletin de la Fédération des Pharmaciens du Midi*, 1910, p245-246

demeurant à ... , qui consent à me prêter son libre concours pour l'extension de la vente de ce produit »[318]. Ces sollicitations directes furent si nombreuses que le journal « Cri de Paris » dans son numéro du 15 mars 1908 alerta l'opinion publique : *« Les médecins de Paris, sont, en ce moment criblés, de circulaires leur recommandant d'ordonner les pilules Z. Ce qu'on y lit d'intéressant pour le vulgaire pecus que nous sommes ? Savourez ce qui suit : « Le fait de ne pas employer la publicité par les journaux m'autorise à disposer, en faveur de MM. les docteurs, de la modique somme de 0 franc 50 centimes par boite vendue. L'emploi en est laissé à leur entière liberté. Tant d'œuvres de bienfaisance ne demandent qu'à être encouragés ».* X, Pharmacien de 1res classe, ex-préparateur de la Faculté.

5.1.3. L'expansion démesurée de la Prévoyance médicale

Tous ces exemples de compérage furent néanmoins sans comparaison avec l'ampleur médiatique que prit, en 1912, l'un des plus grands scandales de compérage sous le nom de la Prévoyance médicale. Cette mutuelle[319], située au n° 7 de la rue Choron, à Paris 9ème, puis au n° 29, rue de Londres, s'était donné comme mission d'assurer la vieillesse du médecin et de l'accompagner dans ses derniers jours. Cette œuvre mutualiste avait été fondée en 1881 sous la raison légale de Société française des eaux minérales mais était plus connue sous les noms de Société des eaux minérales ou Société de la rue Choron. Elle possédait de nombreux établissements thermaux ainsi que des sources d'eau à partir desquelles elles commercialisaient des eaux minérales : les perles de Vals, les perles de Vals Carmen et les perles de la Reine de Fer, toutes localisées à Antraygues. Elles commercialisaient en outre les dragées de Bondonneau près de Montélimar, les bains de Sierck en Lorraine, ainsi qu'un hôtel à Argelès-

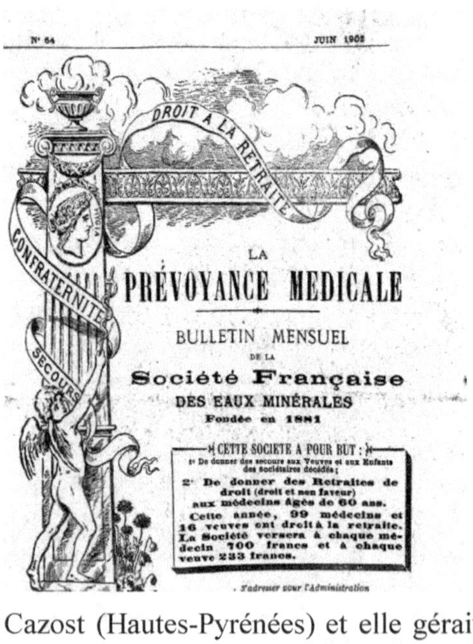

JUIN 1908
DROIT A LA RETRAITE
CONFRATERNITÉ
SECOURS
LA
PRÉVOYANCE MÉDICALE
BULLETIN MENSUEL
DE LA
Société Française
DES EAUX MINÉRALES
Fondée en 1881
CETTE SOCIETE A POUR BUT :
1° De donner des secours aux Veuves et aux Enfants des sociétaires décédés ;
2° De donner des Retraites de droit (droit et non faveur) aux médecins âgés de 60 ans.
Cette année, 99 médecins et 16 veuves ont droit à la retraite. La Société versera à chaque médecin 700 francs et à chaque veuve 233 francs.
S'adresser pour l'Administration

Cazost (Hautes-Pyrénées) et elle gérait diverses autres spécialités de grande consommation. Son fonctionnement consistait à financer les indemnités de vieillesse des médecins grâce à un système de compérage dont les bénéfices alimentaient la caisse de retraite. Opérationnellement, les médecins n'avaient

---

[318] *Bulletin de la Fédération des Pharmaciens du Midi*, 1906, p260

[319] Elle possédait également une annexe commerciale au n°16 de la rue Adolphe-Thiers, à Marseille.

aucune cotisation à verser mais il leur suffisait de prescrire les produits de la Prévoyance médicale pour que les pharmaciens qui en étaient dépositaires prélèvent une somme fixe par flacon vendu pour se rémunérer et alimenter la caisse de retraite des médecins. Le simple engagement de prescrire sous le sceau d'une conscience professionnelle en était l'unique condition à remplir, comme le mentionnaient les appels à souscription[320] : *« Mais en devenant sociétaire, le médecin ne prend des engagements que vis-à-vis de lui-même, vis-à-vis de sa conscience, qui doit être le seul juge de ses actes »*[321]. Ce rappel constant à la conscience professionnelle du médecin légitimait en quelque sorte l'existence de la Mutuelle comme l'expliquait son président : *« Elle (P.M.) ne vous demande que de propager les produits qui sont la propriété de tous. Vous n'avez à vous soucier, dans l'accomplissement de votre devoir, que de l'intérêt de vos malades, sans autre contrôle que celui de votre conscience professionnelle »*[322]. Pourtant, si le médecin ne contribuait pas d'une manière active à la prospérité de cette œuvre philanthropique, il n'en commettait pas moins un acte blâmable, lui et le pharmacien dépositaire, puisqu'il venait toucher une retraite au détriment de ses patients. Le succès économique fut exceptionnel et en dix ans d'existence, entre 1898 et 1908, la Prévoyance médicale fit adhérer six-mille-cinq-cents médecins-sociétaires et multiplia par trois le montant des retraites, tout en se constituant, au terme de ces dix ans, une trésorerie évaluée à plus d'un million de francs. Pour atteindre un tel résultat, elle écoula annuellement plus d'un million et demi de bouteilles d'eaux minérales et près d'un million de spécialités pharmaceutiques[323].

Le Conseil d'administration de la Prévoyance médicale, lors de son assemblée générale du 24 mars 1907, manifesta toute sa satisfaction devant ces résultats financiers : *« Nous vous remercions d'avoir maintenu énergiquement votre patronage aux grains de Vals ; grâce à vos efforts et à une publicité bien comprise, les grains de Vals ont permis à eux seuls de verser dans vos caisses une somme très élevée ; n'est-ce pas un beau résultat ? »*[324] Pour relayer ces motifs de satisfaction à ses adhérents, elle publia un bulletin mensuel, le « Bulletin de la Société française des eaux minérales » dans lequel elle réitéra des « avis importants » d'incitation à la prescription : *« Nos lecteurs sont*

---

[320] Le bon d'adhésion mentionnait clairement ces obligations de prescription : « Pour faire partie de la Prévoyance médicale et avoir droit à la retraite, à la caisse des veuves et orphelins, au dividende et à la filiale maladie, il faut être médecin-praticien français agréé par le Conseil et envoyer, après avoir pris connaissance des statuts, à la Société, 29, rue de Londres, à Paris, le bulletin d'adhésion signé lisiblement, sans omettre son adresse exacte, acheter un seul titre de la société dont le prix est actuellement de 83 fr. et le rapport de 6,50% et prendre l'engagement moral de donner son concours exclusif à l'œuvre, en prescrivant les eaux et les produits de la société, quand l'occasion s'en présente ».

[321] *Bulletin de la Fédération des Pharmaciens du Midi*, 1906, p137

[322] *Bulletin du Syndicat Général des Pharmaciens de France*. Paris: 1912, 03, p36

[323] La Prévoyance médicale édita un bulletin mensuel *« La Prévoyance médicale, Bulletin de la Société françaises des eaux minérales et des associations de prévoyance »*

[324] *Bulletin de la Fédération des Pharmaciens du Midi*, 1907, p280

instamment priés de détacher et d'insérer dans leur carnet de visite le memento placé à la première page de ce numéro de la Prévoyance médicale. Cet aide-mémoire leur permettra d'avoir toujours sous la main les noms de nos eaux minérales et produits hygiéniques, ainsi que la désignation des maladies auxquelles ils s'appliquent. Garder constamment le memento dans son carnet de visite est le premier devoir de tout adhérent qui veut concourir, comme il le doit, à la prospérité de notre société et de ses œuvres de retraite et d'assistance ».

5.1.4. La réaction déontologique du corps médico-pharmaceutique

Consciente que cette dérive déontologique impliquait également ses propres adhérents, l'Association générale des pharmaciens de France, prit l'initiative, en 1909, d'envoyer une circulaire à l'ensemble des médecins et des pharmaciens rappelant les dangers du compérage médico-pharmaceutique. Mais consciente que le principe de liberté de prescription était, à juste titre, non négociable auprès des médecins, l'Association générale des pharmaciens de France émit, en janvier 1910, une assignation en justice contre la seule Prévoyance médicale pour infraction à la loi du 1er août 1905 sur les fraudes et à celle de Germinal sur l'exercice de la pharmacie. Cette assignation fit l'objet de vives discussions au sein même de l'A.G., en raison de l'implication de certains de ses adhérents[325]. Finalement, seuls vingt-deux syndicats départementaux[326] sur plus d'une centaine portèrent cette assignation devant les tribunaux compte tenu que l'A.G., de par ses statuts, ne pouvait pas le faire en son nom. Quelques mois plus tard, en 1911, la tenue d'un possible procès[327] parvint aux oreilles des députés qui s'étonnèrent de l'existence de ces compérages médico-pharmaceutiques et ce sujet prit alors une vraie tournure politique lorsque la grande presse s'en saisit pour alerter l'opinion publique. Un an plus tard, la Prévoyance médicale subit une première érosion de ses

[325] M. Vaudin, président de l'A.G. de 1905 à 1912, fit partie pendant quinze ans de la Prévoyance médicale, de 1895 à 1909. Durant cette période, il perçut des dividendes de ses actions ainsi qu'une retraite. En 1909, lors du vote de l'assignation en justice, il déclara qu'il découvrait avec stupéfaction le vrai but de cette « Société française des eaux minérales » et vendit ses quatre actions et trente-deux parts. D'autres membres de l'A.G. étaient dans ce même cas en possédant soit des actions, soit des titres de propriété d'eaux minérales ou de spécialités.

[326] Certains syndicats agéistes se désistèrent craignant que si les pharmaciens gagnaient leur procès contre la Prévoyance médicale, il s'en suivrait une hostilité entre le corps médical et le corps pharmaceutique. En outre, un certain nombre de membres de l'A.G. participaient au compérage en tant que dépositaire de produits de la Prévoyance médicale et préconisèrent une « entente loyale » plutôt qu'un procès pour éviter tout préjudice. En fait, certains pharmaciens agéistes considéraient la spécialité à l'origine de la baisse des revenus à l'officine. Son implication aux retraites pharmaceutiques n'était donc que juste réparation.

[327] Ce procès n'eut pas lieu. Une transaction fut mise en place entre l'A.G. et la Prévoyance médicale conduisant à l'arrêt de « posséder, fabriquer, exploiter, vendre ou faire vendre » des produits pharmaceutiques. Néanmoins, cette transaction fut incomplète car ne porta pas sur les produits hygiéniques, diététiques et les dérivés des eaux minérales.

profits et tenta une diversification en proposant aux médecins de placer leurs investissements dans une invraisemblable mine d'or dont les filons se trouvaient, soi-disant, sur la France entière et dont le centre d'exploitation se situait à Paris. Dans une dernière tentative de conciliation, elle tenta d'arrêter l'assignation faite par les Syndicats pharmaceutiques en créant une nouvelle Société de prévoyance exclusivement au profit des pharmaciens, tentative reconnue par le président du conseil de la Prévoyance médicale, M. Mottheau : *« Nous ne saurions trop vous le répéter, la Prévoyance médicale est établie sur des bases absolument légales ; nous n'avons jamais redouté les conséquences d'un procès, mais nous avons préféré une transaction de nature à rétablir l'harmonie entre deux professions qui ont tant d'intérêts communs »*[328]. Mais sans plus de succès.

En 1912, alors que l'affaire de la Prévoyance médicale remplissait les colonnes de la grande presse, le président du Syndicat des pharmacies commerciales, M. Berthe, émit un premier avertissement : *« Attendez-vous à voir un jour les grands quotidiens entamer une furieuse campagne contre la Prévoyance médicale et reconnaissez avec moi qu'ils auront la partie belle »*[329]. Au même moment, les principaux journaux de la grande presse tels que le Petit Parisien, le Petit Journal, le Journal et le Matin lancèrent une campagne d'accusations à l'encontre de la Prévoyance médicale, certaines reprises dans la fameuse rubrique de l'époque de Jean Lecq, « Les propos d'Actualités », publiée en première page du Petit Journal avec en gros titres : « Mutualistes avec l'argent des autres ». L'article qui suivait en expliquait le fonctionnement : *« Chaque fois qu'un médecin adhérent à cette association ordonnera un produit pharmaceutique fabriqué à l'avance, il sera exigé du pharmacien, sur le bénéfice provenant de la vente de ce produit, une part qui ira grossir la caisse de retraites de l'association. Voilà donc une caisse à laquelle tout le monde versera : le fabricant de la spécialité, le pharmacien qui l'aura vendue et le public qui l'aura achetée. Seul le médecin bénéficiaire de ce prélèvement, n'aura rien versé du tout. C'est très malin, comme vous voyez. Seulement, ça ne me parait ni très légal, ni très moral, ni très élégant »*. Ces attaques se firent plus vives et plus directes dans le Journal et Le Matin qui écrivirent à leur tour : *« Qu'est donc en somme la Prévoyance médicale ? Un simple compérage médico-pharmaceutique cataloguant un très grand nombre de spécialités dont la seule vente réalise, au détriment des malades, une répartition des bénéfices. Cette « dichotomie » éhontée permet l'encaissement de sommes considérables qui sont affectées à des fonds de retraite, d'assurances, de pensions, de largesses variées*. Ces attaques envers la Prévoyance médicale par la grande presse surprirent le corps pharmaceutique. Comment pouvait-elle attaquer un de ses principaux pourvoyeurs de fonds ? La raison en était bien simple : elle craignait que le scandale qui s'ouvrait sur la Prévoyance médicale ne fasse

328 *Bulletin du Syndicat Général des Pharmaciens de France*. Paris: 1912, 03, p36
329 *L'Évolution Pharmaceutique*. Paris: 1912, 07, p11

amalgame avec les investissements publicitaires des fabricants pharmaceutiques et mette ainsi un terme à ces revenus financiers. À la suite du procès intenté par les Syndicats agéistes, attaquée en plein jour par la grande presse, la Prévoyance médicale suspendit ces activités et, en 1938, un décret-loi interdit définitivement le compérage pour l'ensemble des professionnels de la santé.

5.2. Les débuts difficiles d'une inspection de la pharmacie

5.2.1. La loi sur l'inspection des pharmacies de 1908

La concurrence tarifaire que se livrait la profession depuis le 19ème siècle avait fait naître dans l'opinion publique des soupçons de fraude et de contrefaçon sur les spécialités pharmaceutiques et eaux minérales[330]. L'actualité lui donnait raison car, en 1903, dans trois des plus grands restaurants parisiens, il fut découvert que les bouteilles consommées sous l'étiquetage d'Evian, de Vittel et de Roche-Santeuil contenaient en fait de l'eau de Seine non filtrée. Cette falsification fut mise à jour par l'administration municipale dont l'attention fut attirée par une consommation excessive de quantité d'eau de Seine dans un entrepôt situé aux abords du fleuve. L'inspection de cet entrepôt qui s'en suivit par la police permit de surprendre des ouvriers occupés à remplir des bouteilles d'eau de Seine avec du bicarbonate de soude et de saisir plus de cinquante-cinq-mille capsules et étiquettes contrefaites portant les marques d'Evian, de Vittel et de Roche-Santeuil. Ce même risque de contrefaçon existait à l'officine car si les pharmaciens pouvaient garantir la qualité des préparations magistrales qu'ils préparaient eux-mêmes, il n'en était pas de même des spécialités pharmaceutiques dont la qualité était impossible à certifier car fabriquées et conditionnées à l'avance par les fabricants ; ils ne pouvaient donc se fier qu'à la renommée de la marque de fabrique. Pourtant, les articles 319 et 320 du Code pénal mentionnaient très explicitement leur responsabilité et l'article 423 décrivait l'arsenal répressif en cas de tromperies et de falsifications avérées de substances médicamenteuses.

Heureusement, la loi du 1er août 1905, dite « loi sur les fraudes », apporta une première protection juridique et un premier moyen officiel de lutter contre les fraudes. Cette loi visait particulièrement celles commises sciemment dans le commerce de denrées alimentaires, des produits de l'agriculture et des médicaments. Elle se distinguait de celle de Germinal par le fait qu'elle autorisait des prélèvements inopinés par des agents fonctionnaires sur les points de vente, avec la possibilité d'une expertise contradictoire. Cette loi prévoyait également que les modalités pratiques de prélèvement et d'analyse ainsi que les conditions de l'expertise contradictoire seraient déterminées par

---

330 Les falsifications se révélaient être aussi un véritable fléau sur les denrées alimentaires. Il fut cité en exemple, la gelée de groseilles manufacturée avec des algues comme gélifiant, la fuchsine comme colorant et une essence artificielle pour le goût, le tout associé avec de l'éther acétique, de l'acide tartrique, de l'acide benzoïque, de l'acide succinique, de l'aldéhyde et acide œnanthique. Il en était de même avec la farine artificielle, autre exemple de falsification, qui pouvait contenir jusqu'à 30% de plâtre et 20% de sulfate de baryte.

un règlement d'administration publique à venir. Pour le rédiger, deux commissions furent mises en place : une dédiée aux vins et alcools et l'autre aux autres denrées dont les médicaments. Cette dernière commission imagina un réseau de laboratoires régionaux d'analyse en charge d'appliquer des méthodes officielles et uniformes, méthodes elles-mêmes établies par une troisième commission portant le nom de « Commission permanente de recherche et de contrôle des procédés d'analyse à employer pour l'application de la loi du 1er août 1905 ». Cette commission permanente, constituée de trente-deux membres dont cinq pharmaciens, se réunit à plusieurs reprises et finit par conclure qu'il était impossible de mettre au point des méthodes d'analyse pour les spécialités pharmaceutiques dont la composition restait volontairement inconnue. Il fallait donc un règlement spécial et complémentaire pour la pharmacie.

Ce règlement spécial intervint trois ans plus tard, le 6 avril 1908, par la publication d'un règlement d'administration publique spécifique aux médicaments sous le nom de « Loi sur l'inspection des pharmacies et de la répression des fraudes sur les matières médicamenteuses et hygiéniques ». Il rendit obligatoire la nomination, par les préfets, de pharmaciens en tant qu'officiers de police judiciaire, sur proposition des directeurs des Écoles de pharmacie. Ce règlement décrivit également les principales missions de ces pharmaciens-inspecteurs, particulièrement l'obligation de fournir au préfet un rapport détaillé comportant les observations relevées. Une circulaire fut adressée aux préfets, un an plus tard, pour préciser les formalités de prélèvement d'échantillons des préparations officinales, magistrales et des spécialités pharmaceutiques. L'analyse du premier échantillon sur les quatre à prélever était confiée à l'un des vingt-et-un laboratoires régionaux[331] agréés et créés au sein même des écoles de pharmacie qui transmettaient alors les résultats au préfet concerné. Si aucune fraude n'était détectée, ce dernier en avisait le pharmacien à qui l'État remboursait la valeur des échantillons au moyen d'un mandat postal. En cas de fraude, le préfet, après avis du directeur de l'École sur le niveau de gravité de cette fraude, transmettait ou non le dossier au procureur de la République qui en informait alors le pharmacien. Ce dernier avait ensuite trois jours pour prendre connaissance du rapport et demander une analyse contradictoire. Dans ce cas, le juge d'instruction et le pharmacien inculpé nommaient chacun un chimiste-expert diplômé de pharmacie, à partir d'une liste spéciale dressée par les tribunaux civils et cours d'appel, afin de procéder aux contre-analyses sur les deuxième et troisième échantillons prélevés. Si ces contre-analyses aboutissaient à des résultats

---

[331] Le 5 novembre 1908, le ministre de l'Agriculture exposait à la Chambre des députés la nécessité de spécialiser des laboratoires en charge de la recherche des fraudes : « Je crois qu'il sera nécessaire, pour appliquer complètement la loi sur l'inspection des pharmacies, de confier aux laboratoires des Écoles de pharmacie de ce pays le soin d'analyser les produits médicamenteux et hygiéniques … »

divergents, un tiers-expert, désigné par le président du tribunal civil, procédait aux ultimes analyses pour les départager.

La loi de 1908 fut donc un complément indispensable de celle de 1905 et permit, grâce à l'analyse contradictoire réalisée par des chimistes-experts, de pouvoir distinguer la faute d'une fraude et l'erreur de préparation d'une volonté de nuire. Mais elle ne résolut pas pour autant la problématique des méthodes d'analyse des spécialités pharmaceutiques, car il fallait avoir à disposition une fiche officielle d'identité et d'analyse du produit comme cela était prévu dans l'article 11 de cette même loi. Or, reconnaitre l'existence d'une seule fiche correspondait à reconnaitre officiellement l'existence de la spécialité pharmaceutique. La question de son existence revenait donc au cœur des débats et, pour les défenseurs de la pharmacie traditionnelle, la loi de 1908 ne pouvait en aucun cas s'appliquer à la spécialité pharmaceutique et encore moins la définir sous forme de fiche *: « Qu'au surplus, le fait d'imposer une obligation à la spécialité, c'est, il me semble, reconnaître son existence, et ne lui imposer qu'une obligation, c'est reconnaître que celle-ci une fois remplie, la spécialité existe en toute sécurité »*[332]. De leur côté, les pharmacies commerciales accueillirent cette loi avec intérêt car elle reconnaissait officiellement la spécialité pharmaceutique, mais aussi avec prudence car elle représentait une offensive des pharmacies agéistes dans le but de décrédibiliser leur commerce, comme le commenta son président Berthe, en 1912 : *« L'extension de la loi de 1905 à la pharmacie a été, dans l'esprit de ceux qui l'ont proposée, dirigée contre les pharmacies commerciales. Cela n'a jamais été contesté sérieusement par personne »*[333]. Après quelques mois d'expérience, les premières instructions diligentées en vertu de la loi sur les fraudes n'aboutirent à aucune condamnation, mais se limitèrent à de simples poursuites dans le cadre de la loi de Germinal pour motif de « produit non-conforme au Codex ». Ces résultats flatteurs en apparence pour la profession ne levaient toutefois pas tous les doutes sur l'existence de fraudes dans la profession, d'autant plus que les spécialités pharmaceutiques prenaient une dimension certaine comme le soulignait l'inspecteur Lenormand dans un rapport sur les pharmacies du Finistère en 1909 : *« Le pharmacien qui ne prépare plus ses produits, paie à cause de la concurrence effrénée qui existe aujourd'hui, le meilleur marché possible et accepte, les yeux fermés, et comme étant de bonne qualité, des produits qui peuvent être défectueux et qu'il ne contrôle jamais. J'ai attiré l'attention de tous les pharmaciens sur ces faits et j'ai tenu à les mettre en garde de la façon la plus vive et la plus pressante, au sujet des prélèvements officiels qui seront faits de préparations dont ils sont les seuls responsables devant les tribunaux ».*

---

[332] *Bulletin du Syndicat Général des Pharmaciens de France*. Paris: 1907, 12, p296
[333] *L'Évolution Pharmaceutique*. Paris: 1913, 10, p9

5.2.2. Les conditions requises pour les fonctions d'inspecteur

La loi de 1908 mentionnait les conditions requises pour être nommé pharmacien-inspecteur mais elle avait omis d'en citer deux importantes pour garantir une totale indépendance de jugement : une expérience de la pratique officinale et le non-cumul de la fonction d'inspecteur avec celle de pharmacien en exercice. C'est pourquoi Gaston Doumergue, ministre de l'Instruction, précisa dans une circulaire adressée aux recteurs d'Académie le 1er octobre 1908, en charge de proposer les candidatures, que les inspecteurs devaient être des pharmaciens de 1ère classe, sauf exception justifiée par des titres scientifiques spéciaux, et avoir une expérience d'une dizaine d'années minimum pour présenter les garanties de compétence, d'indépendance et d'autorité nécessaires. Il précisa en outre qu'il était préférable d'éviter qu'un pharmacien établi dans une ville soit inspecté par un pharmacien exerçant lui-même dans la même ville[334].

La pertinence de ces avertissements et de ces recommandations peut être illustrée par l'histoire de cette jeune inspectrice, Mlle B. Agée seulement de vingt-cinq ans, diplômée le 30 juillet 1908 de l'École mixte de pharmacie de Grenoble, soit l'équivalent de l'ancien diplôme de 2ème classe, elle inspecta dans cette même ville de Grenoble un pharmacien de 1ère classe, M. Lapras, auréolé d'un titre de docteur en pharmacie, ancien interne des hôpitaux mais aussi membre du Syndicat des grandes pharmacies de France et des colonies. À l'issue de cette inspection qui dura deux heures trente au lieu des vingt minutes usuellement appliquées, elle le poursuivit pour fraude de sa teinture d'iode. Après analyse du premier échantillon par le laboratoire agréé de la ville de Grenoble, le chimiste-expert diligenté par le juge d'instruction confirma cette accusation. Dans le doute, le pharmacien de 1ère classe appela à la rescousse son syndicat et découvrit, après investigation, que le chimiste-expert était à la fois l'employeur de cette jeune pharmacienne et le sous-directeur du laboratoire municipal. Il découvrit également que Mlle B. avait bénéficié d'un avis favorable du directeur de l'École mixte de Grenoble auprès du préfet de l'Isère pour sa nomination au titre d'inspectrice de l'arrondissement de la Tour du Pin (Isère), sans pour autant avoir exercé durant dix années comme le recommandait la circulaire ministérielle. Enfin,

---

[334] Gaston Doumergue disait dans cette circulaire : « La loi du 25 juin 1908, qui exige des inspecteurs le grade de pharmaciens, ne distingue pas entre ceux qui ont le diplôme de 1re classe et ceux qui n'ont que le diplôme de 2ème classe. Mais, sauf exception justifiée par des titres scientifiques spéciaux, le choix devra se porter sur des pharmaciens de 1re classe », en faisant référence à une autre circulaire de 1859 adressée aux préfets par le ministre de l'Intérieur : « L'Administration ne saurait, sans blesser de légitimes susceptibilités, sans affaiblir l'effet des visites et en compromettre jusqu'à un certain point le résultat, appeler des pharmaciens d'un ordre inférieur à contrôler les opérations d'autres pharmaciens reçus par les Écoles supérieures ». À cela, il précisa : « D'autre part, si l'inspection est confiée à des pharmaciens établis, il est à désirer qu'ils ne soient pas chargés de visiter les officines ou dépôts de médicaments dans les villes ou cantons où ils exercent eux-mêmes la pharmacie ».

et surtout, elle cumulait ses fonctions d'inspectrice avec celles de secrétaire du syndicat agéiste de l'Isère, tandis que l'expert missionné, sous-directeur du laboratoire municipal, en était le vice-président. Autre coïncidence troublante, en 1909, Mlle B. s'était portée candidate au poste de professeur suppléant à la chaire de pharmacie et de matières médicales de l'École de médecine et de pharmacie de Grenoble, et avait été élue en tant qu'unique candidate officielle, les affiches annonçant le concours n'ayant été apposées dans les rues de cette ville que trois mois après les épreuves. Devant tant de coïncidences, le Syndicat des pharmacies commerciales demanda, comme il en avait le droit, une contre-analyse sur le troisième échantillon par un laboratoire parisien qui conclut finalement à la conformité du produit, le premier prélèvement n'ayant pas été réalisé selon les règles définies pour ce produit[335]. L'affaire se termina par un non-lieu du pharmacien Lapras et le président du Syndicat des pharmacies commerciales, le député Mille, apostropha dans une séance à la Chambre, en 1910, le ministre de l'Agriculture sur le cas de cette *« aéroplanesque jeune fille »*[336] et de *« ses excès de zèle partial »*. La fin heureuse de cette polémique locale, devenue nationale, amena les députés à passer à d'autres sujets, témoignant ainsi d'une certaine courtoisie et indulgence au regard des qualités naturelles de la jeune pharmacienne : *« âge jeune et enviable jeunesse »*[337]. Toutefois, le ministre de l'Agriculture dont dépendait encore la profession rappela par la suite à l'ordre les préfets sur les consignes à appliquer dans la désignation des inspecteurs : *« En une matière aussi spéciale, les considérations techniques sont nécessaires à envisager avant toutes les autres, mais elles ne doivent pas suffire à déterminer votre choix. Il est encore indispensable, et ceci vous appartient, de rechercher si les personnes qui, professionnellement, sont aptes à remplir un poste d'inspecteur des pharmacies, présentent avec une honorabilité parfaite l'indépendance politique et commerciale qui seule peut garantir l'impartialité de leur mission »*[338]. M. Mouliets, au nom de la Fédération du Midi, reconnut d'ailleurs lui-même les dérives de certaines nominations : *« Nous pouvons même affirmer que, dans certaines régions, la politique seule a provoqué la nomination de certains inspecteurs de cette catégorie et que, d'autre part, l'intransigeance de quelques-uns, trop ignorants du reste de la pratique professionnelle, a revêtu malheureusement l'allure d'une véritable brimade »*[339]. M. Vaudin, au nom de l'A.G., en 1910, fit le même constat : *« Nous sommes obligés de reconnaitre que certains inspecteurs, dont quelques-uns appartiennent au corps enseignant et n'ont jamais exercé la*

---

[335] L'analyse du premier échantillon avait été faite cinquante-neuf jours après le prélèvement, délai durant lequel il s'était formé de l'acide iodhydrique dont le soi-disant chimiste-expert n'avait pas tenu compte.
[336] *L'Évolution Pharmaceutique*. Paris: 1910, 07, p15
[337] *L'Évolution Pharmaceutique*. Paris: 1919, 07, p15
[338] *Bulletin de l'Association Générale des Pharmaciens de France*. Paris: 1909, 02, p48
[339] *Bulletin de la Fédération des Pharmaciens du Midi*, 1910, p175

pharmacie, et certains experts chargés des analyses des médicaments prélevés n'ont pas apporté dans l'accomplissement de leur mission tout le tact et toute la prudence désirables »[340]. Ces excès seront à nouveau discutés par la suite à la Chambre des députés pour conduire à une première réflexion sur la fonction d'inspecteurs-salariés : *« Ils ont amené le ministre à reconnaitre qu'il y avait dans l'inspection, telle qu'elle est établie actuellement, des inconvénients qu'il faut éviter »*[341]. Deux ans plus tard, M. Blanzat, de la Fédération du Midi, dénonça d'autres dérives observées chez certains inspecteurs : *« Je demande que les confrères inspecteurs ne puissent se servir de leur titre occasionnel dans leurs relations avec la clientèle. Or sur leurs enveloppes, sur leurs factures, sur leurs cartes de visite, dans leurs annonces, certains pharmaciens se parent du mot « inspecteur ». Au lieu d'unification, on multiplie ainsi les grades ; on tend à faire croire, en effet, au client à une supériorité qui n'existe pas ou qui, si elle existe, dépend d'autre chose que de l'investiture préfectorale »*. Bien plus tard, les services de l'inspection des pharmacies cessèrent d'être rattachés au ministère de l'Agriculture pour dépendre, à partir de 1934, du ministère de la Santé publique nouvellement créé : *« Devant le labeur à accomplir, il fallait réaliser l'unité dans l'effort, dans la coordination des services. Au ministère de la Santé Publique, il n'y a place que pour l'assistance et l'hygiène ; c'est un ministère de conciliation où doivent s'éteindre les luttes politiques et où tous communient dans un effort d'altruisme et de solidarité »*[342].

5.2.3. La nécessité d'une nouvelle profession des chimistes-experts

La nécessité de faire appel à des chimistes-experts indépendants pour réaliser les analyses contradictoires mit en relief un manque de pharmaciens aux compétences chimiques suffisantes. Conscient de cette situation, le député-pharmacien Cazeneuve proposa d'organiser[343] dans les Écoles supérieures de pharmacie et dans les Facultés mixtes de médecine et de

---

[340] *Bulletin de la Fédération des Pharmaciens du Midi*, 1910, p368

[341] *Bulletin de la Fédération des Pharmaciens du Midi*, 1910, p314

[342] *L'Évolution Pharmaceutique*. Paris: 1931, 06, p23

[343] En fait, ce fut le pharmacien aux idées ultra-libérales M. Menier qui, à son retour de l'exposition universelle de Londres, en 1862, en tant que rapporteur de la commission française des produits pharmaceutiques, fut le premier à proposer une école spéciale de chimie pratique : « Les cours publics font des gens instruits fort embarrassés pour monter un appareil ; une école pratique seule peut faire des chimistes ». Il lança l'idée d'une souscription auprès des industriels à laquelle il participa à hauteur de 25,000 francs, ce dont se félicita le Dr Quesneville dans le journal l'Action commerciale : « Une idée heureuse appuyée d'un bon argument, par un homme positif, tel est le projet plein de grandeur et d'avenir que M. Menier propose aux industriels, projet que ces derniers, s'ils en comprennent l'importance et l'utilité, s'empresseront d'appuyer. Cette fondation d'un laboratoire qui manque à l'industrie des produits chimiques, serait tout à la fois une bonne action envers le pays et un bon placement pour les capitaux qui s'y fixeraient.»

pharmacie[344] un enseignement spécial pour élever le niveau d'instruction théorique et pratique des pharmaciens désireux de se faire élire sur les listes des chimistes-experts. M. Cazeneuve déposa dans ce sens à la Chambre législative une proposition de loi[345] ainsi conçue, en 1906 : *« Il est institué un diplôme de chimiste-expert qui sera accordé par les Facultés mixtes de médecine et de pharmacie et les Écoles supérieures de pharmacie des Universités ».*

En 1913, le ministère de l'Agriculture proposa le regroupement des laboratoires d'analyse régionaux au sein d'un laboratoire unique et national situé à Paris et nommé « laboratoire de triage », afin de centraliser les expertises. Mais cette initiative n'aboutit pas en raison des protestations émises par les Écoles qui accueillaient ces laboratoires en leurs locaux et par le Syndicat des pharmaciens du Nord en particulier, ainsi que l'Association générale, qui voyaient dans cette mesure une remise en cause de leur compétence analytique. Cette idée de centralisation fut toutefois reprise quelques années plus tard par les fabricants qui inaugurèrent le Laboratoire national de contrôle des médicaments, afin de répondre aux formalités administratives de plus en plus contraignantes des pays importateurs étrangers qui demandaient une preuve que les spécialités pharmaceutiques vendues l'étaient aussi en France en toute légalité. Ce laboratoire s'installa dans les murs de la nouvelle Faculté de pharmacie de Paris, au n° 4, avenue de l'Observatoire, et délivra les bulletins d'analyse et les certificats de conformité indispensables aux activités commerciales des fabricants. Sans pour autant encore avoir un rôle officiel, il devint progressivement l'auxiliaire scientifique des Écoles de pharmacie en tant que centre national d'expertise et de contrôle des produits pharmaceutiques pouvant délivrer des certificats de vente : *« Tout*

---

[344] Il en expliqua les raisons dans son exposé : « C'est un enseignement pratique qu'il s'agit d'organiser. Pour répondre aux seules exigences de la loi de 1905, l'enseignement dont il s'agit devra être entièrement varié ».

[345] Le sénateur Cazeneuve exprima les deux objectifs de cet enseignement spécial : « Défendre la corporation des chimistes-experts contre les agissements de certaines personnes qui acceptent de résoudre devant les tribunaux des questions délicates pour lesquelles elles ne possèdent qu'une compétence notoirement insuffisante. Faire connaitre, après examen impartial et méthodique, les travaux de chimie analytique susceptibles de faciliter la résolution des nombreux problèmes que comporte l'expertise en général ». Il prit soin de rattacher cet enseignement aux Écoles de pharmacie : « A quelles écoles devra être rattaché cet enseignement ? Nous pensons que les études pratiques aussi variées ne peuvent se développer avec fruit que près des Écoles ou l'enseignement théorique des diverses sciences auxquelles elles se rattachent, est déjà donné et en partie dirigé vers les applications. C'est pourquoi nous proposons que cette création soit faite dans les Écoles supérieures de pharmacie et dans les Facultés mixtes de médecine et de pharmacie ». Cette proposition de loi, votée par la Chambre des députés en avril 1906, ne donna lieu, en définitive, à sans aucun décret d'application, ce qui aurait permis de donner aux Écoles de pharmacie, l'autorisation de délivrer un diplôme de chimiste-expert. Il est vrai que dans un même temps, Henri Moissan, premier français à recevoir le prix Nobel de chimie, venait de prendre la direction de l'École nationale supérieure de chimie de Paris, créée 10 ans auparavant, en 1896, dans le 5ème arrondissement.

fabricant de spécialités pharmaceutiques qui voudra faire constater qu'un médicament fabriqué par lui est de vente légale en France adressera une demande au Laboratoire national de contrôle des médicaments, 4, avenue de l'Observatoire, à Paris »[346]. En 1917, ce laboratoire remplaça définitivement, sur instruction du ministère de l'Agriculture, le Laboratoire municipal de la ville de Paris et se vit octroyer par la suite des missions d'analyse pour le compte de la commission du Codex, de l'Inspection des pharmacies puis de l'Administration des douanes. Les Assurances sociales finirent par donner au Laboratoire national de contrôle des médicaments le rôle officiel qui lui était dû, en lui déléguant la responsabilité de l'inscription des médicaments au remboursement. Il fut finalement reconnu comme organisme officiel par une circulaire du Travail en 1931.

[346] Poplawski R. *Traité de droit pharmaceutique*. Paris: Lib de la Cour de cassation, 1950, p57

5.3. « Conservons Germinal ! »

5.3.1. Une évidence pour une nouvelle loi organique

Durant la Belle Époque[347], la France rayonnait dans le monde entier à l'image de sa langue et de ses artistes. C'était le temps des Jules Verne et Émile Zola dans l'écriture, des Monet et Renoir dans la peinture, des Bartholdi et Rodin dans la sculpture ou encore des frères Lumière et de Pasteur dans les sciences. La France était au centre des arts, de l'innovation, des idées avant-gardistes, des libertés et du mouvement impressionniste. Tout était alors synonyme de transformation et d'évolution comme l'usage de l'électricité qui permit à la France de passer de l'ombre à la lumière. Ce rayonnement, appelé le « génie français », avait également atteint l'exercice officinal qui s'était transformé comme jamais il ne l'avait fait durant toute sa longue histoire. Seule la loi de Germinal datant de 1803, soit sous le Consulat de Napoléon, rappelait que cette Belle Epoque restait fragile, masquant les périls à venir. Car la loi de Germinal, de par son anachronisme, ne s'appliquait plus à la réalité scientifique et les tribunaux eurent beaucoup de mal à se positionner en l'absence d'une législation en phase avec son époque[348]. Une riche jurisprudence se constitua au fil du temps, rendant les décisions des tribunaux d'une grande incertitude, allant d'une sévérité extrême (quelquefois à contresens de l'histoire), jusqu'à une tolérance certaine comme le reconnut un représentant des pharmacies commerciales : *« Les dispositions de la loi de Germinal sont tellement caduques que la tolérance est devenue pour ainsi dire légale»*[349]. Cette accumulation de décrets, règlements, ordonnances et arrêtés depuis tant d'années avait compliqué la lecture du régime imposé par la loi de Germinal et avait rendu encore plus ardue la tâche des juges. Il devenait donc bien difficile de prédire le moindre verdict des tribunaux[350] et c'est ce

---

[347] La Belle Époque était définie comme une période comprise entre 1870 et 1914. Ce terme provenait d'une belle époque ou le génie français attirait le monde entier. Rétrospectivement, cette « belle époque » devient la « Belle Époque » par nostalgie avant que les ravages de la 1re guerre mondiale n'interviennent.

[348] M. Labussière, vice-président du Syndicat des pharmaciens des Bouches-du-Rhône, disait sur cet anachronisme, en 1913 : « La loi qui régit l'exercice de notre profession tombe en ruines, sa charpente vacille sous le fardeau de ses cent-dix ans. On lui a fait un revêtement de jurisprudence d'une épaisseur telle que l'ancienne bâtisse de Germinal se trouve complètement masquée. L'étai qu'on lui applique un jour, et qui date de 1777 ou de 1850, provoque l'écroulement d'un pan de mur, derrière lequel un juriste découvre avec stupéfaction une pierre datant de 1748 et provenant du Parlement de Paris, ou quelques cailloux remontant à 1707 ou même de 1536 ».

[349] *L'Évolution Pharmaceutique*. Paris: 1913, 01, p11

[350] M. Dubost, conseiller d'État, disait de ce millefeuille jurisprudentiel, en 1883 : « On peut

caractère aléatoire dans l'application des sanctions qui rendait la situation des pharmaciens risquée, inconfortable et périlleuse.

Le temps semblait donc venu de rétablir un cadre juridique plus approprié, comme le réclamait depuis un certain temps les syndicats conservateurs de pharmaciens, notamment lors de leurs congrès nationaux tenus en 1889, 1894, 1895 et 1898, demande reprise par les élus dans leurs débats parlementaires et soutenue par le ministre du Commerce, M. de Rainaldy quelques années plus tard : *« Je trouve que cette loi de Germinal an XI est bien vieillie, que depuis longtemps elle devrait être rayée de nos cadres et qu'il faut enfin que cette situation que vous avez, qui n'est pas une situation légale, qui est une situation jurisprudentielle, soit enfin et définitivement consacrée par la loi, car vos droits sont certains et il est impossible que la loi ne les reconnaisse pas »*[351]. Cette volonté de refonte de la loi organique de la pharmacie n'était cependant pas récente, loin de là. Le premier projet fut présenté à peine quelques jours suivant la publication de loi de Germinal, en 1803. Suivirent de nombreux autres tels que ceux de M. Cuvier en 1821, M. Orfila en 1836, MM. de Béhier et de Salvandy en 1848. Mais tous portaient essentiellement sur l'enseignement. Ce n'est qu'à partir de 1848 que les projets se centrèrent sur l'exercice pharmaceutique : M. Dubost en 1881, M. de Naquet en 1883, M. Brouardel en 1886, M. Duval en 1893. Mais aucun de ces projets n'aboutit, ce qui fit dire à M. Verneau, président du Syndicat des pharmaciens de la Côte-d'Or, en 1897 : *« Nous en sommes aujourd'hui au point où nous étions il y a dix, vingt ou cinquante ans. En attendant, les années passent, les législatures succèdent aux législatures et quand nous interrogeons l'horizon, nous pouvons dire comme sœur Anne : nous apercevons le projet de loi, mais il est encore bien loin »*[352]. Il fallut attendre encore quelques années pour que le projet des députés Astier et Cruppi, en 1903, propose enfin des avancées significatives, dont les auteurs démontrèrent la nécessité dans leur introduction : *« Peut-on alléguer que la permanence de tels archaïsmes dans les lois et règlements relatifs à la pharmacie correspond à des nécessités impérieuses ? Non, sans doute, et le progrès législatif est ici d'autant plus nécessaire que, depuis cent ans, malgré les entraves de la loi, cette branche du savoir humain qui se rattache à l'art de guérir et qu'on appelle la pharmacie a vu s'ouvrir devant elle de nouveaux et larges horizons »*[353]. Bien que ce projet législatif apportât d'incontestables progrès réglementaires, il n'aboutit pas plus que ses devanciers, et les suivants connurent la même

---

dire qu'il n'est presque pas une disposition qui n'ait donné lieu aux controverses les plus vives, sur laquelle les cours de justice n'aient été et ne soient encore journellement appelées à se prononcer, et qui, en même temps, n'ait révélé des obscurités, des contradictions et des lacunes. C'est vainement qu'on a entassé les ordonnances, les décrets, les arrêtés, les circulaires, pour en interpréter le sens et en définir la portée… »

[351] Narodetzki N. *Le Remède Secret*. Paris: Lib générale du droit et de jurisprudence, 1928

[352] *Bulletin de la Société syndicale des pharmaciens de la Côte d'Or*. 1897, 16, p25

[353] *Bulletin de l'Association Générale des Pharmaciens de France*. Paris: 1909, 04, p98

destinée, malgré des propositions législatives complémentaires : M. Bussière en 1909, MM. Barthe & Lalanne en 1912, M. Mille en 1913, MM. Peyroux & Lefebvre du Prey en 1914[354], M. Vincent en 1922[355]. Quant à celui de M. Perrot, en 1923, il fut tout proche d'aboutir à une loi mais un évènement historique vint perturber le vote au dernier moment : M. Poincaré, incarnant l'intransigeance et la fermeté quant à la question des réparations allemandes, intervint précipitamment à la Chambre des députés pour justifier l'occupation de la Ruhr par les forces françaises et belges, faisant passer le projet de M. Perrot au dernier rang des sujets prioritaires. Les projets suivants, MM. Vallat & Barthe en 1928, M. Amat en 1934, MM. Perrein & Périn en 1939, allongèrent la liste déjà bien longue et Me Paul Bogelot, avocat à la Cour d'appel de Paris, justifia ces ajournements successifs par le fait que les lois ne précédaient jamais les mœurs mais les suivaient, certes, avoua-t-il, quelques fois avec beaucoup de retard. M. Perrot, dans un dernier sursaut, proposa alors de substituer le titre de « loi sur l'exercice de la pharmacie » à l'agenda des députés pour mieux capter leur attention par le terme « loi sur la protection de la santé publique », mais ce subterfuge n'eut pas plus de succès.

5.3.2. Un message syndical inaudible auprès des autorités

Après ces multiples tentatives parlementaires infructueuses, la question est de savoir pourquoi il fallut attendre cent-trente-huit ans pour qu'un nouveau régime autoritaire, après ceux de la Royauté et du Consulat, impose sa loi en 1941. Parmi les explications possibles, celle relative à l'instabilité des institutions parlementaires n'était pas à négliger[356]. En effet, depuis la parution

---

354 M. Schmidt, pharmacien, député et rapporteur de la Commission de l'hygiène publique, établit un rapport en juin 1914 à la suite des projets de loi de MM. Barthe & Lalanne, M. Mille et MM. Peyroux & Lefebvre. Ce rapport préconisait pour la première fois de séparer en deux chapitres distincts les articles relatifs à la vente au détail et à la vente en gros.

355 Le projet de loi d'E. Vincent, député de la Côte-d'Or et rapporteur au nom de la Commission d'hygiène publique de la Chambre des députés, fut considéré comme la première tentative de réforme législative pharmaceutique en matière d'industrie chimique et pharmaceutique. Il introduisait entre autres une analyse remarquée sur les « Causes de l'envahissement de la thérapeutique par les marques allemandes » qui mit en lumière les insuffisances de la loi de Germinal au regard de l'évolution scientifique et industrielle, les rapports émergents entre chimistes et pharmaciens ainsi que les rapports conflictuels entre le capital et le diplôme. Il proposa pour la première fois que la production de matières chimiques ne nécessite pas le diplôme de pharmacien, tout en l'exigeant pour toutes préparations chimiques vendues en vrac aux pharmaciens par les drogueries et celles vendues au public sous le cachet du fabricant par le pharmacien. Malheureusement, il ne fut même pas discuté au Parlement en raison des quelque cent-cinquante amendements déposés.

356 M. Garnal, en 1918, critiqua cet immobilisme politique et cette instabilité institutionnelle : « Les ministres continueront à publier décrets, circulaires et instructions qui seront lettre morte, parce que les ministres sont en place, moins pour faire appliquer les lois et gouverner le pays, que pour succéder à leurs prédécesseurs, défendre le maroquin et jouir à tour de rôle d'un pouvoir transitoire et jadis honorifique. Les parlementaires continueront à s'agiter au Palais-Bourbon comme écureuils en cage, pour le plus grand amusement des électeurs béats. Le mode d'ordre de l'administration et de nos fonctionnaires restera le même : « pas

de la loi de Germinal, se succédèrent, dans le désordre, trois monarchies constitutionnelles, deux républiques et deux empires, avant que la troisième république ne vienne apporter enfin une certaine stabilité législative. Stabilité d'ailleurs relative car les projets de loi, selon la Constitution de 1875, sous la IIIe République, devaient être votés en termes identiques à la fois par le Sénat et par la Chambre des députés. Quant au président de la République qui n'avait qu'un rôle officiel réduit à la promulgation des lois, il gardait toutefois la possibilité de participer à la vie législative en décrétant, en vertu d'une délégation des deux assemblées législatives, des décrets-lois ayant le même pouvoir que les lois elles-mêmes, les unes pouvant abroger ou se substituer aux autres et vice-versa. L'adoption d'une loi devait donc recevoir un large consensus politique, raison pour laquelle la loi de Germinal évolua beaucoup plus lentement que la pratique officinale. La multitude de ministères de tutelle dont relevait la pharmacie n'arrangea rien à cette situation, comme M. Blaisot, premier ministre en titre de la Santé publique, le reconnut à juste titre lors de ses premières rencontres avec la profession : *« Vous auriez besoin d'avoir une profession plus disciplinée. Vous relevez de trop de ministères ; vous êtes aimés de trop de monde : l'Intérieur vous surveille ; l'Agriculture veut vous garder entre ses mains et la Répression des Fraudes vous recherche »*[357]. Il est vrai que l'inspection, sous l'autorité des professeurs des Écoles au moment de la parution de la loi de Germinal, avait été successivement rattachée au service d'hygiène du ministère de l'Intérieur, au ministère de l'Agriculture puis à celui de la Santé publique. Et il en était de même avec les prestations pharmaceutiques des mutilés de guerre, régies par le ministère des Pensions ainsi que celles des Assurances sociales par le ministre du Travail, alors que les ministères du Commerce et des Finances lorgnaient avec une insistance croissante sur les revenus des pharmaciens.

Une autre raison pouvait expliquer cet immobilisme législatif. En effet, une loi requerrait deux conditions fondamentales pour être votée : un consensus corporatif et un texte qui tienne compte en premier lieu des intérêts des patients. Or, cette opposition[358] entre conservateurs et libéraux au sein de la profession ne facilitait guère la concertation car chaque syndicat assaillait les députés et sénateurs de requêtes diverses et contradictoires, comme l'expliqua M. Mille, président des pharmacies commerciales et député, en 1913 : *« J'ai assez d'expérience des habitudes parlementaires pour pouvoir affirmer que seul a des chances d'être adopté un projet qui établira une balance aussi*

---

d'histoire ! »… »

[357] *L'Évolution Pharmaceutique*. Paris: 1931, 06, p23-40

[358] Ces divergences apparurent dès le projet de loi de M. Dubost en 1881 : « Ce projet était une transaction entre les libéraux et les autoritaires ; certaines de ses dispositions avaient été vivement discutées, notamment l'article 13 qui visait les remèdes secrets et les spécialités. Car, il est bon de le dire dès à présent, la guerre des spécialistes contre les non-spécialistes, guerre dans laquelle les passions de chacun ont souvent primé les considérations d'intérêts publics, a joué un rôle important dans tout ce qui s'est fait à propos de la pharmacie depuis 1880 ».

exacte que possible entre ces divers intérêts. Si on arrive devant la Chambre avec un projet qui soulève de violents conflits d'intérêts, croyez-moi, elle passera bien vite à d'autres discussions et nous retomberons, pour combien d'années encore, sous le régime de Germinal »[359]. Cet avis était partagé dans les couloirs même des assemblées, comme le reconnut le député-pharmacien Schmidt, secrétaire du groupe pharmaceutique parlementaire, en 1913 : *« Le rôle de la Commission ne sera pas facile. Trouver pour chacun des points qu'elle aura à examiner une formule qui serve les intérêts des uns sans léser les intérêts des autres est une tâche ardue et pour la mener à bien la Commission aura besoin que les intéressés fassent preuve d'un esprit de conciliation indispensable si l'on veut aboutir à un résultat ».* En effet, les conservateurs, représentés par l'Association générale, revendiquaient l'application du projet dit des Écoles élaboré en 1901, qui considérait la commercialisation de la spécialité pharmaceutique comme une décadence professionnelle, à l'origine de la substitution de la paillasse officinale par le comptoir de vente. Quant aux libéraux, représentés par les pharmacies commerciales, ils restaient sur un modèle économique basé sur l'acte de commerce, et la spécialité pharmaceutique en était la pierre angulaire pour soutenir la consommation, la production et l'innovation. Du fait de cette opposition idéologique, les revendications syndicales auprès des pouvoirs législatifs furent brouillonnes, incohérentes et inaudibles. M. Toraude déclarait, en 1918, à ce sujet : *« Pour que les pouvoirs publics s'occupent du corps pharmaceutique, encore faut-il que la majorité des pharmaciens français forme une frange compacte et disciplinée, qu'elle devienne une force »*[360]. Les divergences internes au sein même de l'Association générale ainsi qu'au sein de la Chambre syndicale des pharmaciens de la Seine, prises toutes les deux en tenaille entre libéraux et conservateurs alors qu'elle était censée représenter la majorité conservatrice, apporta encore plus de confusion dans les messages délivrés ; certains revendiquèrent un renforcement législatif de la loi de Germinal, alors que les autres prônaient une libéralisation de l'exercice. M. Garnal, en 1922, relatait cette difficulté à se discipliner pour parler d'une seule voix : *« L'Association générale se montre incapable de coordonner et de discipliner les forces syndicales départementales pour l'élaboration d'une doctrine corporative unitaire, à imposer à tous les syndicats départementaux de France un règlement uniforme des questions corporatives »*[361]. Bref, le corps pharmaceutique était clairement divisé en deux clans et ceux-ci n'étaient pas prêts à se réconcilier.

5.3.3. La question de la représentation syndicale

Devant tant de divergences, la question fondamentale restait de savoir qui

---

[359] *L'Évolution Pharmaceutique*. Paris: 1913, 07, p15-17

[360] *L'Évolution Pharmaceutique*. Paris: 1919, 03, p35

[361] *L'Action Pharmaceutique*. 1922: 05, p34

devait, finalement, représenter la profession devant les deux assemblées législatives. Alors que les pharmacies agéistes représentaient la quasi-totalité des pharmacies, les pharmacies commerciales incarnaient, certes, une minorité d'officines mais les pharmacies citadines au chiffre d'affaires élevé et employant le plus grand nombre de salariés[362]. Chaque clan refusa donc toute subordination à l'autre et revendiqua le droit légitime de se positionner au nom du corps pharmaceutique, sans aucune autorisation préalable de l'autre[363]. Alors qu'un consensus professionnel était indispensable pour aboutir à une nouvelle loi organique, de véritables divergences persistaient entre les deux clans syndicaux. C'est la raison pour laquelle les divers projets de loi se succédèrent à la tribune, chaque dirigeant syndical prenant la parole à tour de rôle en apportant des arguments qu'il pensait être inédits mais qui, en réalité, étaient rejetés depuis plus de soixante ans, dans le seul but de pouvoir usurper le droit de parler au nom de la pharmacie française. En 1920, un improbable compromis sembla pourtant se dessiner consistant à sauver malgré tout la loi de Germinal. D'abord, était-elle si ancienne ? Elle remontait, non pas au droit romain comme certains le pensaient encore par ignorance, mais seulement à l'année 1803, époque à laquelle la société issue de la Révolution s'organisait et renouvelait une législation dont le Code civil, toujours en vigueur, constituait une des plus belles créations. En outre, elle avait tellement été amputée, remaniée, amendée, par le biais d'une jurisprudence fournie, qu'elle avait vu ses interdictions émoussées au profit des pharmaciens. Au contraire, une nouvelle loi organique présentait toujours un risque inconnu qu'elle soit contraire aux intérêts professionnels.

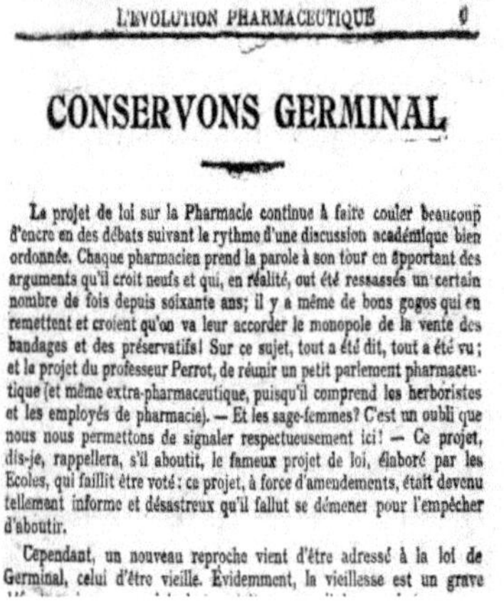
L'ÉVOLUTION PHARMACEUTIQUE

CONSERVONS GERMINAL

Le projet de loi sur la Pharmacie continue à faire couler beaucoup d'encre en des débats suivant le rythme d'une discussion académique bien ordonnée. Chaque pharmacien prend la parole à son tour en apportant des arguments qu'il croit neufs et qui, en réalité, ont été ressassés un certain nombre de fois depuis soixante ans; il y a même de bons gogos qui en remettent et croient qu'on va leur accorder le monopole de la vente des bandages et des préservatifs! Sur ce sujet, tout a été dit, tout a été vu; et le projet du professeur Perrot, de réunir un petit parlement pharmaceutique (et même extra-pharmaceutique, puisqu'il comprend les herboristes et les employés de pharmacie). — Et les sage-femmes? C'est un oubli que nous nous permettons de signaler respectueusement ici! — Ce projet, dis-je, rappellera, s'il aboutit, le fameux projet de loi, élaboré par les Ecoles, qui faillit être voté : ce projet, à force d'amendements, était devenu tellement informe et désastreux qu'il fallut se démener pour l'empêcher d'aboutir.

Cependant, un nouveau reproche vient d'être adressé à la loi de Germinal, celui d'être vieille. Évidemment, la vieillesse est un grave

[362] M. Réaubourg du Syndicat des pharmacies commerciales déclarait à ce sujet en 1925 : « Le Syndicat des grandes pharmacies doit être écouté et avoir largement sa place au soleil. Nous avons plus d'employés ; nous payons plus d'impôts, nous faisons un chiffre d'affaires en pharmacie et en spécialités supérieur. Vous êtes le nombre ; nous sommes la puissance. Devant les pouvoirs publics et les grandes commissions parlementaires, dans les discussions intersyndicales, à la Commission d'arbitrage, partout nous entendons faire connaitre nos aspirations et nos désirs. Si nos idées concordent avec les vôtres, tant mieux, si elles sont différentes à l'heure actuelle, peu nous importe ».

[363] Témoignage d'un pharmacien agéiste : « Nous sommes le nombre, pourquoi ne serions-nous pas la force. Pourquoi les 10.000 modestes pharmaciens de France seraient-ils plus longtemps à la merci d'un millier de confrères audacieux, riches et plus trafiquants que pharmaciens, il faut l'avouer. Il faudrait donc secouer notre torpeur à tous et faire quelque chose : comme vous je ne doute pas qu'on puisse mettre un terme à ce gouvernement par une minorité et à cet état abusif des choses qui lèse si gravement les plus hauts intérêts de la pharmacie tout entière ».

Face à cette nouvelle crainte, un cri de rassemblement se diffusa comme une trainée de poudre pour, en définitive, conserver la loi existante : *« Conservons Germinal ! », « Sauvons Germinal ! », « Mieux vaut pour nous le régime de la loi de Germinal »*[364]. Cet étonnant consensus est illustré par les paroles d'un conservateur anonyme de l'époque : *« Pour ceux qui demandent une nouvelle loi : j'en suis arrivé à me demander si les plus sages d'entre nous ne seraient pas les partisans du statu quo, c'est-à-dire du maintien de cette vieille Germinal sous l'égide tolérant de laquelle j'exerce pour ma part notre profession depuis de nombreuses années déjà sans m'être jamais assis sur les bancs de la correctionnelle, sans même avoir été appelé chez le juge d'instruction»*[365], consensus déjà préconisé dès 1863 par M. Victor Fumouze : *« Quelques esprits téméraires voudraient une législation toute neuve, c'est-à-dire l'inconnu. D'autres, et je suis du nombre, pensent que lorsque la jurisprudence s'est lentement formée, montrant clairement le fort et le faible d'une loi, il vaut mieux restaurer que démolir pour réédifier au hasard ».*

---

364 *L'Évolution Pharmaceutique*. Paris: 1912, 07, p14

365 *L'Évolution Pharmaceutique*. Paris: 1922, 09, p6

6. Une transformation sociale (1920-1940)

6.1. Un front unique

6.1.1. L'Union nationale des grandes pharmacies de France

Si le 18ème siècle fut marqué par les grands débats philosophes et le 19ème siècle à l'origine de grandes découvertes, le début du 20ème siècle fut le prélude aux revendications sociales. Les premières négociations s'installèrent entre employeurs et employés et les accords qui en résultèrent permirent de profondes réformes législatives, réformes qui structurent encore de nos jours notre environnement social et sociétal. La pharmacie suivit cette évolution et les pharmacies commerciales furent particulièrement intéressées par ces discussions sociales de par le nombre d'aides qu'elles employaient. Elles s'y immiscèrent donc pour y défendre leurs intérêts et c'est tout naturellement que le Syndicat des grandes pharmacies de France et le Syndicat des grandes pharmacies françaises se rapprochèrent l'un de l'autre pour ne parler que d'une seule voix. L'union fut négociée et scellée par les deux présidents en exercice, respectivement MM. Bailly et Fourton, qui fondèrent à cette occasion un premier front unique des pharmacies commerciales, sur le principe d'une fédération qui prit le nom d'Union nationale des Syndicats des grandes pharmacies de France et des colonies, appelée par la suite Union nationale des grandes pharmacies. Ce rapprochement prit le nom de Front unique et commença à œuvrer dès l'année 1905, avant de devenir pleinement effectif à partir de l'année 1921. Vis-à-vis des pouvoirs publics, ce front unique devint rapidement influent et écouté car, bien que représentant toujours peu de pharmacies, son statut patronal et son importance économique lui donnaient une légitimité à s'intégrer dans toutes les négociations sociales : *« La fusion des deux syndicats de pharmacies commerciales assure au syndicat unique une puissance accrue. Il n'est point exagéré de prétendre que si l'A.G. groupe en nombre la majorité des pharmaciens de France, le Syndicat des grandes pharmacies représente un chiffre d'affaires égal et balance le nombre de pharmacies affiliées à l'A.G. par l'importance de ses pharmacies »*[366]. À la sortie de la deuxième guerre mondiale, l'Union nationale des grandes pharmacies de France et des Colonies s'installa au n°14, place Jacques-Bonsergent, à Paris 10ème, et son journal, L'Évolution

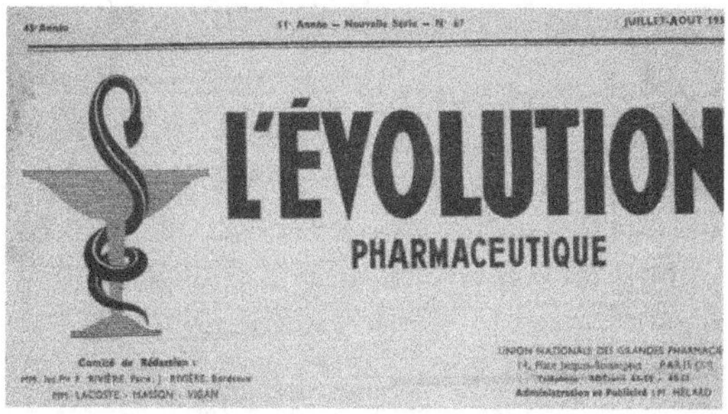

[366] *L'Évolution Pharmaceutique*. Paris: 1927, 03, p13

pharmaceutique, commença une nouvelle série pour marquer cette union patronale des deux syndicats.

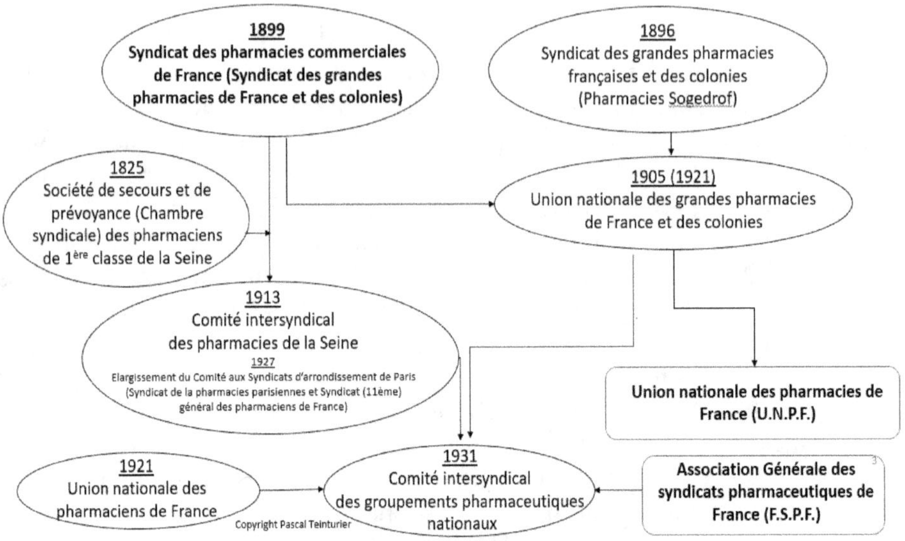

6.1.2. Les Comités intersyndicaux départemental et national

Les avantages et la force de propositions acquis au travers de cette union nationale firent prendre conscience au Syndicat des grandes pharmacies de France qui était bien implanté dans le département de la Seine qu'il était aussi important de renforcer sa présence dans ce département. Il se rapprocha donc de la Chambre syndicale des pharmaciens de la Seine pour y renforcer son pouvoir d'influence et créa une première union départementale. En 1913, ces deux syndicats fondèrent le Comité intersyndical des pharmaciens de la Seine, ce qui suggéra une collaboration plus rapprochée entre conservateurs et libéraux. Les divergences passées furent donc mises entre parenthèses et M. Mille rendit hommage à cette nouvelle alliance : *« Si certaines façons de concevoir l'exercice de notre profession, différentes plutôt que contradictoires, ne permettent pas d'envisager encore la possibilité d'une alliance réelle, souvenons-nous que la mode est aux ententes cordiales et qu'une entente de ce genre, avec la consécration du temps, acquiert souvent la solidité d'une alliance »*[367]. En 1927, cette union départementale fut élargie pour intégrer deux autres syndicats conservateurs parisiens : le Syndicat de la pharmacie parisienne et le Syndicat général des pharmaciens de France. Dans un contexte social de plus en plus agité, ils se positionnèrent par une approche

[367] *L'Évolution Pharmaceutique*. Paris: 1913, 07, p13

commune sur divers sujets professionnels et législatifs, comme le contrat de travail, la première feuille de salaire et l'employabilité des préparateurs, ceci malgré leurs différents idéologiques.

En 1931, le Comité intersyndical des pharmaciens de la Seine fusionna avec l'Union nationale des Syndicats des grandes pharmacies de France et des colonies, puis avec la toute puissante Association générale des syndicats pharmaceutiques de France et enfin avec l'Union nationale des pharmaciens français. Cette première grande union syndicale par le rapprochement de toutes ces composantes, qu'elles soient à tendance libérale ou conservatrice, prit le nom de Comité intersyndical des groupements pharmaceutiques nationaux. Alors devenu largement représentatif de la profession, il fut officiellement reconnu par les ministères de l'Éducation nationale et du Travail comme l'interlocuteur privilégié de la profession sur les questions sociales. Ce comité collabora aussi avec les pharmaciens parlementaires de la Chambre des députés et du Sénat pour défendre leurs positions sur des sujets majeurs qui se profilaient, comme les nouvelles Assurances sociales. Quelque temps après, ce comité national s'élargit encore avec l'intégration de la Chambre syndicale des fabricants de produits pharmaceutiques et du Syndicat de la droguerie française pour reformer, cent-vingt-quatre ans après la disparition des corporations d'apothicaires, un nouveau corps de pharmaciens, ce dont tous se félicitèrent et en premier lieu le président de la Commission d'hygiène à la Chambre des députés, M. Vincent : *« Si je me reporte à trente ans en arrière, la situation n'était pas la même. Les pharmacies commerciales, les spécialistes, les autres pharmacies se regardaient de travers ; il n'en est plus ainsi et l'an dernier, je saluais ici une création nouvelle pour moi : ce qu'on a appelé en littérature de guerre : le Front unique »*[368]. Ce Comité œuvra sur divers sujets structurants tels que les Assurances sociales, le suivi de la réglementation des prix, l'organisation du service de nuit, les fournitures aux Sociétés de secours mutuels, les indemnités attribuées aux pharmaciens pour les blessés de la voie publique, la centralisation des renseignements sur le personnel, la formation… Et comme par un tropisme inscrit dans les gènes de la profession, cette nouvelle corporation se réunit dans les locaux de la Chambre syndicale des pharmaciens de la Seine, au n°5 de la rue des Grands-Augustins, preuve que cette dernière association, de par son multipartisme idéologique, continua, comme une grande sœur, à exercer son influence multipartite sur l'ensemble de la profession.

Toutefois, ce front intersyndical eut toutes les peines à éteindre les divergences du passé, notamment celle relative à la question de la représentativité : *« Les premières séances marquèrent de grandes divergences d'opinion »*[369]. Les ententes alternèrent alors avec les désaccords, au même

---

[368] *L'Évolution Pharmaceutique*. Paris: 1931, 06, p37
[369] *L'Évolution Pharmaceutique*. Paris: 1931, 03, p3

rythme que les volontés d'union s'estompèrent face aux différences idéologies professionnelles, suivies de réconciliations et de ruptures. Malgré les efforts de chacun, le Comité intersyndical des groupements pharmaceutiques nationaux disparut définitivement en juin 1939, soit seulement huit ans après sa création, victime tout autant de la deuxième guerre mondiale que de ses luttes internes, sa disparition laissant les pharmaciens sans aucune structure corporative jusqu'à ce que le gouvernement de Vichy impose une nouvelle forme corporative d'organisation professionnelle, deux ans plus tard, en 1941.

6.2. La syndicalisation du préparateur en pharmacie

6.2.1. Le préparateur, un membre historique de la famille

En 1909, le maillage officinal sur le territoire national comportait un nombre de pharmacies bien trop important par rapport aux besoins de la population. Pour contenir cette densité, le gouvernement décida d'instaurer une limitation du nombre d'élèves entrant dans les Facultés de pharmacie. Si cette disposition législative paraissait être pragmatique à ce moment, elle intervint toutefois quelques années avant le déclenchement de la première guerre mondiale et cette combinaison de restriction d'accès avec les ravages sanglants qui s'en suivirent aboutit à un résultat opposé[370] c'est-à-dire à une pénurie de pharmaciens sur le marché du travail. Bien qu'étant affectées également par la guerre, les aides en pharmacie apparurent comme la principale ressource immédiate de substitution car l'absence d'obligation de diplôme à cette époque les rendait immédiatement disponibles[371].

C'est à ce moment qu'une question se posa, à savoir quelle était la vraie fonction d'un aide et quelle en était sa réelle signification[372]. Historiquement, un aide était un jeune apprenti formé par les apothicaires et considéré comme un employé précieux. Souvent recrutés dès l'âge de treize ans, à la sortie de l'école primaire, leurs activités démarraient vers sept heures du matin pour finir à onze heures du soir après une longue journée de courses, de nettoyage et de menus travaux. À cet effet, ils étaient logés chez leur employeur et restaient disponibles pour accueillir les clients, même durant la nuit, pour les urgences. S'ils démontraient des aptitudes pratiques et intellectuelles ainsi

---

370 Un dirigeant du Syndicat des pharmacies commerciales disait en 1924 à ce sujet : « La disparition des 1.500.000 hommes que la guerre nous a ravis, la plupart en pleine jeunesse, et l'indisponibilité de ceux que leurs blessures rendent inaptes à un travail tant soit peu pénible ont créé en France une crise de main d'œuvre des plus sérieuses et qui nous est commune d'ailleurs avec les pays engagés comme nous dans la formidable lutte. La pharmacie souffre comme les autres professions commerciales ou industrielles de cette crise qu'un peu partout on cherche à atténuer, par le moyen notamment de l'orientation professionnelle ».

371 Ce même dirigeant commentait ce propos : « Il n'est pas indispensable pour entrer dans une pharmacie, avec chance de s'y créer une situation, d'avoir des titres universitaires ; une bonne instruction primaire suffit pour s'adapter au milieu et joindre à la pratique l'étude théorique nécessaire ».

372 Selon Me Tercinet, docteur en droit et avocat à la Cour d'appel de Paris, les lois relatives à la pharmacie ne mentionnaient pas l'aide. Elles ne connaissaient que l'élève qui était un étudiant en stage dans les officines, soumis à une réglementation spéciale. Les aides, considérés comme des auxiliaires, opéraient sous la surveillance et la responsabilité du pharmacien et occupaient une place subalterne dans le développement économique et commercial de la pharmacie. Par voie de conséquence, ils n'avaient aucune reconnaissance professionnelle, et les pharmaciens agéistes assimilèrent leur situation à celle illégale des spécialités pharmaceutiques et des remèdes secrets.

qu'une bonne conduite, ils pouvaient prétendre à un cursus d'apprentissage contre un premier salaire et portait alors le titre officieux de « deuxième élève » sans pour autant qu'il le soit officiellement. Au gré de l'expérience acquise et de l'élargissement de ses prérogatives, ils prirent ensuite le titre d'aide-pharmacien puis de préparateur en pharmacie, signe d'une évolution croissante. Le terme employé en pharmacie ne fut par contre jamais utilisé car il ne rendait pas assez hommage aux fonctions exercées comparativement à celles des employés classiques du commerce. L'usage du temps consacra le terme de préparateur et conduisit ainsi à ce que leur présence en officine soit tolérée à la seule condition qu'ils ne participassent pas aux actes de vente. Il ne restait plus qu'à définir ce qu'était un acte de vente ; or différentes décisions jurisprudentielles furent contradictoires sur ce sujet. Ainsi, celles rendues par la Cour d'appel de Lyon en 1881 et par la Cour de cassation en 1888, confirmèrent la mise en rayon comme un véritable acte de vente, alors que d'autres décisions la considérèrent comme une simple présentation de médicaments mis à la disposition des clients. Cette subtilité entre un acte de vente et un acte de mise en vente était bien mince et, au fil du temps, l'aide se rapprocha progressivement du comptoir pour vendre finalement des médicaments sous la surveillance effective du pharmacien en même temps qu'il se transforma en préparateur. C'est grâce à cette subtilité jurisprudentielle que certaines pharmacies commerciales purent avoir jusqu'à une soixantaine d'aides dans un cadre reconnu.

6.2.2. La syndicalisation cégétiste du préparateur

C'est en 1851 que fut lancée l'idée de créer à Paris une Bourse du travail pour faciliter les échanges entre employés et employeurs, sur le même principe que celui qui régissait la Bourse financière, créée en 1724, pour fluidifier les échanges de capitaux. Son ouverture effective fut votée par le Conseil municipal de Paris dans le sillage de la loi Waldeck-Rousseau de 1884 qui officialisa l'existence des organisations ouvrières. Il fallut encore attendre trois ans, en 1887, pour que la Bourse du travail de Paris soit inaugurée, et 1892 pour qu'elle s'installe dans ses locaux au numéro 3 de la rue du Château-d'eau dans le 10ème arrondissement de Paris. Cette institution fut accueillie avec bienveillance par le patronat et plus particulièrement les pharmaciens qui y virent un moyen efficace pour recruter des aides pourvus de références, un peu à l'image de notre actuel Pôle emploi. Seulement, si cette bienveillance initiale fut sincère, elle fut vite annihilée par l'émergence des premières velléités syndicales des groupements ouvriers, particulièrement ceux issus du commerce et du bâtiment[373]. Dans ce nouveau contexte de lutte anti-patronale, l'année 1895 vit apparaître la Confédération générale du travail, plus connue encore de nos jours sous le nom de C.G.T., qui annexa les locaux de la Bourse du travail pour en faire son siège social. En 1902, près d'une centaine de

[373] Ils transformèrent la Bourse du travail en une véritable centrale ouvrière.

bourses du travail similaires à celle de Paris furent inaugurées dans les grandes villes françaises pour se transformer en autant de sections régionales de la C.G.T. et constituer ainsi un puissant réseau de contestation rassemblant plus d'un million d'adhérents.

En 1891, les préparateurs en pharmacie se rassemblèrent au sein d'un nouveau syndicat, le Syndicat général des préparateurs en pharmacie de France, et s'installèrent un an plus tard à la Bourse du Travail de Paris. Ils y fondèrent divers journaux de défense professionnelle dont La Pharmacie Laborieuse et Le Petit Écho de la Pharmacie pour réclamer une législation du travail plus favorable à leurs intérêts. Les adhésions au syndicat furent rapidement nombreuses de telle sorte qu'il devint d'abord une véritable force de contestation puis une force d'opposition aux pharmaciens-employeurs. La mainmise de la Confédération générale des travailleurs au sein de la Bourse du travail finit par le transformer en un adversaire politique anti-patronale ce que déplora M. Lecoq : *« L'affiliation du Syndicat des préparateurs à la C.G.T. a rompu l'harmonie qui existait un peu partout entre eux et nous qui les tenions en majorité pour des collaborateurs précieux [...] Cette affiliation à la C.G.T. a déjà changé quelque chose, le patron maintenant c'est l'ennemi, la pharmacie la boite à saboter [...] Il nous fait entrevoir une grève possible parce que la Bourse du Travail l'aura décidé ainsi »*[374]. Une nouvelle ère venait ainsi de s'ouvrir durant laquelle le vocabulaire cégétiste prit une tout autre dimension et les pharmaciens furent systématiquement vilipendés[375].

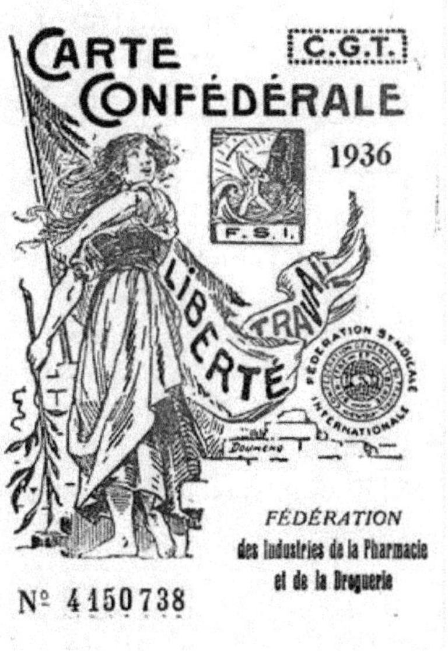

À partir de 1900, le Syndicat général des préparateurs en pharmacie commença à donner à la Bourse du Travail des cours théoriques et pratiques, dans l'optique de revendiquer une reconnaissance sociale et professionnelle par la création d'un diplôme de préparateur en pharmacie. Cette initiative ne reçut pas une franche adhésion des pharmaciens qui y virent une étape supplémentaire de contestation, comme en témoigna M. Castandet, préparateur en pharmacie de Marmande *« Il s'agissait même de la création officieuse d'un diplôme ou certificat d'aide en pharmacie. Ah ! Monsieur, il*

[374] *L'Évolution Pharmaceutique*. Paris: 1910, 10, p9

[375] Selon Me Tercinet, docteur en droit et avocat à la Cour d'appel de Paris, la syndicalisation des employés fut considérée comme une véritable fracture sociale car les conflits entre employeurs et employés de la pharmacie restaient jusque-là très rares.

aurait fallu voir quelle bordée d'injures accueillit cette institution »[376]. En 1907, une première grève nationale leur donna l'occasion de protester contre les journées trop longues, la modicité des salaires ainsi que le surmenage. Des premières affiches revendicatrices furent collées dans les officines et des menaces de sabotage circulèrent lors de certains rassemblements politiques. En 1919, à la sortie de la première guerre mondiale, les revendications syndicales reprirent, plus précises et agressives, et, suite à une nouvelle réunion à la Bourse du Travail, les préparateurs envoyèrent une délégation auprès du ministre du Travail pour y réclamer un salaire minimum de cinq-cents francs, l'octroi de quinze jours de congés payés, la mise en place d'une convention collective ainsi qu'une reconnaissance professionnelle par l'institution d'un diplôme officiel de préparateur en pharmacie, *« leur donnant le droit d'exercer dans la légalité la profession qu'ils exercent actuellement dans l'illégalité »*[377]. Cette revendication fit l'objet d'une intense propagande, particulièrement dans Le petit écho de la pharmacie, jusqu'à aboutir à la demande provocatrice du rétablissement du diplôme de pharmacien de 2ème classe dans lequel auraient pris rang les préparateurs. Et même si une vive réaction d'opposition à cette idée se manifesta de la part des Écoles de pharmacie et du gouvernement, les préparateurs étaient bien disposés à poursuivre leur lutte pour obtenir le droit d'assister le pharmacien, voire même de le remplacer sous une surveillance, et ceci à l'abri des poursuites judiciaires.

6.2.3. Une opposition au diplôme par les pharmacies agéistes

L'Association générale restait fermement opposée à l'institution d'un diplôme de préparateur[378]. En lutte permanente avec les pharmacies commerciales, elles considéraient la pharmacie comme une profession individuelle dans laquelle seul le pharmacien diplômé pouvait exécuter et délivrer une préparation. Par conséquent, le préparateur, même s'il était

---

376 *Bulletin de la Fédération des Pharmaciens du Midi*, 1910, p78

377 *L'Évolution Pharmaceutique*. Paris: 1923, 09, p5

378 En 1913, l'Association générale des syndicats pharmaceutiques s'opposa à la Chambre syndicale de la Gironde qui avait pris la liberté de reconnaitre la création d'une première capacité professionnelle pour les préparateurs bordelais. L'A.G. protesta et saisit le Conseil d'État d'une requête en annulation. Il en fut de même avec la Chambre syndicale des pharmaciens de la Seine qui refusa, en 1915, alors qu'il y avait pénurie de pharmaciens partis au front, la demande de la toute nouvelle Association générale des préparateurs en pharmacie de France que les préparateurs puissent accéder au statut de pharmacien après examen dans les Écoles de pharmacies ou devant les jurys départementaux à condition d'avoir trente ans minimum et dix années d'expérience. Le Syndicat des préparateurs en pharmacie, affilié à la C.G.T., se désolidarisera sur ce sujet de l'Association générale des préparateurs en pharmacie de France, qui se surnommait elle-même dans son bulletin Le Préparateur, comme étant « l'élite des préparateurs en pharmacie ». Il y eut donc une lutte d'influence entre syndicats de préparateurs sur cette question de diplôme de pharmacien.

considéré comme une aide précieuse[379], devait être restreint aux seules activités d'entretien. Les pharmacies agéistes craignaient[380] en fait d'aboutir à une situation intenable où elles auraient été prises en tenaille entre les pharmacies commerciales se revendiquant encore du titre de pharmacien de 1re classe et les préparateurs s'assimilant à des pharmaciens de 2ème classe, soit *« une nouvelle classe inférieure de pharmaciens »*[381] pourvue d'un *« sous-diplôme des inter-syndiqués de la pharmacie commerciale »*. Sous l'influence conservatrice de la Fédération du Midi, l'A.G. maintint son ferme rejet de diplôme de préparateur mais mit néanmoins en place, pour compenser cette absence de diplôme, un livret de services afin d'y annoter des appréciations de compétence, de moralité et de bonne conduite ainsi que la non-appartenance à la C.G.T., tous ces éléments servant alors de critères de recrutement. Comme la loi interdisait une telle pratique, le livret fut anonyme en octroyant à chaque préparateur un numéro d'identification unique délivré par l'A.G. et disponible sur un registre national. L'influente Fédération du Midi, par l'intermédiaire de son président M. Tujague, proposa en outre de limiter le nombre de préparateurs à trois maximum par pharmacien diplômé[382] trouvant là un juste compromis entre le bénéfice d'une aide précieuse et cette opportunité de contraindre les pharmacies commerciales à embaucher des pharmaciens plutôt que des préparateurs : *« Un seul pharmacien peut avoir cinquante employés ; son succès est fait de l'insuccès de nombreux confrères, et son diplôme accapare ainsi les honoraires de toutes ses victimes diplômées. Alors faut-il donc interdire au pharmacien d'avoir des aides ? Non ! Mais qu'on leur fixe un maximum de trois élèves et, au-dessus, qu'on leur impose un pharmacien diplômé par groupe de trois élèves »*.

---

[379] L'Association amicale des étudiants en pharmacie restait très proche des Agéistes sur ce sujet. Elle s'opposait particulièrement aux nombreux employés dépourvus de diplôme de pharmacien et susceptibles de ne jamais l'être. Elle réclama une concurrence loyale « menée par des pharmaciens avec d'autres pharmaciens, sans lutte contre son voisin pour la nuire, mais de concurrence avec lui pour l'intérêt de tous ». Elle s'opposait donc aux pharmacies commerciales pour sauvegarder l'employabilité et l'avenir de ses membres.

[380] Cette inquiétude était d'autant plus forte que les pharmaciens agéistes assimilaient le préparateur comme « un mercenaire à salaire quotidien » se livrant à un exercice illégal sans surveillance et sans contrôle de moralité. M. Garnal, pharmacien-inspecteur, parlait d'eux comme des « aides payés à la façon de manœuvres exotiques sur un chantier »

[381] *Bulletin de la Fédération des Pharmaciens du Midi*, 1918, p29-30

[382] Cette proposition fut reprise dans le rapport sur le projet de loi sur l'exercice de la pharmacie de M. Schmidt en juin 1914 au nom de la Commission de l'hygiène publique. La légalité des aides en pharmacie y était reconnue, autorisant les pharmaciens à se faire assister. Mais l'Association générale demanda dans son propre projet une proportion définie : « Si le nombre des aides non diplômés concourant à la préparation ou à la vente des médicaments est supérieur à trois, ceux en surnombre doivent être surveillés par des pharmaciens ». Cette proposition aboutissait à mettre les pharmacies commerciales en difficulté qui employaient alors de nombreux aides. Si cette discussion sur le nombre d'aides en officine, commerce de détail, fut largement débattue, elle fut totalement absente pour ce qui concerne l'industrie, commerce en gros, qui employaient un nombre de non-diplômés encore bien plus important.

6.2.4. Un encadrement au diplôme par les pharmacies commerciales

En toute logique économique, les pharmacies commerciales suivaient attentivement la radicalisation syndicale des préparateurs, inquiètes de la tournure des événements. Elles organisèrent une première réunion d'apaisement, en 1914, avec l'ensemble des autres syndicats pharmaceutiques parisiens dans les locaux de la Chambre syndicale des pharmaciens de la Seine au n° 5 de la rue des Grands-Augustins. Sur la question du diplôme, les pharmacies commerciales se positionnèrent, dès 1902, en faveur d'un diplôme spécial de préparateur, délivré par les syndicats patronaux et donnant droit à exercer en pharmacie. Cette position fut défendue par une proposition de loi du député de la Seine Charles Bernard, en 1919, relative à la création d'un « diplôme spécial de préparateur en pharmacie », mais celle-ci n'aboutit pas plus que celle de M. Vincent en 1922 en raison de l'opposition des pharmacies agéistes qui persistaient à assimiler ce diplôme de préparateur à celui de pharmacien de 2ème classe[383]. Faute d'être parvenues à leurs fins, en 1923, les pharmacies commerciales publièrent le premier traité élémentaire de pharmacie réunissant les notions théoriques indispensables avec des astuces pratiques telles que l'art de battre une pommade en trèfle ou de couler des suppositoires avec rapidité. Ce traité, écrit par M. Goigoux, pharmacien commercial et fabricant à Décines, s'intitula Le livre du Préparateur et devint une référence. Les pharmacies commerciales complétèrent cette instruction par une première carte d'identité, délivrée à l'issue d'une évaluation professionnelle et de l'attribution d'une note d'appréciation relative aux compétences, à la probité et aux états de service du préparateur concerné. Si elles ne réussirent pas à imposer le diplôme de préparateur, l'élaboration d'un traité élémentaire associé à cette carte d'identité permit aux pharmacies commerciales de jalonner le chemin accédant à l'instauration de ce diplôme. Il fallut attendre 1946 pour qu'une nouvelle loi officialise le statut du préparateur en pharmacie par l'établissement d'un brevet professionnel.

---

[383] Cette idée de diplôme spécial prend ses origines dans une proposition de M. Toraude, en 1917, membre du Comité intersyndical des pharmaciens de la Seine pour compenser le manque général d'effectif dans les rangs des pharmaciens. Il s'agissait en fait de faire passer aux aides en pharmacie des examens d'aptitude d'ordre pratique et théorique donnant lieu à la délivrance d'une carte d'identité facilitant leur recrutement. Le premier examen eut lieu dans le laboratoire et la salle du Conseil de la Pharmacie centrale de France et les premières cartes délivrées le 20 décembre 1917 au siège de la Chambre syndicale des pharmaciens de la Seine. Cette carte d'identité fut néanmoins sujette à critique, car certains opposants l'assimilèrent à une consécration du diplôme. M. Toraude s'inspirait en fait d'un projet élaboré par le Syndicat des pharmaciens des Bouches-du-Rhône, affilié à l'A.G., démontrant que cette question du diplôme des préparateurs en pharmacie manquait de consensus corporatif chez les pharmaciens agéistes.

6.3. La journée de travail de huit heures

6.3.1. Les premières revendications sociales en pharmacies

Au cours du 19ème siècle, la journée de travail des aides en pharmacie ne comportait aucune restriction horaire et représentait jusqu'à quinze heures minimum de labeur passées entre le préparatoire et le comptoir. Et, selon une habitude héritée de l'époque des apothicaires, les aides étaient souvent logés au sein même de l'officine, disponibles pour assurer le service de jour comme de nuit, sans pour autant recevoir d'indemnités ni récupérer des heures. Quant à ceux qui décidaient de prendre un domicile en dehors de la pharmacie, ils devaient subir les temps de transport en plus du temps de travail. Finalement, quel que soit leur lieu d'habitation, il ne restait aux aides que très peu de temps pour leurs occupations personnelles. Les premières protestations en officine, dans un contexte social déjà tendu, se firent donc entendre : *« Le monde ouvrier pharmaceutique s'agite, des meetings successifs ont lieu, où grande est l'affluence de ceux qui répondent aux appels lancés par le Syndicat des préparateurs en pharmacie. Avant-hier soir, les deux grandes salles de la Gaîté, rue Papin, étaient combles de pharmaciens et préparateurs, qui veulent réagir contre les trop longues heures de travail en pharmacie »*[384].

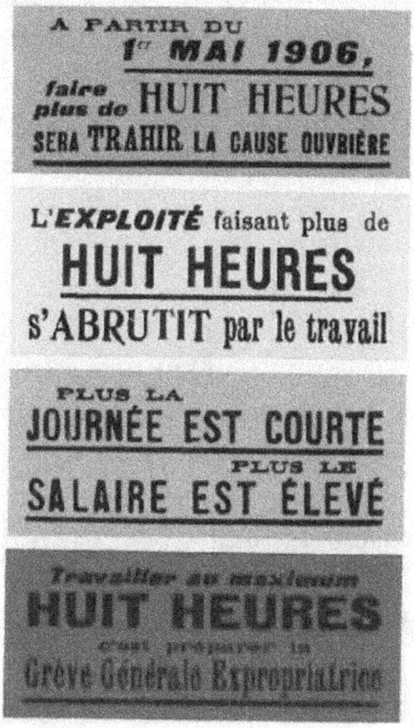
A PARTIR DU
1er MAI 1906,
faire plus de HUIT HEURES
SERA TRAHIR LA CAUSE OUVRIÈRE
L'EXPLOITÉ faisant plus de
HUIT HEURES
S'ABRUTIT par le travail
PLUS LA
JOURNÉE EST COURTE
PLUS LE
SALAIRE EST ÉLEVÉ
HUIT HEURES
Grève Générale Expropriatrice

Au début du 20ème siècle, les aides devenus préparateurs réclamèrent une première journée de travail de huit heures, démarrant à huit heures pour se finir à dix-neuf heures, entrecoupée par une pause de trois heures entre midi et quinze heures durant six jours. Une alternative consistait à ouvrir de huit heures à dix-huit heures, avec une pause réduite de deux heures entre midi et quatorze heures, durant cinq jours de la semaine, la journée du samedi étant réduite avec une ouverture seulement de neuf heures à midi. Cette revendication s'inspirait de la semaine anglaise sur le principe des « trois huit » : huit heures de travail, huit de loisirs, huit de sommeil qui connaissait déjà un fort succès dans les secteurs bancaires parisiens. La clientèle, habituée à venir à toutes heures en pharmacie, s'émut toutefois de ces premières limitations d'horaire. Puis, les préparateurs étendirent leurs revendications à un salaire mensuel minimal ainsi qu'une égalité salariale entre les hommes et

---

384 *L'Évolution Pharmaceutique*. Paris: 1909, 10, p3

les femmes selon le principe *« présence égale travail »*[385]. Alors que les protestations sociales se propageaient dans une ambiance insurrectionnelle, notamment lors des grandes manifestations du 1er mai 1891 réprimées dans la violence, puis celles du 1er mai 1906 qui le furent tout autant, les pharmacies du quartier de la Goutte d'Or et de la Chapelle du 19ème arrondissement de Paris commencèrent à baisser les rideaux à vingt-et-une heures. Elles furent suivies en 1906 par celles du 8ème arrondissement mais comme ce mouvement restait encore relativement circonscrit, le Syndicat des préparateurs en pharmacie menaça, en 1909, les pharmaciens d'une grève nationale si ce mouvement de fermeture ne se généralisait pas. Devant cette menace, ceux du 4ème arrondissement fermèrent à leur tour leurs portes à neuf heures du soir en 1910, suivis par ceux des 11ème, 12ème et 20ème arrondissements. Bien que satisfait de ces premiers résultats, le Syndicat des préparateurs usa d'une habile diplomatie pour vaincre les dernières résistances patronales. Même si de rares cas d'intimidation physiques furent à déplorer avec bris de glaces et de vitrines par le jet d'objets les plus hétéroclites, comme des pierres, boulons et moyeux de bicyclettes. Le rassemblement interprofessionnel tenu à la Bourse du Travail le 23 juin 1910 aboutit finalement à un accord conventionnel sur une fermeture à vingt-et-une heures dans le département de la Seine. Toutefois, certaines pharmacies commerciales continuèrent à rester ouvertes nuit et jour alimentant, une nouvelle opposition entre pharmacies agéistes et pharmacies commerciales que les préparateurs surent subtilement et patiemment exploiter pour arriver à leurs fins, comme le clama un des dirigeants du Syndicat des préparateurs: *« On triomphe d'une émeute, on ne vient pas à bout d'une révolution »*[386].

6.3.2. Les pharmacies commerciales favorables à la double équipe

Malgré cet accord conventionnel, le Syndicat des pharmacies commerciales laissa à ses adhérents la pleine et entière liberté de réduire leur amplitude horaire d'ouverture. Il voulait maintenir pour ses adhérents une flexibilité suffisante pour s'adapter aux circonstances locales, comme le rappela M. Mille dans une circulaire de 1910 : *« Certains de nos adhérents sont partisans résolus de la fermeture à 9 heures, d'autres sont d'un avis opposé, chacun, dans ces circonstances, ne peut que conserver la liberté de défendre comme il lui convient sa propre thèse et notre syndicat ne peut intervenir sous peine de froisser une partie des nôtres et de compromettre la bonne entente qui n'a cessé de régner entre nous et qui demeurera entière quand la question brûlante de la fermeture à 9 heures sera résolue »*. Le syndicat opta donc pour une position neutre privilégiant la liberté individuelle[387]. Lorsque la loi sur la journée des huit heures fut votée le 23

---

[385] *L'Évolution Pharmaceutique*. Paris: 1925, 12, p2-3

[386] *L'Évolution Pharmaceutique*. Paris: 1910, 10, p6

[387] Cette position de neutralité fut reprise par le Comité intersyndical des pharmaciens de la

avril 1919, quelques jours avant les manifestations prévues du 1er mai, le syndicat s'évertua à en minimiser les effets en demandant habilement la mise en place de deux équipes de huit heures par jour, principe qui fut appelé le « chevauchement » : *« huit heures de travail dans l'amplitude de 11 heures de présence, avec chevauchement à l'entrée et à la sortie »*[388]. Cette question du chevauchement restait essentielle pour les pharmacies commerciales car elle permettait de maintenir une amplitude d'ouverture maximale entre sept heures et vingt-trois heures[389]. À l'inverse, la simple journée de huit heures avec deux heures de pause à la mi-journée impliquait pour une pharmacie d'ouvrir à huit heures et de fermer obligatoirement à dix-huit heures. Or, obliger les pharmacies commerciales des grandes agglomérations à fermer à dix-huit heures, alors que leurs nombreux préparateurs permettaient d'assurer une plage horaire plus étendue, revenait à supprimer une grande partie de leur recette, comme l'expliqua M. Lampoule : *« A quoi riment dans ces conditions ces mesures vexatoires qui constituent l'interdiction du chevauchement et la fermeture obligatoire des pharmacies à jours et heures fixes ? Je n'hésite donc pas à qualifier de brimades inutiles les nouvelles mesures qu'on vient de prendre et qui sont au premier chef attentatoires à notre liberté »*[390]. De nombreuses pharmacies commerciales restèrent donc ouvertes la nuit.

6.3.3. Les pharmacies agéistes favorables à la simple équipe

À la différence des pharmacies commerciales, l'A.G. se positionna[391] en faveur de cette loi[392] qui favorisait les petites pharmacies essentiellement rurales et familiales, sans employés. En effet, cette loi leur permettait de

---

Seine qui déclara en juin 1919 : « Le Comité intersyndical parlant au nom de la presque totalité des pharmaciens de la Seine, décide néanmoins d'engager les pharmaciens à réduire dès ce jour, les heures de travail de leur personnel, dans la mesure compatible avec les besoins du public des quartiers où ils exercent, jusqu'à la promulgation des règlements d'administration publique prévus par la loi, estimant par cette résolution concilier tous les intérêts en jeu et respecter la loi dans sa lettre et dans son esprit ».

388 *L'Évolution Pharmaceutique*. Paris: 1931, 03, p2

389 Le décret du 17 août 1921 définit la journée des huit heures de travail en pharmacie avec une durée de présence maximale de neuf heures trente. Ce décret ne s'appliquait toutefois pas aux localités de moins de cinq-mille habitants ainsi qu'au préparateur logé dans l'officine. Si ce dernier venait à délivrer un remède pour un cas urgent durant la nuit, cette prestation était encore considérée comme un service exceptionnel, dans le but de remplacer bénévolement le pharmacien, et ne pouvait ainsi s'inscrire dans le cadre de la réglementation.

390 *L'Évolution Pharmaceutique*. Paris: 1924, 09, p4

391 M. Berthe des pharmacies commerciales commentait la position de l'A.G. en 1925 : « Obliger les pharmacies à fermer à six heures avec ou sans organisation effective du service de nuit, c'est heurter violemment les habitudes du public et le blesser dans son esprit de logique. À moins que l'interdiction du chevauchement chère à l'Association générale n'oblige nombre de pharmaciens à envisager l'éventualité de deux équipes. Et alors, « Cher confrère, si vous ouvrez, j'ouvrirai aussi, mon autre voisin aussi, le voisin de mon voisin aussi… ! ».

392 Le consensus ne fut pas immédiat au sein de l'A.G. car une discussion s'engagea quant à savoir si cette fermeture était attentatoire ou non à la liberté, comme le suggérait M. Crinon.

bénéficier d'un repos équitable, sans subir une concurrence commerciale pendant leurs heures de fermeture. L'A.G. s'évertua donc à interdire le principe du chevauchement et se rapprocha du Syndicat des préparateurs afin de faire insérer dans le décret de 1921 une obligation d'ouverture et de fermeture pour toutes les pharmacies à la même heure : *« Les équipes successives (i.e. le chevauchement) ne favorisent que les pharmacies à exploitation intensive dont le régime privilégié ferait bientôt disparaître la Pharmacie « artisanale » qui est celle pratiquée par l'immense majorité des pharmaciens français. Nous nous sommes trouvés d'accord dans le cadre où elle s'exerce actuellement et qui ne gagnerait rien à voir disparaître les pharmacies petites et moyennes tandis que monteraient les pharmacies commerciales »*[393]. Ce décret permit donc la fermeture à dix-huit heures des officines agéistes dans de nombreuses régions, particulièrement dans le Rhône, l'Isère, la Marne et la Nièvre ce dont se félicita ouvertement M. Alexandre, vice-président de l'A.G., en 1931 : *« D'un côté, les pharmacies commerciales, dont le personnel est un véritable prolétariat ; de l'autre, les pharmacies dont le chiffre d'affaires fixe seul la qualification de « petite » ou « moyenne », n'occupant qu'un petit nombre d'employés, avant tout des collaborateurs, bien souvent des amis [...] Nous ne pouvons que nous féliciter que le ministre ait donné satisfaction à ce projet de réforme qui gêne considérablement les pharmaciens travaillant à deux équipes »*.

En 1931, le principe prôné par les pharmacies commerciales, à savoir huit heures de présence dans l'amplitude de onze heures, avec chevauchement, fut admis dans l'usage, soit l'application des deux équipes. Mais le danger n'en était pas pour autant définitivement écarté pour les pharmacies commerciales car, en 1936, le sujet revint sur la table des négociations lors de la parution d'un nouveau décret réduisant la semaine de travail à quarante heures, applicable aux magasins de denrées alimentaires et aux salons de coiffure. Les pharmacies commerciales acceptèrent la semaine de quarante heures non sans mal. Les négociations s'étirèrent entre le Syndicat des grandes pharmacies de France et les représentants des employés. Elles entraînèrent des grèves des employés notamment en juin 1936 dans la pharmacie Bailly, rue de Rome, ainsi que dans la pharmacie Canonne, boulevard de Sébastopol, sans pour autant qu'il y en ait dans les pharmacies de quartier. Paradoxalement, les rôles s'inversèrent car l'A.G. s'y opposa en raison des nécessités de santé publique en milieu rural, alors que les pharmacies commerciales acceptèrent la nouvelle semaine de quarante heures grâce au maintien du chevauchement qui permettait toujours une amplitude horaire d'ouverture maximale. Finalement, le principe d'une journée à deux équipes fut consacré avec le temps jusqu'à nos jours.

---

393 Association générale des syndicats pharmaceutiques. *Annuaire Général de la Pharmacie française*. Paris: 1938, pII-III

6.4. L'imbroglio juridique du repos dominical

6.4.1. La loi sur le repos hebdomadaire

Selon le rite judéo-chrétien, le jour de repos se positionnait à l'origine comme étant le septième jour (soit après la création de l'Univers en six jours). Quant au dimanche, il fut considéré comme jour de repos, soit le septième et dernier jour de la semaine, depuis le règne de l'empereur romain en l'an 321 qui le considéra comme le Jour du soleil (soit le dimanche en langue anglo-saxonne *Sunday* et le jour du seigneur en latin *dies Dominicus*). À la fin de l'Ancien Régime, sous l'influence du libéralisme de Montesquieu et de Voltaire, l'habitude de se reposer le dimanche, s'estompa avec le développement de l'économie du commerce et de l'artisanat, puis se perdit sous le régime de la Convention lorsque le calendrier grégorien fut abandonné au profit du calendrier républicain. Lorsque le calendrier grégorien fut rétabli en 1806, Louis XVIII publia une loi, en 1814, interdisant à nouveau de travailler le jour du Seigneur, mais cette mesure ne fut jamais réellement suivie en raison d'un vent de déchristianisation et de libéralisme économique qui soufflait à ce moment-là. Napoléon III reprit à son compte cette mesure mais elle fut tout autant inappliquée durant la troisième république en raison

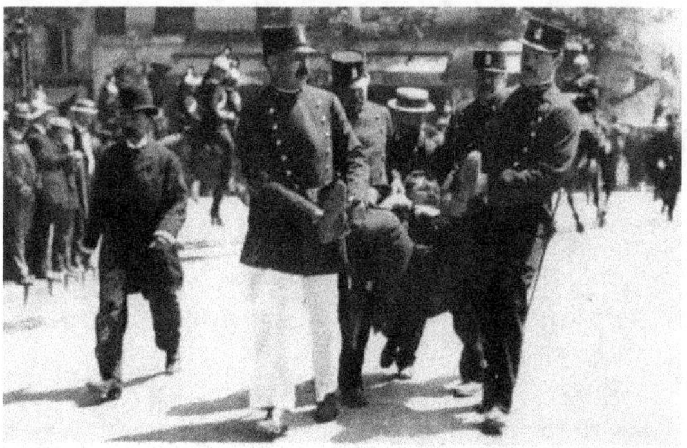

de crises successives politico-économiques, pour être définitivement supprimée à partir de 1879. Quelques années plus tard, en 1885, l'Angleterre rendit obligatoire la fermeture hebdomadaire des boutiques à jour fixe quel que soit le jour de la semaine, y compris les pharmacies sous peine d'une amende de cinq livres. Sous cette nouvelle influence anglo-saxonne, combinée aux protestations sociales qui secouaient la France, le gouvernement de Clémenceau publia la loi du 13 juillet 1906 établissant officiellement le repos hebdomadaire obligatoire en faveur des employés et ouvriers.

Cette loi de 1906 accordait le repos hebdomadaire le jour du dimanche selon son article 2 : « Le repos hebdomadaire doit être donné le dimanche ». Toutefois, cette loi prévoyait aussi un grand nombre de dérogations. Ainsi, si ce jour de repos était préjudiciable à l'intérêt public ou compromettait l'équilibre financier de l'établissement, il était toléré que les employés le prennent d'une façon décalée dans la semaine, en dehors du dimanche, selon l'expression « par roulement » pour que l'établissement ne ferme jamais[394]. Les employeurs gardaient donc une liberté de fixer individuellement dans la semaine ce jour de repos, qu'il soit le dimanche ou un autre jour, à la seule condition qu'il corresponde à une journée entière par employé, tous les six jours de travail, ou à deux demi-journées par semaine. C'est la raison pour laquelle cette loi fut appelée la loi du repos hebdomadaire et non pas celle du repos dominical. Les pharmacies[395] s'inscrivaient dans la catégorie des établissements dérogatoires en raison de leur rôle dans la santé publique et prirent l'habitude d'appliquer le jour de repos par roulement, comme l'autorisait l'article 3 de cette même loi : *« Sont admis de droit à donner le repos hebdomadaire par roulement, les établissements appartenant aux catégories suivantes ; [...] pharmacies »*. Cependant, bien que le contenu de cette loi fût clair, des divergences d'interprétation au sein de la profession obligèrent les autorités à publier une série d'instructions ministérielles et préfectorales complémentaires. Certaines d'entre elles levèrent les ambiguïtés, d'autres furent jugées illégales par le Conseil d'État sans pour autant lever ces incertitudes comme celle de savoir si un employé logé au domicile du pharmacien était contraint d'en sortir ou pas pour se reposer.

6.4.2. Les pharmacies commerciales en faveur d'un repos hebdomadaire

Les pharmacies commerciales répondaient favorablement à l'existence de cet article 3 de la loi de 1906 car non seulement cette disposition répondait aux aspirations de leurs nombreux employés de pouvoir choisir un jour de repos à leur convenance, mais elle leur permettait d'assurer le fonctionnement de l'officine sept jours sur sept, sans aucune interruption, ce qui représentait un avantage concurrentiel indéniable[396]. Ce principe de successivité des jours de repos fut donc largement exploité par les pharmacies commerciales qui diffusèrent une vaste campagne de communication vantant leur ouverture ininterrompue auprès du public. Devant ce battage médiatique, certaines pharmacies agéistes du Sud-Ouest se plaignirent auprès des autorités, mais un

---

[394] En 1919, un fait divers fit grand bruit dans la presse. À Paris, un taxi fut accidenté entre deux tramways, provoquant des dégâts matériels. Heureusement, les passagers ne souffrirent que de blessures légères et furent dirigés vers la pharmacie la plus proche. Toutefois, celle-ci était fermée le dimanche, ce qui créa un émoi compte tenu que cette fermeture était contraire aux habitudes de cette époque où les pharmacies tenaient le même rôle que nos actuels services d'urgence hospitaliers pour dispenser les premiers soins.

[395] Les pharmaciens étaient admis de droit, comme certains autres commerçants et industriels listés par la loi, à donner le repos hebdomadaire par roulement à leurs employés. Le jour de repos dans la semaine était donc tout à fait légal bien qu'avec l'usage, le dimanche devint le plus souvent le jour de repos hebdomadaire par l'instauration d'un « tour de garde » entre pharmaciens d'une même ville, quartier ou arrondissement.

[396] Un titulaire d'une pharmacie commerciale disait à ce propos : « Il n'est pas possible que dans un pays d'esprit sain, l'imbécilité l'emporte longtemps et qu'il soit interdit d'être malade tel jour de la semaine, au gré des convenances des préparateurs en pharmacie affiliés à la C.G.T. »

inspecteur du travail de Foissac rappela que la loi autorisait les pharmaciens à donner à leurs employés un jour de repos complet après six jours travaillés ou deux après-midi de repos par semaine, au choix des intéressés. Le cadre juridique était donc clair et précis.

6.4.3. Les pharmacies agéistes en faveur d'un repos dominical

Malgré cette clarté législative, les pharmaciens agéistes continuèrent à contester ce principe du roulement hebdomadaire qui les défavorisait. En effet, sans personnel suffisant, ils étaient contraints de rester ouverts pour faire face à la concurrence, sans pouvoir prendre un seul jour de repos et encore moins de vacances. D'ailleurs, de sa belle région du Midi propice aux moments dominicaux de détente et de farniente au soleil, l'Agéiste Tujague, président de l'Union du Midi, clamait le verbe haut cette injustice : *« La loi ainsi conçue favorise le grand patron et asservit d'autant le petit, c'est-à-dire le grand nombre ; elle fausse le principe généreux et démocratique qui l'inspira »*[397]. L'Association générale vint au secours de ses adhérents et proposa, en 1906, aux autorités l'application d'une plus grande équité devant la loi par la fermeture systématique et obligatoire des officines le dimanche. Mais consciente que la loi était contre elle, l'A.G. adoucit quelque peu sa position pour ne plus proposer qu'une fermeture dominicale obligatoire pour toutes les pharmacies d'une même ville, à la condition que les trois quarts de celles-ci le décrètent et le formalisent sous forme de convention: *« Lorsque, dans une ville, les trois quarts des commerçants de même catégorie désireront procéder à la fermeture du dimanche, ils en aviseront le maire de la localité qui, de concert avec les intéressés, prendra les dispositions nécessaires »*. Bien que cette proposition n'ait aucun caractère officiel ni reçu l'aval du Parlement, un certain nombre de syndicats agéistes du Sud-Ouest de la France s'empressèrent de l'appliquer *de facto* à leurs adhérents en instituant un premier service de garde le dimanche sous le couvert de convention locale[398]. Forts de ce premier succès, ces responsables syndicaux manifestèrent la volonté de l'étendre à la France entière et M. Decramer du syndicat conservateur des pharmaciens du Nord le reprit à son compte : *« Allons à la conquête du repos obligatoire. Tant qu'il n'y aura pas de loi pour nous forcer au repos du dimanche, le repos hebdomadaire, comme d'autres réformes prétendues sociales, ne sera qu'un leurre »*[399]. Cette volonté d'extension fut rapidement éteinte dans un premier temps par le Conseil d'État qui rétablit l'esprit de la loi par l'intermédiaire de son conseiller Romieu, lequel rappela qu'une frange de pharmaciens, aussi importante qu'elle puisse l'être, ne pouvait imposer une restriction qui n'avait pas lieu d'être : *« Le principe de la loi est celui-ci : six jours de travail collectif par semaine. Mais le repos*

---

[397] *Bulletin de la Fédération des Pharmaciens du Midi*, 1906, p339
[398] Voir pour rappel §3.2.3 relatif au maillage territorial à trois échelons de l'A.G.
[399] *Bulletin de la Fédération des Pharmaciens du Midi*, 1906, p356

n'implique pas la fermeture. Le patron peut, le dimanche, travailler seul ou avec des remplaçants »[400]. Le décret du 13 juillet 1910 finit par compléter la loi de 1906 en précisant les formalités d'application, notamment l'obligation d'affichage sur le lieu de travail des jours et heures du repos par roulement ainsi qu'une déclaration à l'inspection du travail de l'option retenue par l'employeur. Quelques années plus tard, le sujet du repos dominical refit surface lorsque deux pharmacies du centre de Paris, se trouvant face à face dans la même rue, se livrèrent à une concurrence acharnée. L'une d'entre elles finit par décliner et commença à fermer le dimanche, alors que l'autre resta ouverte. La pharmacie en difficulté appela à son secours la Chambre syndicale des pharmaciens de la Seine afin de requérir auprès des autorités une fermeture dominicale systématique et obligatoire de toutes les pharmacies au prétexte que les préparateurs avaient le droit à se reposer. La Chambre syndicale des pharmaciens de la Seine, prise alors dans ses tourments entre conservateurs et libéraux, se rapprocha du Syndicat général des préparateurs en pharmacie qui était affilié à la C.G.T. pour engager des actions judiciaires en arguant d'une soi-disant concurrence illégale des pharmacies commerciales restées ouvertes le dimanche. À cette fin, en 1924, M. Bernard, président de la Chambre syndicale des pharmaciens de la Seine, appuyé par M. Mauriès, président du Syndicat général des préparateurs en pharmacie, demanda l'application de la nouvelle loi du 29 décembre 1923 et de son article 43A du livre II, chapitre IV du Code du travail. Ce texte donnait au préfet de Police la possibilité d'imposer[401] à toute corporation et à toute branche d'industrie un jour unique de repos hebdomadaire, toutes les fois qu'il le sera demandé par une majorité d'acteurs dans une région déterminée et dans le cadre d'un accord professionnel.

Le 5 septembre 1924, le préfet mit en pratique ce nouvel article 43A par un arrêté imposant un repos dominical pour toutes les pharmacies du département de la Seine en prescrivant un service de garde, au motif que l'intérêt corporatif devait se subordonner à l'intérêt public. Quelques jours après, une entrevue fut organisée à la préfecture de police à des fins consensuelles entre les représentants des pharmaciens et les délégués du Syndicat des préparateurs. En quittant la préfecture, M. Mauriès, au nom des préparateurs qu'il représentait, prévint le corps pharmaceutique que l'exécution de cet arrêté préfectoral serait suivie avec vigilance par son

---

[400] *Bulletin de la Fédération des Pharmaciens du Midi*, 1906, p558

[401] Le Conseil supérieur du Travail avait déjà proposé en 1906, lors de la parution de la loi sur le repos hebdomadaire, que lorsque les trois quarts des commerçants d'une même catégorie désiraient procéder à la fermeture hebdomadaire à jour fixe, ils puissent saisir le préfet afin qu'il puisse prendre les mesures nécessaires. Cette proposition fut reprise par les syndicats des pharmaciens du Midi pour que les règlements d'administration publique puissent intégrer cette proposition. Mais l'A.G. estima à cette époque qu'un règlement d'administration publique ne pouvait déroger au principe de roulement, ni fixer le choix du jour qui dépendait des conventions individuelles entre employeurs et employés.

syndicat. Cette déclaration fut perçue comme une provocation par les syndicats parisiens de pharmaciens qui prirent la tête d'une dissidence arguant que l'accord stipulé dans l'article 43A n'existait pas : *«Le Président M Bernard ne peut nous faire oublier qu'il a extorqué l'arrêté du préfet de Police en lui affirmant que l'accord existait entre les pharmaciens de la Seine »*. Devant ce début de résistance, le Syndicat des préparateurs organisa une grande réunion à la Bourse du Travail réunissant trois-cents syndiqués, au cours de laquelle fut réaffirmée la volonté du syndicat de poursuivre l'action pour obtenir la fermeture intégrale des pharmacies le dimanche. Dans les premières semaines suivant l'arrêté préfectoral, le tribunal de police de Paris condamna une trentaine de pharmaciens restés ouverts le dimanche. Ces pharmaciens dissidents furent toutefois acquittés en appel par la 11ème chambre correctionnelle mais la Cour de cassation et le Conseil d'État confirmèrent la légalité de l'arrêté préfectoral. Après plus de quatre-cents inculpations, la 11ème Chambre du tribunal de la Seine réitéra sa position lors d'un nouveau procès tenu en février 1925 en statuant qu'il existait bien un doute sur le sens précis des expressions « accord intervenu entre les syndicats patronaux et ouvriers d'une profession » et finit par acquitter les pharmaciens opposés au repos dominical[402].

6.4.4. L'imbroglio juridique entre l'article 38 et l'article 43A

L'affaire prit une tournure nationale quand le député Emile Vincent intervint lui aussi en rappelant que l'article 43A n'avait en rien abrogé l'article 38 du Code du travail confirmant ainsi l'illégalité de la fermeture dominicale. En fait, l'article 38 du Code du travail, reprenant la loi sur le repos hebdomadaire, donnait le droit aux employés à un repos hebdomadaire par roulement, ce qui signifiait le droit de rester ouvert le dimanche pour les pharmacies. Seulement, l'article 43A, donnant au préfet le droit de prescrire dans certaines situations la fermeture au public de tous les établissements

[402] « L'article 43A du livre II du Code du travail exige, pour que le préfet soit autorisé à prendre son arrêté de fermeture, l'accord des syndicats patronaux et des syndicats ouvriers d'une même profession ; ce qui implique la nécessité d'une convention faite par tous les syndicats patronaux avec tous les syndicats ouvriers ; que si, à la vérité, le législateur parait s'être préoccupé de faire triompher le principe du système majoritaire, au sein de chaque syndicat, il n'apparait pas qu'il ait voulu adopter la même règle par rapport aux organisations syndicales ; qu'il lui eut été facile en ce cas d'employer les expressions : accord intervenu entre la majorité des syndicats patronaux et la majorité des syndicats ouvriers, mais qu'il s'est exprimé tout autrement, qu'au surplus en l'état actuel des choses, un seul syndicat patronal sur trois est favorable à l'accord avec le Syndicat des préparateurs, qu'il n'y a donc pas majorité de syndicats [...] Qu'en tout cas, en admettant qu'il existe un doute sur le sens et la portée des expressions « accord intervenu entre les Syndicats patronaux et ouvriers d'une profession », ce doute doit s'interpréter dans le sens le moins restrictif de la liberté, c'est-à-dire le plus favorable au prévenu, d'autant plus que la thèse soutenue par les parties civiles aboutirait à créer au profit d'un seul syndicat une prérogative particulière au détriment des autres, contrairement aux principes de liberté et d'égalité».

d'une même profession pendant une période définie, fut ajouté au livre II du Code du travail par la loi du 29 décembre 1923 mais contint ni explicitement, ni implicitement aucune disposition abrogeant l'article 38. Cette question de savoir finalement quel article du Code du travail prédominait, entre le 38 ou le 43A, ainsi que celle de savoir si l'infraction à l'arrêté préfectoral devait être punissable ou non, alimentèrent alors toutes les discussions au sein des arcanes juridiques, politiques et professionnels et firent l'objet d'une large couverture médiatique. Après six mois de débats passionnés, dans un contexte social agité par la colère des préparateurs contre les pharmaciens opposés à l'article 43, plusieurs nouveaux arrêtés préfectoraux furent publiés en province en faveur des préparateurs, notamment à Nîmes. La Cour de cassation se positionna en définitive en déclarant que la loi du 29 décembre 1923 (soit l'article 43A) avait abrogé l'article 38. Si cette décision clarifia quelque peu la situation, le débat relatif à la clarification d'un « accord intervenu entre les syndicats patronaux et ouvriers d'une profession » resta néanmoins totalement ouvert.

La bataille du repos dominical laissa de profondes blessures au sein du corps pharmaceutique. M. Bernard, pris dans un tourbillon politique national, démissionna de la Chambre syndicale des pharmaciens de la Seine, même si M. Scelle, fonctionnaire du ministère du Travail, vola à son secours en réaffirmant la fermeté gouvernementale d'aboutir à un règlement : *« Entre les deux réclamations, dit-il, la réclamation de celui qui veut travailler, et la réclamation de celui qui veut se reposer, j'estime que l'État, la Réglementation, ont le devoir de favoriser celui qui veut la liberté de se reposer »*[403]. La Chambre syndicale des pharmaciens de la Seine enregistra, par la suite, une centaine de démissions sur ses mille-deux-cents adhérents. Quant aux pharmacies commerciales, elles continuèrent à faire preuve de désobéissance en ouvrant le dimanche, justifiant leurs actes par le jugement de la 11ème chambre correctionnelle qui avait reconnu un temps l'illégalité de l'arrêté préfectoral : *« Attendu qu'en effet c'est la loi elle-même qui, par l'article 38 du livre II du Code du travail, a donné expressément aux pharmaciens et de plein droit la faculté d'accorder à leurs employés le repos hebdomadaire par roulement, que cette faculté implique nécessairement comme le soutient avec raison l'appelant, le droit de maintenir son officine ouverte tous les jours, y compris le dimanche ; qu'une disposition de la loi ne peut être modifiée que par une autre loi »*. D'autres utilisèrent des méthodes plus subtiles comme ce fut le cas, en 1926, de M. Pain, pharmacien à Drancy, qui baissa les rideaux de sa pharmacie les dimanches en affichant le panneau « fermé ». Mais il s'installa sur le trottoir devant sa devanture, entouré par son personnel, pour recueillir les ordonnances qu'il s'empressait de préparer en passant par l'arrière-boutique. La même année, alors que la polémique tendait à s'éteindre, deux décisions à nouveau contradictoires furent rendues. Le tribunal civil de la Seine confirma tout d'abord que l'article 38 relatif au repos

---

403 *L'Évolution Pharmaceutique*. Paris: 1925, 03, p9-14

hebdomadaire par roulement n'avait en rien été abrogé par l'article 43A et laissa aux pharmaciens la liberté absolue de ne pas fermer le dimanche. Puis le Conseil d'État, après un pourvoi formé par les pharmacies agéistes, confirma la validité de l'arrêté préfectoral instituant la fermeture dominicale et précisa qu'un préfet ne commettait aucun excès en ordonnant la fermeture après l'obtention d'un accord syndical, sans préciser pour autant comment cet accord devait avoir lieu. Dans ce contexte juridique confus, un référendum fut organisé de février à avril 1927 selon des règles strictes et sous le contrôle d'un comité indépendant constitué des présidents du Conseil général de la Seine et du Conseil municipal de Paris, d'un professeur du Collège de France et du président de l'Association générale. Un questionnaire fut envoyé à tous les pharmaciens figurant au répertoire de la préfecture de police, sous le contrôle de Me Doré, huissier à Paris, et les réponses furent reçues chez M. Delapalme, notaire à Paris. Les résultats donnèrent sans surprise un large succès aux partisans majoritaires de la fermeture dominicale avec 75,50% des suffrages. Pourtant, ce désaccord lié à l'articulation de l'article 38 et de l'article 43A persista jusqu'en 1931, date à laquelle le tribunal de Commerce puis la Cour de Paris déboutèrent un pharmacien qui demandait vingt-cinq-mille francs de dommages-intérêts envers un de ses confrères qui était resté ouvert un dimanche. Les juges se déclarèrent incompétents pour établir un lien direct de cause à effet entre la faute et un éventuel préjudice. Finalement, la pratique et le temps institueront la fermeture dominicale avec la mise en place d'un service de garde qui existe toujours de nos jours, au plus grand dam de l'avocat du Syndicat des pharmacies commerciales, Maître Freaud : *« Nous ne demandons qu'à travailler, nous ne demandons qu'à produire car vous, État, dans la situation catastrophique dans laquelle vous vous débattez, vous avez besoin d'impositions nouvelles, vous avez besoin de prélever sur nos bénéfices des impôts. Vous avez besoin d'argent. Laissez-nous gagner notre vie, laissez-nous pourvoir à vos besoins en même temps qu'aux nôtres »*[404].

---

[404] *L'Évolution Pharmaceutique*. Paris: 1925, 12, p14

6.5. La conséquence des Assurances Sociales

6.5.1. La mutualisation des Assurances sociales

C'est en 1893, le 15 juillet exactement, qu'apparut une des premières lois sociales importantes de notre histoire. Celle-ci institua une assistance publique dans le but de dispenser gratuitement aux plus pauvres des soins médicaux et pharmaceutiques, assistance qui fut dénommée l'Assistance médicale gratuite. Pour sa mise en œuvre, l'administration préfectorale demanda aux municipalités de reprendre les activités que s'étaient attribuées jusque-là les dispensaires privés et religieux. Mais les municipalités, nullement préparées à cette nouvelle mission, furent prises au dépourvu, d'autant plus que l'administration ne leur avait octroyé aucune ressource financière pour son application. Ces municipalités sollicitèrent alors les pharmacies des hôpitaux qui furent tout autant surprises que dépassées par la dimension de ce qu'on leur demandait de faire. Comme dans un jeu de passes, ces dernières se rapprochèrent des syndicats pharmaceutiques départementaux qui, grâce au maillage national de leurs adhérents, étaient bien les seuls à posséder déjà une structure existante pour pouvoir coordonner cette mission. Seulement, ils s'aperçurent rapidement de l'existence d'un règlement en date du 21 juillet 1894 donnant le droit aux autorités préfectorales de fixer un tarif de remboursement pour éviter toute dérive des dépenses publiques. Cette première loi sociale, au-delà de sa dimension humanitaire, imposa dans la plus grande discrétion une première fixation des prix des médicaments par l'État, quelques années avant même que M. Fumouze ne mette en place sa première réglementation privée des prix. Quelques années plus tard, le 9 avril 1898, cette première loi sociale fut complétée par une deuxième sur les accidents de travail, basée sur le principe d'une convention entre, d'une part, l'État et, d'autre part, les syndicats pharmaceutiques, les sociétés de secours mutuels et les compagnies d'assurance privées. L'article premier de cette loi en expliquait le principe : *« Les accidents survenus par le fait du travail, ou à l'occasion du travail, aux ouvriers et employés donnent droit au profit de la victime ou de ses représentants à une indemnité à la charge du chef d'entreprise, à la condition que l'interruption du travail ait duré plus de quatre jours ».* Le 31 mars 1919, une troisième loi fut votée incluant le fameux article 64 qui détermina les tarifs applicables à la délivrance des médicaments et accessoires aux réformés et aux mutilés de la grande guerre, plus connus sous divers surnoms tels que « Gueules cassées », « Aveugles de guerre », « Ailes brisées » ou encore « Grands invalides ». Cette dernière loi associée aux deux précédentes constitua indiscutablement le socle d'une évolution sociale à venir sans précédent.

À l'issue de la première guerre mondiale, le modèle social français reposait encore sur un réseau constitué par plus de cinq-mille sociétés privées d'assurance, réseau qui avait certes le mérite d'exister mais qui restait désorganisé et, de plus, était devenu insuffisant pour couvrir solidairement les besoins en frais de santé d'une population en pleine croissance et meurtrie par des années de guerre. Conscient de cette lacune ainsi que des progrès sociaux faits dans certains pays européens tels que la Suède et l'Allemagne, le gouvernement français profita du retour de l'Alsace et de la Lorraine pour étudier le régime que les Allemands avaient mis en place au moment de leur annexion. Cette étude, combinée aux expériences acquises dans le cadre des trois premières lois sociales, permit, en 1922, de proposer à la Chambre des députés un original et ambitieux projet de loi de cent-quatre-vingt-six articles en faveur d'une première assurance sociale obligatoire, couvrant à la fois les frais de maladie, d'invalidité et de vieillesse. Les enjeux socio-économiques d'un tel projet étaient alors immenses et les principaux points de discussion portèrent naturellement sur les modalités de financement et de remboursement. Des divergences apparurent naturellement entre les représentants des salariés et l'État, retardant la mise en place de cette loi ; alors que le gouvernement proposait un financement équitable entre employeurs et employés, les syndicats ouvriers revendiquaient une prise en charge intégrale par l'employeur. Et quand le gouvernement préconisait l'instauration de caisses départementales autonomes et privées, les syndicats réclamaient une seule caisse nationale et publique, accompagnée d'un tarif officiel[405] de remboursement pour contenir les futurs frais de maladie et d'invalidité. Devant ces divergences quant aux orientations stratégiques à prendre, cinq ans plus tard, la loi, pourtant considérée comme une véritable avancée sociale, n'était toujours pas votée.

---

[405] L'application de tarifs dans le cadre des lois sociales ouvrit le débat de savoir quelle référence il fallait prendre. Si les pharmaciens étaient convaincus qu'il fallait un tarif commun, équitable et conforme aux intérêts des malades ainsi que des pharmaciens eux-mêmes, une lutte s'engagea pour en prendre le contrôle entre les autorités (« tarif officiel ») qui cherchaient déjà à réduire les frais de remboursement et l'Association générale qui défendaient l'équilibre économique de leurs adhérents (« tarif de l'Association générale »). Cette confusion entre les divers tarifs amena les pharmacies commerciales à en profiter pour proposer leurs propres tarifs à prix réduits qui furent repris par les collectivités locales pour imposer à l'ensemble des pharmaciens des remises sur les tarifs déjà existants. Dans cette lutte, M. Mouliets, président de la Fédération des pharmaciens du Sud-Ouest et du Centre, défendit le tarif de l'A.G. par solidarité professionnelle : « Plus de tarifs fantaisistes dans leur décevante multiplicité, plus de tarifs de famine, plus de rabais indécents et forcément dangereux pour tous, plus de surenchères folles et de platitudes coupables ! Nous faisons campagne en faveur d'un bon tarif uniforme et national qui est celui de l'A.G. ». Cette surenchère entre pharmacies agéistes et pharmacies commerciales amorcera le début de la fin du système de réglementation des prix par les pharmaciens.

Il fallut attendre encore six ans pour que la loi dite des Assurances sociales soit finalement promulguée le 5 avril 1928. Elle comporta en définitive seulement quatre-vingt-quatre articles soit près de deux fois moins que le projet initial, illustrant l'esprit de consensus que durent démontrer toutes les parties prenantes. Cet aboutissement fut d'autant plus méritoire que la loi assura une protection plus large que celle prévue, car elle inclut non seulement les frais de maladie, d'invalidité et vieillesse mais aussi les frais de décès et de maternité, ce qui amena le docteur Chevreau à déclarer : *« L'institution des Assurances sociales comptera certainement comme une des étapes les plus considérables parcourues jusqu'ici dans la voie du progrès social »*[406]. Compte tenu des enjeux économiques considérables, un organisme national de gouvernance fut créé, dénommé le Conseil supérieur des Assurances sociales, placé sous la présidence du ministre du Travail. Quant à la gestion opérationnelle, elle fut attribuée aux nouvelles caisses départementales, en charge des immatriculations et radiations, ainsi qu'à la délivrance des cartes individuelles d'Assurances sociales. Enfin, le dernier maillon du système était représenté par les neuf-cents caisses primaires réparties sur le territoire national, dont le rôle fut de procéder aux actes de remboursement. Ces caisses primaires se différencièrent en deux catégories ; les caisses publiques, dites aussi libres en raison de la liberté laissée aux assurés de s'affilier à l'une d'entre elles, quel que soit leur métier de rattachement, ainsi que de la possibilité d'en assurer la gérance par eux-mêmes, et les caisses privées[407]. L'existence de ces dernières résultait de l'article 6 de la loi rectificative du 30 avril 1930, qui permit aux sociétés de secours mutuels d'agir en tant que caisses primaires privées dans le cadre de conventions, de telle sorte que ce réseau semi-privé fut appelé la « mutualisation des Assurances sociales ». Ingénieuse sur le principe, cette intégration d'un régime mutualiste privé dans une structure publique présentait un double avantage : non seulement elle évitait la création d'un trop grand nombre de caisses publiques trop coûteuses pour les finances de l'État, mais elle sauvegardait le réseau existant des sociétés privées de secours mutuels, dans un contexte où la Mutualité avait encore toutes les faveurs

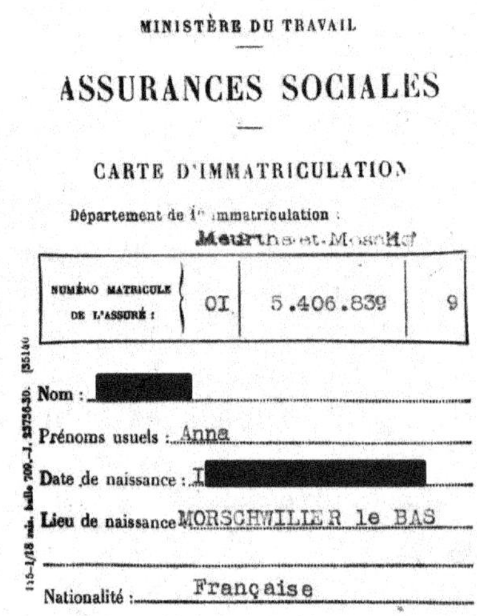
MINISTÈRE DU TRAVAIL

ASSURANCES SOCIALES

CARTE D'IMMATRICULATION

Département de l'immatriculation : Meurthe-et-Moselle

NUMÉRO MATRICULE DE L'ASSURÉ :	OI	5.406.839	9

Nom : [redacted]

Prénoms usuels : Anna

Date de naissance : [redacted]

Lieu de naissance MORSCHWILLER le BAS

Nationalité : Française

406 *L'Évolution Pharmaceutique*. Paris: 1927, 03, p10

407 Les assurés restaient libres d'adhérer à une caisse publique ou privée, leur seule obligation étant d'adhérer à l'une d'entre elles.

politiques. Ces caisses primaires privées mirent en place une agressive politique d'adhésion en offrant une première exonération totale des frais pharmaceutiques par la prise en charge du nouveau ticket modérateur (créé par le législateur dans l'idée, déjà, de restreindre la consommation de médicaments)[408]. Si cette mutualisation des Assurances sociales apporta une avancée sociale incontestable par la gratuité totale des soins[409], elle contribua aussi à élever l'espérance de vie des nouveaux assurés sociaux mais aussi à accroître, par ricochet, les dépenses sociales, jusqu'à nos jours[410].

6.5.2. Une complexité administrative

Les Assurances sociales furent financées par une première contribution de 5% obtenue par prélèvement sur le salaire de l'assuré, appelé « précompte », ainsi que d'une deuxième d'un montant de même valeur à la charge de l'employeur, toutes deux déductibles de l'impôt sur le revenu. Comme quittance de ce précompte, le gouvernement créa, en 1931, le premier bulletin de paye ou « bon de paye », de telle façon que le salarié puisse connaître les sommes prélevées[411]. Cette double cotisation alimenta une caisse de répartition pour couvrir les risques de maladie, de maternité et de décès et une caisse de compensation pour la vieillesse et l'invalidité. Par mesure de précaution, deux fonds supplémentaires furent constitués : le Fond de

---

[408] Le terme contemporain de « mutuelle » résulte de cette prise en charge du ticket modérateur par les Sociétés de secours mutuels à la création des Assurances sociales. De ce fait, notre Sécurité sociale, à cotisation obligatoire, est l'héritière des Assurances sociales, alors que les mutuelles complémentaires sont les héritières des unions de sociétés de secours mutuels, à cotisation facultative. Notre couverture sociale actuelle est donc issue de cette « mutualisation des Assurances sociales », appelée encore par certains détracteurs la « fonctionnarisation des sociétés de secours mutuels ».

[409] Une étude de la Caisse de sécurité sociale de Maubeuge, faite en 1930, établit que les dépenses pharmaceutiques augmentèrent dans les départements dès lors qu'il y avait une pharmacie mutualiste et donc une société de secours mutuels agissant comme caisse primaire privée. En effet, les pharmacies mutualistes appliquaient des ristournes à leurs adhérents pouvant aller jusqu'à 20%, soit la part contributive des sociétés de secours mutuels, permettant la gratuité totale des médicaments. Bien que la loi sur les Assurances sociales interdise aux dites sociétés de posséder une pharmacie mutualiste, cette interdiction fut néanmoins levée en 1943 afin de respecter le principe de « libre choix » de son pharmacien. Mais la question de savoir si une pharmacie mutualiste appartenant à un groupement mutualiste privé pouvait participer à un régime d'assurance publique obligatoire ne fut jamais réellement tranchée.

[410] Cette surconsommation fut mentionnée en 1907 dans le cadre de la loi de 1898 sur les accidents de travail dès lors que les frais médicaux et pharmaceutiques furent à la charge de l'employeur ou de l'État. Surnommées « les orgies de certaines ordonnances médicales », elles conduisirent à des abus réprimandés par les tribunaux comme l'illustre ce jugement rendu en novembre 1907 : « D'après les médecins-experts, la quantité des objets de pansement prescrits par le docteur F. (dont les honoraires se sont levés à 135 francs), dénote une prodigalité inconcevable, dont on trouverait l'exemple dans aucune famille, et encore moins dans un hôpital, d'autant plus qu'il n'y avait à panser ni plaie, ni abcès ».

[411] Notre feuille de salaire actuelle date donc de l'instauration des Assurances sociales, mais elle s'est considérablement complexifiée entretemps.

majoration et de solidarité, alimenté par l'État afin de garantir un minimum légal de pensions d'invalidité et de vieillesse, et le fonds de garantie, financé par prélèvement sur les précomptes en prévision de possibles déficits. Ces deux fonds complémentaires furent gérés par une Caisse générale de garantie spécialement créée à cet effet et relevant du ministre du Travail. Le pharmacien-employeur était en charge d'immatriculer annuellement ses employés auprès de la caisse départementale, afin de leur fournir l'indispensable carte d'assuré et de s'y procurer les feuillets trimestriels qu'il remplissait mensuellement par des timbres achetés pour un montant équivalent aux doubles précomptes auprès des Postes et des Télégraphes. Ceux-ci remettaient ensuite le produit de la vente de ces timbres à la Caisse des dépôts et consignation qui le transférait enfin, sur ordre des caisses départementales, aux caisses primaires sous forme de quote-part afin de procéder aux remboursements de soins. Pour que les droits au remboursement soient maintenus, le pharmacien-employeur avait l'obligation de renvoyer trimestriellement à la caisse départementale ces feuillets timbrés sous peine de poursuite et d'amendes financières proportionnelles au nombre d'employés et de récidive. Aussi étrange que cela puisse paraître de nos jours, le Conseil de l'Ordre des pharmaciens, au moment de sa création, sera chargé de régler les contentieux entre assurés, caisses primaires et pharmaciens. Le décret du 29 décembre 1945 précisa en effet que les plaignants pouvaient saisir les Conseils régionaux de l'Ordre en cas d'abus et fraudes relatifs à l'exercice de la pharmacie, puis, en cas d'appel, à une section dédiée de l'Ordre national des pharmaciens : « la Section des Assurances sociales ».

Le bon fonctionnement des Assurances sociales reposa sur l'établissement de conventions tripartites dans chaque département, appelées également des contrats collectifs, entre syndicats de pharmaciens, syndicats de médecins et caisses primaires. Négociées annuellement, ces conventions permettaient de cadrer les modalités de remboursement et de financement entre un paiement direct ou indirect[412], le tarif des remboursements, la liste des produits référencés pour remboursement et le montant du solde des dépenses restant à la charge des assurés, soit le ticket modérateur. Parmi ces éléments, le tarif de référence fut bien entendu le point crucial des négociations durant lesquelles chaque partie tenta de préserver ses intérêts : les caisses primaires publiques voulurent minimiser les dépenses publiques, les caisses primaires privées réduire la quote-part du ticket modérateur afin d'assurer leur équilibre financier et les pharmaciens sauvegarder une marge minimale jusqu'ici garantie par la réglementation privée des prix. Les négociations aboutirent à un résultat différent selon les départements : en Saône-et-Loire, Nièvre, Rhône

[412] Le paiement direct (où immédiat) consistait à ce que le patient avance les frais puis se fasse rembourser par sa caisse primaire. Le paiement indirect (ou différé) permettait au patient de ne rien payer, le pharmacien faisant alors l'avance des frais jusqu'à son remboursement par la caisse primaire de l'assuré.

et Meurthe-et-Moselle, le tarif de l'A.G. fut appliqué avec une remise de 10% et de 5% dans la Meuse. En Lot-et-Garonne, ce fut le tarif de la Dordogne qui s'appliqua alors que dans l'Ariège, il fut adopté comme référence le tarif déjà appliqué à la Compagnie des chemins de fer du Midi. À partir de 1931, les négociations se durcirent à la suite d'une circulaire de M. Laval qui exigea que les caisses départementales n'acceptent plus que des prix inférieurs à ceux publiés par l'A.G. Cette instruction ouvrit alors le débat de savoir quelle référence tarifaire il fallait prendre[413]. Si les pharmaciens étaient convaincus qu'il fallait un tarif commun, équitable et conforme aux intérêts des malades ainsi que des pharmaciens eux-mêmes, une lutte s'engagea pour en prendre le contrôle[414] entre les autorités (tarif officiel) qui cherchaient déjà à réduire les frais de remboursement et l'Association générale qui défendait l'équilibre économique de leurs adhérents (tarif de l'Association générale). Cette confusion entre les divers tarifs amena les pharmacies commerciales à proposer leurs propres tarifs remisés qui furent principalement retenus par les collectivités locales afin de baisser le coût de leurs dépenses sociales. Dans cette lutte, M. Mouliets, président de la Fédération des pharmaciens du Sud-Ouest et du Centre, défendit le tarif de l'A.G. sur le motif d'une nécessaire solidarité professionnelle : *« Plus de tarifs fantaisistes dans leur décevante multiplicité, plus de tarifs de famine, plus de rabais indécents et forcément dangereux pour tous, plus de surenchères folles et de platitudes coupables ! Nous faisons campagne en faveur d'un bon tarif uniforme et national qui est celui de l'A.G. »*[415].

6.5.3. Les revendications des pharmacies commerciales

Pragmatique et réaliste, M. Réaubourg reconnaissait au nom des pharmacies commerciales le caractère irrémédiable de la future loi sur les Assurances sociales : *« Ne nous faisons pas illusion : la loi sur les Assurances*

---

[413] La question de savoir qu'elle devait être la référence tarifaire dans le cadre des lois sociales n'était pas récente. Déjà pour l'Assistance médicale gratuite, l'État avait conclu un accord avec l'Association générale pour l'application de son tarif avec un rabais de 20%. En 1905, la commission chargée de l'élaboration d'un nouveau tarif de référence dans le cadre de la loi sur les accidents de travail, dépendante du ministre du Commerce, imposa le même tarif de l'A.G. comme référence mais avec un rabais de 30% mettant en péril la profitabilité des officines. L'A.G. réagit en alertant les autorités des risques pour la profession : « Nous estimons qu'elle (i.e. la commission) a dépassé les limites raisonnables en adoptant des prix inférieurs à ceux pratiqués dans beaucoup de départements pour l'Assistance médicale gratuite, c'est-à-dire pour les indigents ».

[414] M. Bailly disait à ce sujet, en 1925 : « Je leur demande (i.e. aux parlementaires) d'user de tout leur pouvoir pour faire comprendre à leurs collègues que les intérêts du Trésor et ceux des assurés ne sont nullement incompatibles avec ceux des pharmaciens. Il n'est pas nécessaire que les uns soient sacrifiés pour que les autres soient sauvegardés et que, pour assurer à une grande partie de la population, des avantages, que, je le répète, nous estimons très légitimes, on fasse du domaine médical et du domaine pharmaceutique autant de régions dévastées ». Ce débat sur le prix des médicaments au regard des dépenses sociales se poursuit de nos jours.

[415] *L'Évolution Pharmaceutique*. Paris: 1927, 03, p10

sociales est inscrite au programme électoral de la plupart des parlementaires, quel que soit le parti dont ils se réclament, elle doit être votée, et sera probablement votée avant la fin de la législature actuelle [...] Nous ne pouvons lutter contre un progrès social qui se fera en dehors de nous si nous ne collaborons pas loyalement à son organisation »[416]. Les pharmacies commerciales s'efforcèrent donc de participer activement aux négociations départementales tripartites et d'influencer le Conseil supérieur des Assurances sociales, ainsi que les caisses départementales.

Au titre de leurs principales revendications, elles demandèrent le remplacement du précompte par un système de forfait en prenant exemple sur celui déjà mis en place dans certains cantons de Suisse par l'Office des mutilés. Le forfait[417] présentait l'avantage de ne rembourser à l'assuré qu'une somme maximale correspondante aux disponibilités financières, le solde qui restait à la charge de l'assuré assurant l'équilibre financier pérenne des Assurances sociales suisses. En outre, il permettait non seulement d'éviter de transformer le pharmacien en percepteur mais aussi de faciliter les démarches administratives et de réduire les coûts de fonctionnement des Assurances sociales : *« Si le projet de loi sur les assurances sociales est voté, nous fournirons les médicaments à crédit à quatorze millions de bénéficiaires. Nous serons réglés à six mois ou à un an sur mémoire. Nous devrons engager des dactylographes et des comptables. Nous aurons à supporter le poids alourdi des impôts [...] Et nous devons nous demander si, la thèse et les méthodes administratives et étatistes triomphant, nous n'allons point être transformés en fonctionnaires sans en avoir ni la sécurité, ni les avantages »*[418]. En l'absence de forfait, il fut estimé, au démarrage des Assurances sociales, que le recrutement des cent-quarante-mille fonctionnaires nécessaires à leur fonctionnement couta la bagatelle d'un milliard de francs de l'époque. M. Bailly cita à ce propos : *« Le forfait fera réaliser au Trésor une notable économie, ne fut-ce qu'en rendant inutile la majeure partie des fonctionnaires innombrables que nécessiterait la mise en application de tous les autres systèmes envisagés ».* Les pharmacies commerciales adoptèrent le libre choix de l'officine, de peur d'être exclues d'un éventuel réseau mutualiste ou agéiste. En effet, le risque d'un réseau sélectif n'était pas à négliger car, de par leur intégration dans le système d'Assurances sociales en tant que caisses primaires privées, les sociétés de secours mutuels continuaient à appliquer les dispositions de la loi de 1898 et donc à donner le droit aux caisses primaires privées de créer des pharmacies mutualistes comme l'écrivit l'Organisation nationale de la mutualité : *« Le gouvernement fait appel à nos sociétés privées*

---

[416] *L'Évolution Pharmaceutique*. Paris: 1927, 03, p10

[417] M. Bailly, président des grandes pharmacies commerciales disait du forfait en 1927 : « Nous avons opté pour le système du forfait, en application dans plusieurs pays étrangers, et qui nous parait mille fois préférable au système administratif dont nous apercevons tous, mais il sera trop tard, les énervantes et désastreuses complications ».

[418] *L'Évolution Pharmaceutique*. Paris: 1928, 05, p21

pour établir le fonctionnement de ses Assurances sociales. Nous sommes disposés à répondre à son appel mais nous entendons défendre toutes les dispositions de la loi de 1898 qui nous ont permis d'être ce que nous sommes aujourd'hui et nous voulons que toutes les dispositions de cette loi soient inscrites dans la loi des Assurances Sociales ». Les pharmacies commerciales se positionnèrent également en faveur du paiement direct par l'assuré afin d'éviter l'avance de trésorerie et la « paperasserie » associée, comme l'avance M. Bailly, président des grandes pharmacies commerciales, qui s'opposait au principe même du tiers-payant : *« Nous refusons d'admettre le principe du tiers-payant, c'est-à-dire l'interposition entre le malade et le pharmacien d'une administration de Caisse [...] Abus, discussions, chicanes ne tarderaient pas à surgir et à créer une atmosphère de méfiance et de suspicion. Ce serait la déchéance progressive de la profession par la fonctionnarisation du plus grand nombre de pharmaciens entrainant l'absence d'effort et d'émulation »*[419].

En résumé, fidèles à leur principe de liberté commerciale, les pharmacies commerciales revendiquaient un paiement immédiat par le patient, le principe du forfait, un libre choix de l'officine mais aussi une liberté absolue de prescription de spécialités pharmaceutiques[420] ainsi qu'un tarif libre. Mais elles n'eurent que peu d'écoute face à l'engouement suscité par la gratuité des nouvelles Assurances sociales et le système proposé d'un forfait de remboursement associé à un paiement direct par les patients fut délaissé pour conduire au fonctionnement actuel (largement déficitaire) de notre actuelle Sécurité sociale.

6.5.4. Les revendications des pharmacies agéistes

Quant à l'A.G., elle demandait, comme de coutume, le contraire des pharmacies commerciales, à savoir un paiement différé, soit le tiers-payant, une prescription limitée à quelques spécialités pharmaceutiques et un tarif obligatoire. En outre, elle profita de la mise en place des Assurances sociales pour tenter d'en exclure les pharmacies commerciales par une proposition d'amendement à l'article 4 de la loi : *« Les Syndicats de pharmaciens habilités à établir des contrats avec les Caisses devront être agrégés à l'Association générale des syndicats pharmaceutiques de France et des colonies, la seule union de Syndicats pharmaceutiques existant un an avant la promulgation de la loi du 5 avril 1928 »*. L'A.G. remit également sur la table des négociations la question existentielle de la spécialité pharmaceutique en adressant au

---

[419] *L'Évolution Pharmaceutique*. Paris: 1927, 03, p11

[420] M. Bailly, en 1925 sur le libre choix des médicaments : « Nous ne pouvons perdre de vue en effet que les spécialités pharmaceutiques entrent pour plus de 60% dans le chiffre de vente des pharmaciens de détail ; elles ont donc pris dans l'arsenal thérapeutique une place qu'il n'est pas possible de songer à leur enlever. Adoptées aussi bien par la clientèle des quartiers populaires que par celle des quartiers riches, elles ne doivent plus être considérées comme des médicaments de luxe ».

ministre du Travail, en 1929, un document intitulé « Revendications de l'Association générale du syndicat des pharmaciens de France et des colonies ». Ce document prônait une proposition de rectificatif de loi pour n'y inclure que les soins pharmaceutiques *« vraiment irremplaçables »* suivi de la mention *« par une préparation magistrale ou officinale »*[421]. Elle argumenta en démontrant que la préparation offrait l'avantage de ne délivrer que la juste quantité nécessaire[422] au traitement, principe similaire au mode de dispensation actuel dans les pays anglo-saxons : *« Cette délivrance peut être limitée à la quantité strictement nécessaire du produit utile, de sorte que la prescription d'une spécialité, même si elle est d'un prix moins élevé, revient souvent, en définitive, à un prix supérieur à celui de la préparation magistrale ».*

6.5.5. La consécration officielle de la spécialité pharmaceutique

La loi sur les Assurances sociales sonna en définitive le glas des remèdes secrets et le triomphe de la spécialité pharmaceutique. En effet, comment rembourser une spécialité pharmaceutique qui n'avait pas d'existence légale et dont la vente, tout en bénéficiant d'une large tolérance juridique et pourtant déjà soumise à une fiscalité, restait néanmoins prohibée par la loi de Germinal ? Ce paradoxe législatif fut porté à l'attention du ministre du Travail et de l'Hygiène et ce dernier institua une commission de trente-trois membres[423] chargée de dresser la future liste des spécialités pharmaceutiques remboursables par les Assurances sociales. Le président de cette commission, le doyen Radais, de la Faculté de pharmacie de Paris, proposa alors d'autoriser les seuls remèdes dont la composition, le nom et la dose de chacune des substances actives, associés au nom et à l'adresse du fabricant, seraient mentionnés sur les conditionnements. Mais cette proposition demandait une modification du cadre légal datant de 1803. Ce qui fut fait quelques mois plus tard, quand parut le décret du 13 juillet 1926, plus connu sous le nom du ministre du Travail et de l'Hygiène Durafour. La divulgation des excipients ne fut néanmoins pas exigée de telle façon à maintenir le secret de fabrication et éviter toute contrefaçon, officialisant ainsi une pratique des fabricants déjà mise en place pour éviter la fiscalité de 1916, ce qui fit dire à M. Narodetski :

---

[421] *L'Évolution Pharmaceutique*. Paris: 1929, 12, p6

[422] La proposition de l'Association générale de ne délivrer que la stricte quantité nécessaire de médicaments pour limiter la consommation est de nos jours en cours de discussion et testée dans le cadre de la dispensation des antibiotiques.

[423] M. Bailly du Syndicat des pharmacies commerciales en fit partie. Il disait au sujet de cette commission : « La spécialité pharmaceutique prend donc sa place dans les rangs des médicaments officiels mais elle n'en reste pas moins sous un régime de tolérance au point de vue de la loi. Contradiction qu'il me parait indispensable de faire cesser en donnant enfin aux produits de ce genre le statut légal auquel ils ont droit et qu'aucun motif sérieux ne peut empêcher de leur donner. Il n'y a nul besoin d'attendre le vote problématique d'une loi sur l'exercice de la pharmacie puisque un simple décret permet de le faire ».

« Dorénavant le remède secret est le remède dont on ne connait ni la formule ni le préparateur »[424]. Quelques années plus tard, cette obligation fut jointe à la mise en place du certificat de conformité avec visa délivré par le Laboratoire national de contrôle des médicaments qui restait sous l'autorité du doyen de la Faculté de pharmacie de Paris. Ce certificat mentionnait un numéro d'enregistrement devant être reporté d'une manière très apparente sur les flacons, boîtes, paquets et tous autres emballages. Ce numéro d'enregistrement est à l'origine de la mise en place de notre actuel numéro d'autorisation de mise sur le marché (A.M.M.)

Six ans après sa publication, la loi sur les Assurances sociales permit de collecter dix-huit milliards de francs dont seulement 5% furent utilisés pour le fonctionnement des caisses départementales et primaires et 25% pour les prestations de remboursement. Les deux-tiers excédentaires furent subtilement utilisés par le gouvernement dans *« une vaste opération de capitalisation et d'aide à la Trésorerie de l'État »*[425], ce qui fit dire à certaines voix que la mise en application des Assurances sociales ne fut qu'un *« prélèvement massif sur l'économie nationale »*. Ayant vidé de leur trésorerie les nouvelles Assurances sociales, l'État avait toutefois prévu, dans l'article 7 de la loi, la création d'une commission de contrôle permanente pour contenir les dépenses structurelles et de fonctionnement. Mais elle n'entra jamais en fonctionnement pendant que certaines caisses départementales tolérèrent le régime de liberté absolue de prescription. Cette double déficience conduisit à l'accroissement de la consommation de médicaments et à un déséquilibre budgétaire persistant comme le fit remarquer, en 1932, le journal La Pharmacie moderne : *« L'examen des dossiers de malades assurés sociaux montre, en effet, une générosité dans les prescriptions soit magistrales, soit de spécialités qui n'existait pas avant la loi [...] Au total, ces ordonnances forment un chiffre imposant qui n'était pas, ainsi que nous l'avons fait déjà remarquer, d'une fréquence courante, quand le malade n'avait pas à compter sur les assurances »*[426]. C'est ainsi que les Assurances sociales largement bénéficiaires à leur naissance, devenues entre-temps Sécurité sociale, devinrent déficitaires peu de temps après leur création, du fait d'une succession d'erreurs d'appréciation et de mauvaises décisions. Et même si ces erreurs passées font l'objet de nos jours de mesures correctrices, ces Assurances sociales furent surtout à l'origine d'une tarification contrôlée par l'État et de la reconnaissance officielle de la spécialité pharmaceutique, deux évolutions majeures reléguant définitivement la pharmacie des apothicaires dans les oubliettes de l'histoire au profit d'une pharmacie sociale du 20ème siècle qui reste celle que nous connaissons de nos jours, au 21ème siècle.

---

[424] Poplawski R. *Traité de droit pharmaceutique*. Paris: Lib de la Cour de cassation, 1950, p526
[425] Leriche E., Le Marchand G., Boucher M. *Questions controversées à propos des Assurances Sociales*. Lyon: Éditions de la Chronique Sociale de France, 1935, p3-4
[426] *La Pharmacie Moderne*. Paris: 1932, 24, p32

7. Conclusion

Conclusion

La nouvelle loi sur l'exercice de la pharmacie fut promulguée le 11 septembre 1941 par le régime autoritaire du gouvernement de Vichy surnommé l'Autorité de fait, dit Gouvernement de l'État français. Elle mit fin à l'opposition entre libéraux et conservateurs et consacra toutes les mesures législatives prises auparavant, comme la suppression du serment, l'unification des diplômes de 1ère et 2ème classe et l'interdiction du compérage médico-pharmaceutique. Elle confirma aussi certains principes fondamentaux comme le monopole pharmaceutique et établit des règles essentielles telles que la répartition territoriale des officines, la reconnaissance de la spécialité pharmaceutique, la réorganisation de l'inspection, la suppression du diplôme d'herboriste, la mise en place d'un visa d'autorisation après évaluation de l'intérêt thérapeutique par un comité technique des spécialités, un visa de contrôle des textes publicitaires, la reconnaissance des sociétés industrielles pharmaceutiques de vente en gros ainsi que l'entrée de capitaux non-pharmaceutiques dans ces dites sociétés, à la condition de réserver la direction aux pharmaciens. Cette loi reprenait donc dans son ensemble les principales revendications tant attendues et réclamées des pharmaciens comme le reconnut M. Sigvard : *« Il serait contraire à la vérité de dire que la réglementation professionnelle, instituée par la loi du 11 septembre 1941, ne répondait pas dans ses grandes lignes, aux désirs souvent exprimés par la profession elle-même »*[427].

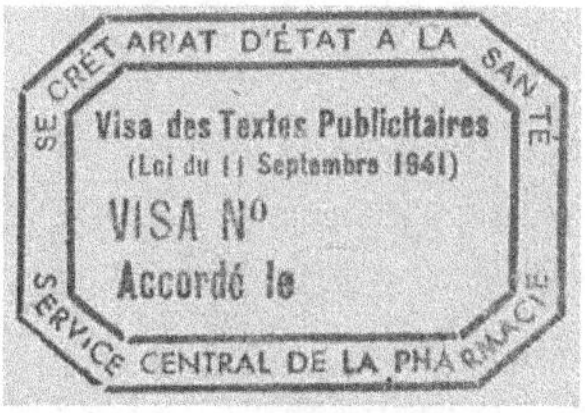

Au-delà de ces dispositions régissant l'exercice professionnel, la loi de Vichy mit en place une nouvelle forme corporative d'organisation professionnelle obligatoire. Tout en supprimant les syndicats pharmaceutiques pour mieux asseoir l'autorité de l'État, elle reconnut des chambres départementales des pharmaciens, une chambre des fabricants et une chambre des droguistes-répartiteurs à qui furent dévolues les attributions des anciens syndicats, notamment la défense des intérêts matériels. Les deux principaux protagonistes d'avant-guerre, l'Association générale et le Syndicat des pharmacies commerciales, réussirent seuls à se maintenir dans l'après-guerre grâce à l'ordonnance de 1944 qui rétablit les organisations syndicales dès la fin des hostilités. L'A.G. de Crinon, Genevoix et Rièthe réapparut sous la dénomination de Fédération des syndicats pharmaceutiques de France (F.S.P.F.) gardant la même structure unioniste de syndicats départementaux et reprenant la maison des Pharmaciens au n°13 de la rue Ballu. Quant au

[427] Bulletin de l'Ordre des Pharmaciens. *L'origine, la naissance et la réforme de l'Ordre*. Paris: 1962, 03, p35

Syndicat des grandes pharmacies de France de Mille, Berthe et Bailly, il renaîtra de ses cendres sous la dénomination d'Union nationale des pharmacies de France (U.N.P.F.), version raccourcie de l'Union nationale des grandes pharmacies de France qui résultait de la fusion du Syndicat des grandes pharmacies de France et du Syndicat des grandes pharmacies françaises. Cette union nationale s'installera au n° 57 de la rue Spontini, dans le 16ème arrondissement, et ses statuts du 24 janvier 1977 confirmeront cette affiliation avec les pharmacies commerciales d'avant-guerre : *« Les présents statuts seront déposés à la préfecture de Paris, conformément à la loi, et remplaceront ceux qui, élaborés lors de la fondation du Syndicat des grandes pharmacies de France et des colonies le 19 avril 1899 et déposés à la préfecture de la Seine le 5 mai suivant, ont été modifiés à différentes reprises pour constituer, depuis le 1ère décembre 1959 jusqu'à ce jour, l'Union nationale des grandes pharmacies de France, dont le présent syndicat assurera la continuité »*. Avec le recul, on ne peut que saluer les apports de ces deux syndicats particuliers qui ont, selon leur propre conception idéologique de l'époque, si brillamment et si farouchement contribué à l'évolution de la pharmacie. Il est juste de dire que les fondamentaux de notre actuelle législation résultent encore de ce savant mélange entre l'héritage des apothicaires et cette fructueuse opposition syndicale d'avant-guerre entre libéraux et conservateurs. Ce que M. Mayniel, pharmacien à Paris, reconnut avec une prudence toute diplomatique : *« C'est de l'échange des idées, de la discussion courtoise que jaillissent la lumière et le progrès »*[428].

La loi de Vichy inaugura également les premiers conseils régionaux munis de pouvoirs disciplinaires coordonnés par un Conseil supérieur de la pharmacie. Ils disparaîtront à la Libération et céderont la place à l'Ordre des pharmaciens institué par une ordonnance du 5 mai 1945, afin d'assurer le respect des devoirs professionnels ainsi que la défense de l'honneur et de l'indépendance de la profession. Tout en reconnaissant le caractère libéral de la profession : *« Du fait qu'elle est pourvue d'un Ordre, notre profession présente officiellement un caractère libéral que nul n'est désormais fondé à lui contester »*[429], cette ordonnance mit un terme définitif à la confusion entre syndicats et Ordre, en clarifiant les rôles et fonctions de chacun même si, dans la pratique d'après-guerre, la dissociation entre intérêts moraux et matériels fut délicate à mettre en œuvre. Les syndicats se verront alors progressivement

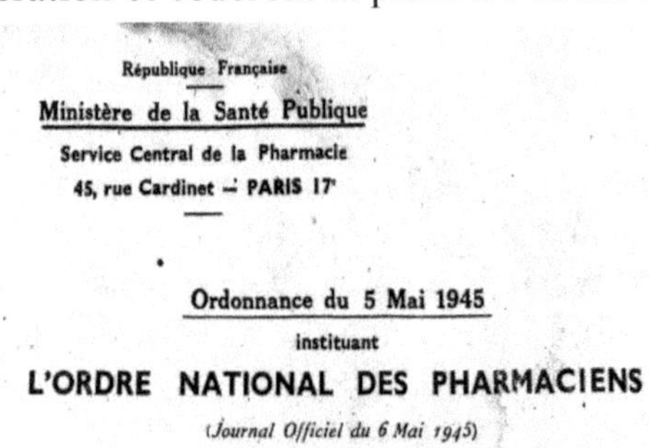
République Française

Ministère de la Santé Publique

Service Central de la Pharmacie

45, rue Cardinet – PARIS 17e

Ordonnance du 5 Mai 1945

instituant

L'ORDRE NATIONAL DES PHARMACIENS

(Journal Officiel du 6 Mai 1945)

428 *L'Évolution Pharmaceutique*. Paris: 1908, 04, p3

429 Poplawski R. *Traité de droit pharmaceutique*. Paris: Lib de la Cour de cassation, 1950, p96

en charge de la défense des seuls intérêts professionnels comme le mentionnait d'ailleurs l'ordonnance de 1945 : *« Il y a incompatibilité entre les fonctions de membre d'un des conseils de l'Ordre et celles de membre d'un des conseils d'administration d'un syndicat pharmaceutique »*. Quant à la nouvelle institution ordinale, elle fut complétée en 1953 par la parution du premier Code de déontologie[430] pourvu de cent-quarante-quatre articles fixant les règles de probité professionnelle et rehaussant le prestige de la pharmacie, ce que souligna M. Hourticq, Conseiller d'État : *« Une conclusion s'impose. Quiconque lira ces cent-quarante-quatre articles saura et fera savoir que le pharmacien français est autre chose et plus qu'un homme qui se croit obligé de se vêtir de blanc pour prélever dans une vitrine un parallélépipède de carton »*[431]. Enfin, la loi de 1941 obligea la vente de tous les remèdes aux prix officiels fixés par le Tarif Pharmaceutique National. Quant aux Syndicats de la réglementation, ils réussirent à survivre durant l'Occupation malgré le blocage des prix et l'avènement d'une économie dirigée, avant de totalement disparaître lorsque la fixation des prix fut définitivement inscrite dans les textes officiels. En 1943, un arrêté fixa pour la première fois les premiers taux de marge des acteurs : 14,75% pour les grossistes et 32,30% pour les officines, ce dernier taux étant finalement proche de celui tant réclamé à cor et à cri par l'intermédiaire des fameuses spécialités confraternelles. À partir de cette période, la régulation des prix ne fut plus jamais dans les mains des fabricants et des pharmaciens, soit sous la forme d'une réglementation privée soit sous la forme d'une codification type Prudentiam, mais sous le contrôle permanent de l'État en raison du déficit déjà réel des jeunes Assurances sociales.

Dans les ténèbres de la guerre, la profession réussit tant bien que mal à assurer ses missions jusqu'à la Libération. Comme un symbole, Albert Salmon, un des plus grands mécènes de la pharmacie et *« homme de cœur »*, disparut tragiquement le 16 août 1942 lors d'une chute de bicyclette sur une tranquille route de la forêt de Fontainebleau qui symbolisait cette voie devenue toute tracée pour la profession malgré les turpitudes du temps. Comme un long fleuve devenu tranquille, cette voie conduisit la profession à l'officine contemporaine que nous connaissons de nos jours et qui représente l'héritage du modèle des pharmacies commerciales qui a prévalu sur celui des pharmacies agéistes. M. Léo-Gabriel Toraude, ami d'Albert Salmon et homme de conseil auprès de la profession, eut le mot de la fin sur ce que devait être finalement la pharmacie, qu'elle soit commerciale ou agéiste, face à son évolution : *« J'ajouterai que nous devons encore leur dire toute la beauté de notre profession, car elle est belle, fort belle. Elle nous fait vivre, en définitive, cette pauvre pharmacie ! Et si elle ne nous fait pas « bien » vivre, c'est peut-être que nous n'avons pas « bien » su lui demander tout ce qu'elle pouvait donner. En cela, comme en tout,*

---

[430] Fouassier E., *Code de déontologie des pharmaciens*, in C. Maurain et M. Belanger, Droit pharmaceutique, Paris, LexisNexis, 2015, fascicule 12-50, p1-22.
[431] Bulletin de l'Ordre des Pharmaciens. *Le Code de la Pharmacie*. Paris: 1951, 12, pVII

il y a « la manière ». Et la meilleure, à mon humble avis, c'est de pratiquer loyalement, scrupuleusement, mais dignement »[432]. Puissent toutes les jeunes générations de pharmaciens s'en souvenir !

[432] *Bulletin du Syndicat Général des Pharmaciens de France*. Paris: 1912, 07, p106

Table des matières

Bibliographie

Fonds privé

Bulletin mensuel du Syndicat des pharmacies commerciales de France. *L'Évolution Pharmaceutique*. Paris: 1907 à 1936

Bulletin mensuel de la Fédération des syndicats pharmaceutiques de France. *Le Pharmacien de France*. Paris: Juin 1941 ; Décembre 1945 ; Juin 1946

Bulletin mensuel de l'Association amicale des étudiants en pharmacie de France. *La Pharmacie Française*. Paris: Années 1902 et 1903 ; Février, Juillet 1904 ; Octobre, Novembre 1905 ; Mars, Novembre, Décembre 1906 ; Années 1907 et 1908 ; Janvier à Juillet, Octobre, Novembre 1909 ; Mars, Juillet, Septembre, Novembre 1910 ; Janvier, Novembre 1911 ; Février 1921 ; Octobre 1923 ; Février à Juin, Septembre, Octobre 1929 ; Mai, Octobre, Décembre 1935 ; Juin 1900

Bulletin de la Fédération des pharmaciens du Sud-Ouest-et-du-Centre. Bordeaux : Mars 1924

Bulletin mensuel de la Pharmacie Centrale de France. *L'Union Pharmaceutique*. Paris: 1863, 1865 à 1893, 1895 à 1913, 1916 à 1920

Bulletin mensuel du Comptoir national de la pharmacie française. *Les Annales Coopératives Pharmaceutiques*. Paris : 1934 et 1935

Compte-rendu du congrès général des pharmaciens. Paris : Asselin Editeurs ; Juillet 1867

Guibourt M. *Observations sur un mémoire présenté à M. le ministre de l'Agriculture et du Commerce*. Reims : Imp. De P. Dubois, 1864.

Bulletin mensuel de la Fédération des syndicats pharmaceutiques de l'Est. *Bulletin Pharmaceutique de l'Est*. Dijon: Imprimerie Jobard. 1931, 1932, 1933 ; Novembre 1936 ; Février 1937 ; Février, Mars, Décembre 1938 ; Février 1939 ;

Bulletin mensuel de l'Union nationale des grandes pharmacies. *L'Évolution Pharmaceutique*. Paris: Juillet-Aout 1951.

Bulletin mensuel de l'Union nationale des pharmaciens français. *La Gazette des Pharmacies*. Paris: Octobre 1921 ; Mai 1937.

Bulletin mensuel du Syndicat de la pharmacie française. *La Pharmacie Moderne*. Paris: n° 23, 24 et 25 de l'année 1932.

Bulletin mensuel de la Coopérative pharmaceutique française. *Cooper*. Melun: Septembre, Octobre 1945

Bulletin mensuel du Syndicat des pharmaciens de France. *Le Pharmacien Syndicaliste*. Paris: Février, Avril, Mai, Juin 1927

Bulletin mensuel du Syndicat des pharmaciens du Lot. *L'Action Pharmaceutique*. Cahors: Mai 1930 ; Février 1931 ; Septembre 1934 ; Janvier, Mai et Octobre 1935.

Revue documentaire de la Pharmacie moderne. *La revue des Spécialités*. Paris: Mars, Avril, Août 1935.

Bulletin mensuel de la Fédération des pharmaciens du Midi. *Bulletin de la Fédération des Pharmaciens du Midi*. Toulouse: 1904, 1906, 1907, 1910, 1918-19

Bulletin de la Société des pharmaciens des Côtes-du-Nord. *Bulletin des travaux des années 1863 & 1864*. Saint-Brieuc: 1864.

Bulletin mensuel des Sociétés pharmaceutiques de Paris et de la Seine (Syndicat de la Pharmacie Parisienne). *Le Journal des Pharmaciens*. Paris: Avril, Juillet 1909.

Bulletin mensuel de l'Association générale des pharmaciens de France. *Bulletin de l'Association Générale des Pharmaciens de France*. Paris: Janvier, Avril, Juin à Août, Octobre,

Décembre 1902 ; Janvier, Avril, Mai 1903 ; Janvier, Mars 1904 ; Juillet, Septembre, Octobre 1905 ; Janvier, Avril à Juin, Août, Octobre 1906 ; Février, Août à Octobre, Décembre 1907 ; Juillet, Septembre à Décembre 1908 ; Janvier à Juillet, Octobre 1909 ; Janvier, Février, Juin à Août, Octobre, Décembre 1910 ; Mai à Octobre 1911 ; Avril à Juin, Août 1912 ; Mai, Août 1913, Novembre, Décembre 1923

Bulletin mensuel du Syndicat général des pharmaciens de France. *Syndicat Général des Pharmaciens de France*. Paris: Juilletc1901 ; Novembre 1902 ; Février, Juillet 1904 ; Décembre 1907 ; Janvier, Mars, Mai, Septembre à Décembre 1908 ; Janvier, Février, Juin, Juillet, Septembre, Octobre 1909 ; Août 19010 ; Mars 1911 ; Février, Mars, Juillet, Novembre, Décembre 1912 ; Mars, Juin, Juillet 1913

Bulletin mensuel de l'Association confraternelle de publicité pharmaceutique et de la Société de prévoyance. *L'Avenir de la pharmacie*. Nîmes : Février 1912.

Bulletin du Syndicat général de la réglementation. *La Réglementation*. Paris: Janvier, Juillet 1910

Bulletin de la Société fédérale des pharmaciens de France. *Bulletin de la Société Fédérale des Pharmaciens de France*. Paris: Avril, Mai, Octobre 1902 ; Février 1904

Bulletin mensuel des laboratoires Bailly. *Pharmacie et Laboratoire*. Paris: Février 1939

Goodpear's W. *Histoires de Potard*. Paris, 1930.

Guitard E. *Deux siècles de presse au service de la pharmacie*. Imprimerie Charles Colin.1913

Cinquantenaire de la Pharmacie Centrale de France. Paris: Imprimerie Maulde, Doumec et Cie, 1903,

Cent-cinquantenaire des Facultés de Pharmacie et de l'Académie de Pharmacie. Paris: Editeurs Masson & Cie, 1953,

Cahuet A. *Claude Adolphe Nativelle, histoire d'une vie dans l'histoire d'une époque*. 1937: Presse de Draeger Frères, 1937, p1-128

Association générale des syndicats pharmaceutiques de France et des colonies. *Formulaire des Pharmaciens français*. Saint-Cloud: Imprimerie Girault, 1921 et 1933,

Fête jubilaire de l'association et syndicat des Pharmaciens de Saône et Loire. Dijon: Imprimerie Jobard, 1930,

Turck G. *Loi sur les Assurances Sociales*. Paris : Société pour l'étude des œuvres sociales, 1930

Syndicat des pharmaciens du département de l'Eure, Statuts de 1902. Evreux: Imprimerie Quettier, 1902

Langlois G. *Comment lancer une spécialité pharmaceutique*. Paris: Ed Gazette des Pharmacies,

Dupuy E. *Le Pharmacien est-il un commerçant ?* Angoulême: Imp. F. Lugeol & Cie, 1880,

Croze J.L. *Le centenaire de la Société de Pharmacie*. Journal hebdomadaire La Vie Illustrée. 1903, 263

Buison G. *Entretiens sur les Assurances Sociales*. Paris: Edition de la Confédération Générale du Travail, 1935

Fédération des syndicats pharmaceutiques de France. *Statut du préparateur en Pharmacie*. Paris: 1946

Comptoir national de la pharmacie française. *Compte-rendu des Assemblées générales ordinaire et extraordinaire*. Paris: 27 juin 1935

Spécialités Réglementées. Catalogue du Groupe des Tickettistes, Décembre 1909.

Bailly A. *Catalogue Général*. 1934, 8

Répertoire de Pharmacie et Journal de Chimie Médicale. Paris: Octobre 1868 ; Décembre 1877 ; Février, Mai, Novembre 1880 ; Janvier à Avril, Juin, Septembre à Décembre 1884

Les Annales Pharmaceutiques françaises. Masson et Cie éditeurs, 1943.

Bouville A. *Notes historiques et critiques sur la Police et l'Inspection des Pharmacies*. Lille ; Imprimerie Centrale du Nord, p1-135

Lesur J. *L'exercice de la Pharmacie par les Sociétés de Secours Mutuels*. Lille: Imprimerie Centrale de Nord, 1948, p1-149

Observations du Collège de Pharmacie de Paris sur un nouveau projet de règlement concernant la Pharmacie. Paris : Imprimerie Quillan, An X.

Cent-vingt-cinquième anniversaire du Syndicat des Pharmaciens de la Seine-Inférieure. Rouen : Imprimerie Lecerf Fils, 1927

Narodetzki N. *Le Remède Secret*. Paris: Librairie générale du droit et de jurisprudence, 1928, p

Bulletin de la Société syndicale des pharmaciens de la Côte d'Or. Dijon : Imprimerie Jacquot & Floret, 1897, p1-91

Trébuchet A. *Jurisprudence de la Médecine, de la Chirurgie et de la Pharmacie en France*. Paris : J.B. Baillière, 1834

Grave E. *État de la Pharmacie en France*. Mantes: publié chez l'auteur, 1879

Prevet F. *Histoire de l'Organisation Sociale en Pharmacie*. Paris: Lib du Recueil Sirey, 1940

De Mari J. *La Société Libre des Pharmaciens de Paris*. Grenoble : Prudhomme & Cie, 1944

Pellault H. *Code des Pharmaciens*. Paris: Editeur Durand, 1858

Bourquelot E. *Le centenaire du Journal de Pharmacie et de Chimie*. Paris: Editeurs Octave Doin et Fils, 1910

Soubeiran M. *Discours sur les remèdes secrets, autorisés par le Gouvernement*. Paris: E. Thunot et Cie, 1852

La réorganisation de la Pharmacie. Rapport fait à la Société de Pharmacie de Paris et à la Société de prévoyance des pharmaciens du département de la Seine. Paris: Colas libraire, 1834

Brosse J. *Aperçu historique sur la Pharmacie*. Paris: Imprimé par E. Thunot et Cie, 1862

Laugier A., Duruy V. *Pandectes Pharmaceutiques*. Paris: Librairie Louis Colas, 1837

Le Grand A. *Revue pharmaceutique d'études et d'organisation professionnelle*. Versailles: Edition Jacques Galimard, 1936

L'Évolution Pharmaceutique, *Ce qu'elle était, ce qu'elle est, ce qu'elle sera*. Montrouge : Edition Tourbier, 1912

Lagarrigue R. *Pétition et mémoire pour demander la répression des abus qui compromettent la pharmacie, et l'amélioration de la loi qui en dirige l'exercice*. Toulouse: Imprimeurs de la préfecture des Hautes-Pyrénées, 1835

Association générale des pharmaciens de France. *Cinquantenaire de l'Association Générale des Pharmaciens de France*. Paris: Editions Émile Jammes, 1928

Leriche E., Le Marchand G., Boucher M. *Questions controversées à propos des Assurances* Sociales. Lyon: Editions de la Chronique Sociale de France, 1935

Weil D. *De l'exercice illégal de la médecine et de la pharmacie*, législation pénale et jurisprudence. Paris : Marchal et Billard, 1886.

Association générale des syndicats pharmaceutiques. *Annuaire Général de la Pharmacie française*. Paris: 1938, 1941, 1943

Revue trimestrielle du Syndicat général de la réglementation. *Prix de ventes des spécialités*. Paris: Janvier 1910.

Bulletin mensuel de la Société française des eaux minérales. *La Prévoyance médicale*. Paris: Juin 1902, Juin 1910.

Bulletin de la Société coopérative pharmaceutique. Toulouse : Avril 1921.

Supplément à la Revue des spécialités. *Foire de Paris 1931. Office Commercial Pharmaceutique. Catalogue des Exposants*. Paris : Avril 1931.

Fouassier E., Teinturier P. *Des origines de l'Ordre des pharmaciens : analyse historique et juridique*. Panorama de droit juridique, Edition LEH, 2019, pp19-30

Teinturier P., Fouassier E. *Sous l'empire de la loi de Germinal an XI, le pharmacien du XIXe siècle était-il un libéral-commerçant ?* Revue d'histoire de la pharmacie. 109ème année, n°410, 2021, pp227-235.

Ouvrages consultés :

Charlier R.E. *Les contradictions internes des groupements, du syndicat au parti.* Revue française de science politique, 1951, pp 331-325

Le Perdriel C. *Du passé, du présent et de l'avenir de la Pharmacie.* Paris: Victor Masson et fils éditeurs, 1862

Mangin A. *De la liberté de la Pharmacie.* Paris: F. Savy, Librairie-Editeur, 1864

Jacquot C. *De l'extension de la partie commerciale de la Pharmacie.* Coulommiers: Typographie Albert Pinsot et P. Brodard, 1877

Le Noir D.J. *Suppression de la Pharmacie.* Paris : P. Asselin, Editeurs des archives générales de médecine, 1868, p1-31

Moynier de Villepoix R. *Quelques mots sur la carrière pharmaceutique.* Abbeville : Imprimerie de J. Gamain, 1875

Garnal P. *L'Allemagne tentaculaire.* Lyon: Association typographique H. Gabrion. 1917

Garnal P. *La crise de la Pharmacie.* Bulletin des Sciences Pharmacologiques. 1912; 7-9.

Garnal P. *Vers une limitation et vers une nouvelle réglementation de l'exercice de la Pharmacie.* Bulletin mensuel des Sciences Pharmacologiques. 1912; 7 à 9

Garnal P. *De la limitation des pharmacies et d'une meilleure répartition des officines dans toute la France.* Bulletin des Sciences Pharmacologiques. 1912; 7 à 9

Garnal P. *Evolution de la situation matérielle des Pharmacies, de 1837 à 1912.* Bulletin des Sciences Pharmacologiques. 1913; 9 et 12.

Garnal P. *Situation matérielle de la Pharmacie en 1912.* Bulletin des Sciences Pharmacologiques. 1913; 9 et 12

Garnal P. *La Pharmacie et la Thérapeutique françaises.* Bulletin des Sciences Pharmacologiques. 1914; 10 à 12 : p20

Garnal P. *L'industrie des spécialités pharmaceutiques.* Bulletin mensuel des Sciences Pharmacologiques. 1916; 9 et 10 : p105

Garnal P. *Réflexion et réponses d'un pharmacien.* Cahors: Imprimerie typographique A. Couestant, 1916

Garnal P. *La solution Mille.* Paris: Journal La Pharmacie Française. 1913

Vœu du Syndicat du Lot sur la réglementation de la spécialité. Cahors: Imprimerie A. Couestant; 1911

Bulletin mensuel du Syndicat des pharmaciens du Lot. *L'Action Pharmaceutique.* Cahors: Janvier à Décembre 1918 ; Janvier à Septembre 1919 ; Janvier à Avril 1921 ; Janvier à Avril 1922.

Le Perdriel C. *Du passé, du présent et de l'avenir de la Pharmacie.* Paris: Victor Masson et fils éditeurs, 1862

Cordier. *Examen du rapport sur le projet de loi sur l'exercice de la Pharmacie déposé à la Chambre des Députés par M. Schmidt au nom de la Commission de l'Hygiène Publique.* Paris : Imprimerie M Villain et M. Bar, 1914, p1-8.

Structures éditoriales du groupe L'Harmattan

L'Harmattan Italie
Via degli Artisti, 15
10124 Torino
harmattan.italia@gmail.com

L'Harmattan Hongrie
Kossuth l. u. 14-16.
1053 Budapest
harmattan@harmattan.hu

L'Harmattan Sénégal
10 VDN en face Mermoz
BP 45034 Dakar-Fann
senharmattan@gmail.com

L'Harmattan Cameroun
TSINGA/FECAFOOT
BP 11486 Yaoundé
inkoukam@gmail.com

L'Harmattan Burkina Faso
Achille Somé – tengnule@hotmail.fr

L'Harmattan Guinée
Almamya, rue KA 028 OKB Agency
BP 3470 Conakry
harmattanguinee@yahoo.fr

L'Harmattan RDC
185, avenue Nyangwe
Commune de Lingwala – Kinshasa
matangilamusadila@yahoo.fr

L'Harmattan Congo
67, boulevard Denis-Sassou-N'Guesso
BP 2874 Brazzaville
harmattan.congo@yahoo.fr

L'Harmattan Mali
ACI 2000 - Immeuble Mgr Jean Marie Cisse
Bureau 10
BP 145 Bamako-Mali
mali@harmattan.fr

L'Harmattan Togo
Djidjole – Lomé
Maison Amela
face EPP BATOME
ddamela@aol.com

L'Harmattan Côte d'Ivoire
Résidence Karl – Cité des Arts
Abidjan-Cocody
03 BP 1588 Abidjan
espace_harmattan.ci@hotmail.fr

Nos librairies en France

Librairie internationale
16, rue des Écoles
75005 Paris
librairie.internationale@harmattan.fr
01 40 46 79 11
www.librairieharmattan.com

Librairie des savoirs
21, rue des Écoles
75005 Paris
librairie.sh@harmattan.fr
01 46 34 13 71
www.librairieharmattansh.com

Librairie Le Lucernaire
53, rue Notre-Dame-des-Champs
75006 Paris
librairie@lucernaire.fr
01 42 22 67 13

www.ingramcontent.com/pod-product-compliance
Lightning Source LLC
LaVergne TN
LVHW011315061026
849535LV00005B/1569